# Klinische Ethik in der Intensivmedizin

Andrej Michalsen · Uwe Janssens
(Hrsg.)

# Klinische Ethik in der Intensivmedizin

Springer

*Hrsg.*
Andrej Michalsen
Klinik für Anästhesiologie, Intensivmedizin
Notfallmedizin und Schmerztherapie
Klinikum Konstanz
Konstanz, Deutschland

Uwe Janssens
Klinik für Innere Medizin
St-Antonius-Hospital
Eschweiler, Nordrhein-Westfalen, Deutschland

ISBN 978-3-662-72377-7 ISBN 978-3-662-72378-4 (eBook)
https://doi.org/10.1007/978-3-662-72378-4

Die Deutsche Nationalbibliothek verzeichnet diese Publikation in der Deutschen Nationalbibliografie; detaillierte bibliografische Daten sind im Internet über https://portal.dnb.de abrufbar.



Springer ist ein Imprint der eingetragenen Gesellschaft Springer-Verlag GmbH, DE und ist ein Teil von Springer Nature.
Die Anschrift der Gesellschaft ist: Heidelberger Platz 3, 14197 Berlin, Germany

Wenn Sie dieses Produkt entsorgen, geben Sie das Papier bitte zum Recycling.

# Geleitwort

In der historischen Vergangenheit war die Medizin karitativ: Sie kümmerte sich um den Menschen, konnte aber nicht viel bewirken. Dann kam es im vorigen Jahrhundert zu einem immensen medizinischen Fortschritt, mit dem die Heilerfolge der Medizin überzeugend wurden. Jetzt war die Medizin kurativ; sie war erfolgreich und siegessicher; sie war mit Recht überzeugt vom eigenen Erfolg. Das ließ sich besonders in der Intensivmedizin beobachten. Hier wurden ausgefallene Organfunktionen ersetzt: wurde beatmet, wurde dialysiert, wurden lebensentscheidende Funktionen durch extrakorporale Maschinen übernommen.

Der Erfolg der Intensivmedizin war großartig und hat uns alle begeistert. Er schuf die Illusion der unbegrenzten Möglichkeiten. Gleichzeitig zwangen wir uns dadurch in eine Abhängigkeit von Befunden und Funktionsmessungen. So konnten wir leicht den Überblick verlieren: Wir wurden immer mehr zum Sachwalter der Krankheiten und der Organversagen – und nicht mehr zum Fürsorger des kranken Menschen. Der Patient war beinah völlig abhängig von der Funktion der lebensunterstützenden Apparatur. Das brachte uns den Vorwurf der „Apparatemedizin" ein – den wir empört ablehnten! Wir hatten ja als Intensivmediziner die vorrangige Aufgabe, uns um die Organfunktionen zu kümmern. Wir mussten sachlich und problembezogen bleiben; Gefühle durften wir uns nicht leisten. Wir waren überzeugt, dass wir unseren Dienstleistungskunden einen reibungslosen Service bieten mussten!

So haben wir bei dieser rasanten Entwicklung als Ärzte vielleicht eine unserer wesentlichen Aufgaben aus dem Auge verloren: Wo blieb die karitative Aufgabe, das Sich-Kümmern um das menschliche Leid? Das könnte eine *„déformation professionelle"* gewesen sein. Hinzu kamen die Zwänge der Ökonomie: zielführendes, effizientes Handeln, sparsamer Umgang mit Ressourcen, Messbarkeit des Handelns *(„evidence-based medicine"),* Fehlervermeidung und Qualitätssicherung. Da war dann wohl kein Platz mehr für Empathie und Zuwendung.

Es wurde uns auch nachgesagt, dass wir kein Ende finden könnten, dass wir das Aufgeben unserer Therapiemaßnahmen als ein persönliches Versagen empfinden könnten und dass wir Angst hätten, juristisch belangt zu werden. Das waren gewichtige Anstöße für eine Entwicklung zur Übertherapie [1].

Doch jetzt sind wir auf einem anderen Weg: Mit den Prozessempfehlungen der DIVI („Ethisch begründet entscheiden in der Intensivmedizin" [2–4]) wurde die intensivmedizinische Entscheidungsfindung nun wieder patientenzentriert betont und die Autonomie des Patienten auch in akut lebensbedrohlichen Situationen gewahrt. Dazu wird zunächst die ärztliche Indikation gestellt, dann wird die Behandlung durch den autonomen Patientenwillen autorisiert.

Für die ärztliche Indikation muss ein klares und erreichbares Therapieziel definiert werden; nicht-erreichbare Therapieziele dürfen nicht angeboten oder durchgeführt werden [5]. Hier besteht bereits oft ein Problem: Der heutige wissenschaftliche Informationsfluss täuscht vor, dass wir alles wissen und vorhersehen könnten. Dennoch zeigt die Praxis klar, dass es eine völlige Sicherheit der Prognose nicht geben kann. Gerade in der Intensivmedizin mit den vielen, sich oft überlagernden Krankheitsgeschehen und den raschen Wechseln im Krankheitsablauf kann es zu einer raschen, oft entscheidenden Änderung der Prognose kommen. So bleiben viele ärztliche Abwägungen und Prognosen unsicher. Mit dieser Unsicherheit müssen die behandelnden Ärzte leben. Bei allen heute verfügbaren Handlungsanweisungen, *„Evidence-based"*-Leitlinien und Prognoseeinschätzungstools bleibt also dennoch die individuelle Entscheidung aufgrund der eigenen ärztlichen Erfahrung meist die beste Lösung [6].

Das bedeutet die Übernahme von Verantwortung in oft unsicherer Entscheidungssituation. Das erfordert Sachlichkeit, Selbstkritik, Verantwortungsbewusstsein, Unabhängigkeit – und möglichst viel Erfahrung. Wir Ärzte müssen also immer noch sehr viel Eigenverantwortung tragen und uns dabei in der Kommunikation gemeinsam mit unseren interdisziplinären Kollegen und Vertretern der an der Behandlung beteiligten Berufsgruppen mit ihren vielfältigen speziellen Expertisen abstimmen.

Nicht selten kann bei schwierigen Therapie-Entscheidungen der zeitlich begrenzte Therapieversuch (*„time-limited trial"*, TLT) helfen: Ein – gegebenenfalls abgewandeltes – Behandlungskonzept wird unter verbindlicher gegenseitiger Abstimmung über einen begrenzten Zeitraum probeweise eingesetzt; bei fehlendem Behandlungserfolg wird das Therapieziel geändert und die Behandlung mit lebensverlängernden Therapiemaßnahmen wird beendet [7]. Auch dieses Vorgehen erfordert eine einfühlsame Kommunikation mit den Angehörigen. Es verstärkt jedoch nochmals das gegenseitige Vertrauen darauf, dass alles versucht wurde.

Nun ist es aber nicht so, dass mit der Aufgabe des kurativen Ziels unsere Behandlungspflicht beendet wäre. Unser neues Therapieziel ist nun, das Sterben in Würde zu ermöglichen – ein neuer Behandlungsabschnitt. Und hier muss die Palliativmedizin mitwirken. Eine enge Kooperation zwischen Intensivmedizin und Palliativmedizin wäre unbedingt wünschenswert, ist aber an noch vielen Plätze nicht realisiert. Zwar hat sich die Zusammenarbeit in den letzten Jahren vielfach verbessert; das zeigt sich auch bei der Tätigkeit der Sektion Ethik der DIVI. Dennoch scheinen immer noch viele Intensivmediziner Vorbehalte vor dem palliativen Konzept zu haben. Dabei könnte eine rechtzeitige Integration der Palliativversorgung für viele sterbende Intensivpatienten ein Sterben in Würde ermöglichen – sogar mit Einsparung von Ressourcen [1, 8].

Eine offene, gleichberechtigte Kommunikation und interprofessionelle Zusammenarbeit haben bei all diesen Entscheidungsproblemen höchste Bedeutung. Dabei müssen das gesamte Behandlungsteam und die mitbehandelnden Disziplinen eingebunden werden. Leider ist diese entscheidende Voraussetzung bis heute noch nicht überall verwirklicht. Kommunikation und gemeinschaftliches Denken müssen gelernt und gepflegt werden. Aus meiner früheren Berufserfahrung heraus sehe ich dieses Problem in erster Linie als Aufgabe des Leitungspersonals. Hier muss dringend gehandelt werden! Es ist gerade die gute und respektvolle Kommunikation, die das Gemeinschaftsgefühl der Arbeitsgruppe fördert, Vertrauen schafft und die Bereitschaft jedes Einzelnen stärkt, sich mit Hingabe und größter Arbeitsbereitschaft einzusetzen. Eine hilfsbereite Gemeinschaft kann auch vielfach beruflichen Frust kompensieren und bei „Burnout-Problemen" helfen [9]. Die Gemeinschaft stützt den Einzelnen und der Einzelne stützt die Gemeinschaft.

Auch die empathische Kommunikation mit den An- und Zugehörigen muss gepflegt, geübt, aber oft auch noch gelernt werden. Zuwendung beginnt mit Zuhören! Es geht nicht nur darum, sachlich medizinische Information zu überbringen. Es geht auch um Betreuung durch Zuwendung! Und die Kultur der Zuwendung sollte im Behandlungsteam der Intensivstation, trotz aller Belastung, wieder gepflegt werden. Besonders in der Intensivmedizin müssen wir trotz der vielen Herausforderungen bei der Behandlung der kritisch kranken Patienten unsere karitative Fürsorgeverpflichtung stärker einlösen.

Die Klinische Ethik muss auch in der Intensivmedizin Grundlage unseres Handelns sein und bleiben.

Dieses Buch bietet eine breite Einführung in die Klinische Ethik: Erfahrene Autoren führen den Leser sowohl durch deren Grundlagen als auch durch deren vielfältige praktische Fragen und Probleme. Möge es den Leser anregen, die Klinische Ethik wirksam in die Praxis der Intensivmedizin einzusetzen.

Februar 2026 Hilmar Burchardi

## Literatur


1. Michalsen A, Neitzke G, Dutzmann J et al. Überversorgung in der Intensivmedizin: erkennen, benennen, vermeiden. Med Klin Intensivmed Notfmed 2021; 116:281–294.
2. Janssens U, Burchardi H, Duttge G et al. Therapiezieländerung und Therapiebegrenzung in der Intensivmedizin. Anaesthesist 2013; 62:47–52.
3. Neitzke G, Burchardi H, Duttge G et al. Grenzen der Sinnhaftigkeit von Intensivmedizin. Med Klin Intensivmed Notfmed 2016; 111:486–492.
4. Jöbges S, Dutzmann J, Barndt I et al. Ethisch begründet entscheiden in der Intensivmedizin. Prozessempfehlungen der Sektion Ethik der Deutschen Interdisziplinären Vereinigung für Intensiv- und Notfallmedizin (DIVI). Anästhesiol Intensivmed Notfallmed Schmerzther 2024; 59:52–57.
5. Dutzmann J, Duttge G, Michalsen A et al. Indikation als unverzichtbare Grundlage ärztlichen Handelns. MedR 2025; 43:253–257.

6. Michalsen A, Mer M, Hoff R et al. Choices in uncertainty. In: Michalsen A, Sadovnikoff N, Kesecioglu J (eds.). Ethics in intensive care medicine. Berlin, Springer, 2023, 157–167.
7. Jöbges S, Seidlein AH, Knochel K et al. Zeitlich begrenzter Therapieversuch („time-limited trial", TLT) auf der Intensivstation. Med Klin Intensivmed Notfmed 2024; 119:291–295.
8. Michels G, John S, Janssens U et al. Palliativmedizinische Aspekte in der klinischen Akut- und Notfallmedizin sowie Intensivmedizin. Konsensuspapier der DGIIN, DGK, DGP, DGHO, DGfN, DGNI, DGG, DGAI, DGINA und DGPalliativmedizin. Anästh Intensivmed 2013; 64:282–287.
9. Hartog CS, Hoffmann F, Mikolajetz A et al. Übertherapie und emotionale Erschöpfung in der „end-of-life care". Anaesthesist 2018; 67:850–858.

# Vorwort

„Das Ärgste wäre es, zuletzt das Suchen nicht gefunden zu haben. Es ist auffindbar.“

*Ilse Aichinger*

Wenn, Eberhard Amelung folgend, (Klinische) Ethik beschrieben werden kann als eine (systematische) „Reflexion auf ‚das Gute‘ als Voraussetzung und Ziel des Handelns“, dienend als Legitimation für die Festlegung von Handlungsprinzipien und Entscheidungen[1], dann ist dieses Buch ein (erneutes) reflektierendes Suchen nach dem patientenindividuell Guten und Richtigen *(„ius suum“)* im Rahmen des jeweils (intensiv-)medizinisch sinnvoll Möglichen. Wir hoffen, dass dieses Werk dazu beiträgt, berufs- und fachübergreifend das Wissen intensivmedizinisch tätiger Kliniker hinsichtlich klinisch-ethischer Grundlagen und Fragestellung zu vertiefen oder aufzufrischen. Wenngleich sich damit auch nicht für alle ethischen Herausforderungen unmittelbar die (einzige) richtige Vorgehensweise bestimmen lässt, hoffen wir, dass dieses Werk das gemeinsame Suchen und argumentative Ringen daraufhin im Behandlungsteam anregt und befördert[2].

Wir möchten uns herzlich bei allen beteiligten Autoren für ihren beachtlichen Einsatz bedanken – trotz anhaltender beruflicher Anforderungen und Belastungen haben sie ihre Expertise, ihre (regelhaft viel geforderte) Zeit und ihre Tatkraft eingebracht, um dieses Werk zu vollenden. Ebenso sind wir Frau Dr. Krätz vom Springer Verlag zu großem Dank verpflichtet – ohne ihre stete verständnisvolle Unterstützung hätte dieses Buch nicht entstehen können.

Persönlich möchte ich meinen maßgeblichen Mentoren im Bereich der Klinischen Ethik – Charles L. Sprung, Robert Truog und Randy Curtis[†] – für ihre langjährige Begleitung herzlich danken. Außerdem danke ich meiner Frau, Joanne Vincenten, PhD, und unserer Tochter Anna für ihre Geduld, ihre Ermutigungen und vor allem ihren Humor während der Entstehung dieses Buches. (AM)

---

[1] Amelung E (Hrsg.). Ethisches Denken in der Medizin. Berlin, Springer, 1992.

[2] Aus Gründen der besseren Lesbarkeit wird durchgehend das generische Maskulinum verwendet; es sind immer alle Geschlechter gleichermaßen gemeint.

Mein herzlicher Dank gilt allen, die mich aus dem privaten und dem beruflichen Umfeld begleitet und inspiriert haben. Ihre klugen Gedanken und kreativen Ideen flossen in gemeinsam entwickelte Leitlinien und Positionspapiere ein. Ihr Einsatz für eine menschliche Intensivmedizin ist mir ein großes Vorbild. Besonders danke ich jenen, die mit Herzblut und Fachwissen dazu beitragen, dass Medizin nicht nur Wissenschaft, sondern auch Fürsorge und Mitmenschlichkeit bleibt. (UJ)

Konstanz und Eschweiler
Februar 2026

Andrej Michalsen
Uwe Janssens

# Inhaltsverzeichnis

# Herausgeber- und Autorenverzeichnis

## Über die Herausgeber

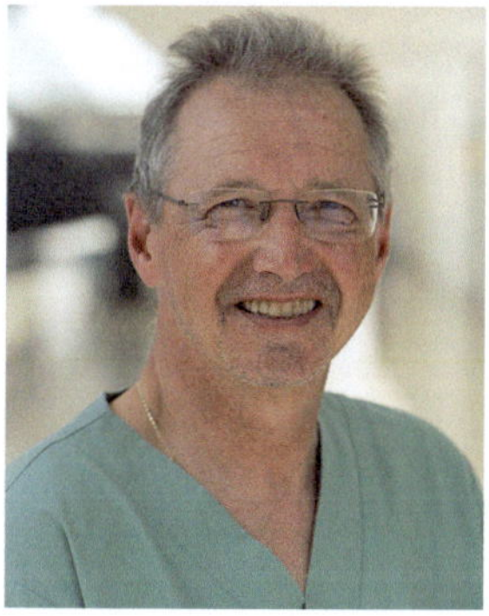

**Dr. med. Andrej Michalsen,** M.P.H./Univ. of Texas, wurde 1957 in Überlingen/See geboren. Er absolvierte seine medizinische Ausbildung an den Universitäten Kiel, Freiburg und Tübingen sowie an der University of Texas School of Public Health in Houston, Texas (USA) und arbeitete u. a. an den Universitätskliniken Mainz und Utrecht (Niederlande). Derzeit arbeitet er als Oberarzt in der Klinik für Anästhesiologie, Intensivmedizin, Notfallmedizin und Schmerztherapie am Klinikum Konstanz. Er ist unter anderem Mitglied der Sektion Ethik der European Society of Intensive Care Medicine (deren Vorsitzender er von 2013 bis 2016 war), Mitglied der Sektion Ethik der Deutschen Interdisziplinären Vereinigung für Intensiv- und Notfallmedizin sowie Mitglied des International Health Committee der American Thoracic Society. Er kann wesentliche Publikationen auf dem Gebiet der Klinischen Ethik vorweisen und hat dazu auch zahlreich national und international vorgetragen. Seine Interessenschwerpunkte umfassen insbesondere die End-of-life Care, die Angemessenheit des je individuellen Behandlungsumfangs und die Priorisierung in der Gesundheitsversorgung.

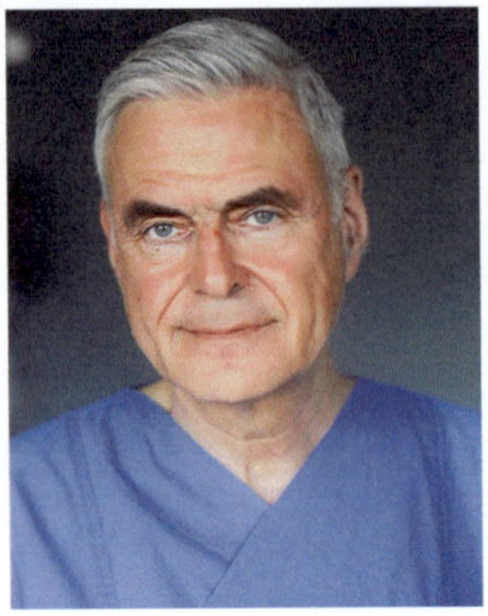

**Prof. Dr. med. Uwe Janssens** wurde 1960 in Düsseldorf geboren und studierte Humanmedizin an der Heinrich-Heine-Universität Düsseldorf. Nach seiner Weiterbildung in Innerer Medizin und Kardiologie am Bethesda-Krankenhaus Mönchengladbach und an der Universitätsklinik Aachen, wo er zuletzt Leitender Oberarzt der internistisch-kardiologischen Intensivstation war, übernahm er eine Chefarztposition in Bad Mergentheim. Seit 2005 ist er Chefarzt für Innere Medizin und Internistische Intensivmedizin am St.-Antonius-Hospital Eschweiler und seit 2023 auch Ärztlicher Direktor. Janssens war von 2006 bis 2008 Präsident der Deutschen Gesellschaft für Internistische Intensivmedizin und Notfallmedizin (DGIIN) sowie von 2019 bis 2020 Präsident der Deutschen Interdisziplinären Vereinigung für Intensiv- und Notfallmedizin (DIVI). Als Sprecher der Sektion Ethik der DIVI hat er zu ethischen Themen in der Intensivmedizin zahlreiche Publikationen und Empfehlungen veröffentlicht.

## Autorenverzeichnis

**Michael Beil MD, PhD, ScD** School of Computer Science and Engineering, The Hebrew University of Jerusalem, Jerusalem, Israel

**Maria Brauchle DGKP, RN** PMU, Paracelsus Medizinische Privatuniversität, Salzburg, Österreich
Pflegeschule Vorarlberg, Standort Feldkirch, Feldkirch, Österreich

**Prof. Dr. jur Gunnar Duttge** Institut für Kriminalwissenschaften und Zentrum für Medizinrecht, Georg-August-Universität, Göttingen, Deutschland

**PD Dr. med. habil. Jochen Dutzmann** Klinik für Innere Medizin III – Kardiologie, Angiologie und Internistische Intensivmedizin, Universitätsklinikum Halle (Saale), Halle (Saale), Deutschland

**PD Dr. med. Kristina Fuest DESA** Klinik für Anästhesiologie und Intensivmedizin, TUM Universitätsklinikum rechts der Isar, München, Deutschland

**Prof. Dr. med. Axel R. Heller MBA, DEAA** Klinik für Anästhesiologie und Operative Intensivmedizin, Universitätsklinikum Augsburg, Augsburg, Deutschland

**Prof. Dr. phil. Dr. med. Andreas Hillert** Fachzentrum Psychosomatik und Psychotherapie, Schön Klinik Roseneck, Prien am Chiemsee, Deutschland

**PD Dr. med. Volker Huge** Zentrum für Intensivmedizin und Anaesthesie, Schön Klinik Bad Aibling Harthausen, Bad Aibling, Deutschland

**Prof. Dr. med Uwe Janssens** Klinik für Innere Medizin und Internistische Intensivmedizin, St.-Antonius-Hospital, Eschweiler, Deutschland

**Dr. med. Klaus-Michael Lücking** Stabsstelle „Organspende“, Universitätsklinikum Freiburg, Freiburg, Deutschland

**Univ.-Prof. Dr. med. Georg Marckmann** Institut für Ethik, Geschichte und Theorie der Medizin, Ludwig-Maximilians-Universität, München, Deutschland

**Dr. med. Stefan Meier** Klinik für Anästhesiologie, Universitätsklinikum Düsseldorf, Düsseldorf, Deutschland

**Dr. med. Andrej Michalsen M.P.H./Univ. of Texas** Klinik für Anästhesiologie, Intensivmedizin, Notfallmedizin und Schmerztherapie, Klinikum Konstanz, Konstanz, Deutschland

**Prof. Dr. med. Friedemann Nauck** Klinik für Palliativmedizin, Georg-August-Universität Göttingen, Göttingen, Deutschland

**Dr. med. Gerald Neitzke** Institut für Ethik, Geschichte und Philosophie der Medizin, Medizinische Hochschule Hannover, Hannover, Deutschland

**PD Dr. rer. hum. biol. Peter Nydahl GKP, BScN, MScN** Institut für Pflegewissenschaft und -praxis, Universitätsklinikum Schleswig-Holstein, Kiel, Deutschland

**Prof. em. Dr. med. Michael Quintel** Schriesheim, Deutschland

**Univ.-Prof. Dr. med. Stefan Schaller MHBA** Klinik für Anästhesie, allgemeine Intensivmedizin und Schmerztherapie, Medizinische Universität Wien, Wien, Österreich

**Dr. rer. med. Anna-Henrikje Seidlein MSc** Institut für Ethik und Geschichte der Medizin, Universitätsmedizin Greifswald, Greifswald, Deutschland

**Dr. phil. Ursula Trummer MSc** Center for Health and Migration, Wien, Österreich

**Prof. (apl.) Dr. med. habil. Dierk Vagts MSc, DEAA, EDIC, FESAIC** Klinik für Anästhesiologie und Intensivmedizin, Marienhaus Klinikum Hetzelstift, Neustadt/Weinstraße, Deutschland

# Einleitung

1

Andrej Michalsen und Uwe Janssens

## Inhaltsverzeichnis



**Zusammenfassung**

Insbesondere medizintechnologische Fortschritte, die demographische Entwicklung und veränderte Anspruchshaltungen innerhalb der Bevölkerung haben in den letzten Jahren zu einer bemerkenswerten Ausweitung intensivmedizinischer Behandlungen geführt – gerade auch bei älteren und/oder vielfach vorerkrankten Patienten. In vielen Fällen gelingt zumindest eine *restitutio ad status quo ante*. In vielen anderen Fällen aber überleben die Patienten die intensivmedizinische und gegebenenfalls eine langdauernde Rehabilitationsbehandlung nur mit erheblichen physischen und/oder psychischen Einschränkungen – oder aber sie versterben trotz Einsatzes stetig komplexer werdender lebensverlängernder Maßnahmen. Im Zuge der grundsätzlichen

A. Michalsen (✉)
Klinik für Anästhesiologie, Intensivmedizin, Notfallmedizin und Schmerztherapie, Klinikum Konstanz, Konstanz, Deutschland
E-Mail: andrejmichalsen@hotmail.de

U. Janssens
Klinik für Innere Medizin und Internistische Intensivmedizin, St.-Antonius-Hospital, Eschweiler, Deutschland
E-Mail: uwe.janssens@sah-eschweiler.de





A. Michalsen und U. Janssens (Hrsg.), *Klinische Ethik in der Intensivmedizin*,
https://doi.org/10.1007/978-3-662-72378-4_1

prognostischen Unsicherheit und der zunehmenden Ressourcenknappheit, nicht nur in Gesundheitssystemkrisen, gerät das Verhältnis zwischen Nutzen und Schaden der modernen Intensivmedizin zunehmend in den Fokus: Das patientenindividuell zu erreichende „Gute" als Behandlungsziel kann sich einerseits nicht an der Anwendung technisch möglicher Organersatzverfahren allein bemessen, andererseits aber auch nicht ausschließlich auf Patientenwünsche rekurrieren. Gerade im belastenden Alltag der Intensivmedizin, in dem medizinische, ethische, juristische und menschliche Aspekte oft untrennbar miteinander verwoben sind, erscheint es zur Bewältigung der allfälligen Herausforderungen für Kliniker von zentraler Bedeutung, sich ein reflektiertes ethisches Fundament zu erarbeiten und ein gutes ethisches Klima zu schaffen. Ziel ist es, die Fähigkeit zu erlangen und zu erhalten, medizinisch sinnvoll Machbares mit dem individuellen Willen der Patienten in Einklang zu bringen.

Medizinisch-technische Fortschritte, die demographische Entwicklung sowie veränderte Erwartungen und Anspruchshaltungen in der Bevölkerung haben in den letzten Jahren in vielen Ländern zu einer erheblichen Ausweitung der intensivmedizinischen Behandlungsmöglichkeiten und der Anwendung entsprechender diagnostischer und therapeutischer Verfahren geführt, gerade bei älteren und/oder vielfach vorerkrankten Patienten [1–3]. In der Regel werden die Patienten mit kurativem Therapieziel auf Intensivstationen (ICUs) aufgenommen in der Hoffnung und Erwartung, dass zumindest ihr gesundheitlicher *status quo ante* wiederhergestellt werden könne. Dafür kommen in der Intensivmedizin vor allem medikamentöse Therapien, spezielle Behandlungsverfahren, maschinelle Organunterstützungssysteme sowie ernährungs- und physiotherapeutische Maßnahmen zum Einsatz. Tatsächlich überleben heute viele Patienten kritische Erkrankungen und Unfälle, an denen sie noch vor wenigen Jahren rasch verstorben wären. Zugleich versterben etwa 15–30 % der auf ICUs behandelten Patienten, sehr häufig im Zusammenhang mit der Entscheidung, dass lebensverlängernde Maßnahmen entweder nicht (oder nicht mehr) indiziert sind oder nicht (oder nicht mehr) als angemessen gelten können [4–6].

Während des gesamten Behandlungsprozesses begleiten und versorgen multiprofessionelle ICU-Teams die Patienten und ihre Zugehörigen. Der Schwerpunkt liegt dabei auf Auswahl und Anwendung geeigneter medizinischer Maßnahmen, die sich am jeweils festgelegten Therapieziel und -umfang orientieren. Diesbezüglich helfen die Teams bei der Ermittlung der Patientenwünsche und -präferenzen. Zugleich koordinieren und integrieren sie die Empfehlungen, Hinweise und Konsile anderer Fachdisziplinen. Darüber hinaus übernehmen sie vielfältige administrative Aufgaben. Ein ICU-Team trägt somit die Verantwortung für ein breites Aufgabenspektrum, das medizinische, logistische, oft auch juristische und stets klinisch-ethische Belange und Bedarfe umfasst.

Das übergeordnete (intensiv-)medizinische Behandlungsziel besteht darin, das medizinisch sinnvoll Mögliche in Einklang mit den Wünschen und Wertvorstellungen jedes einzelnen Patienten zu bringen, um – nach Amelung – „das (individuell zu bestimmende) Gute" zu erreichen [7]. Aus klinisch-ethischer Sicht gestalten sich insbesondere die adäquate Indikationsstellung, die Festlegung eines individuell angemessenen Therapieziels und -umfangs sowie die prognostische Einschätzung der Behandlung oft schwierig. Die diesbezüglichen Entscheidungen berühren regelhaft die Werte, Absichten und Präferenzen der Patienten, ihrer Zugehörigen und des Behandlungsteams. Gleichzeitig haben sie einen wirkmächtigen Einfluss auf den Behandlungsverlauf und dessen Konsequenzen für alle Beteiligten.

Intensivmedizinische Teams sind im Kontext klinisch-ethischer Fragestellungen und Entscheidungsprozesse einerseits mit externen Herausforderungen und schwierigen Rahmenbedingungen konfrontiert. Beispielsweise haben intensivmedizinisch-therapeutische Fortschritte dazu geführt, dass heute mehr Patienten kritische Zustände überleben, oft jedoch mit einer mittel- und langfristig erheblich eingeschränkten Lebensqualität aus Patientensicht. Dies macht für viele Patienten und ihre Zugehörigen Abwägungsprozesse notwendig, die bereits die ICU-Teams thematisieren sollten [1, 8, 9]. Die zunehmende Inanspruchnahme intensivmedizinischer Ressourcen – häufig auch aufgrund einer übersteigerten Erwartungshaltung seitens der Patienten und ihrer Zugehörigen – führt zu einer überproportionalen Steigerung, wenn nicht sogar zu einer Aufblähung der Gesundheitsleistungen und der damit verbundenen Kosten. Diese Last muss allerdings von der Solidargemeinschaft getragen werden [10, 11]. Aus juristischer Perspektive wird mittlerweile die ärztliche Indikationshoheit infrage gestellt, was nicht nur unseriösen und unangemessenen „Behandlungs"-Maßnahmen Vorschub leistet, sondern die Gesundheitskosten weiter in die Höhe treibt [12]. Tatsächlich aber werden die Behandlungsteams bei Intensivpatienten mit ungünstiger Prognose immer wieder vor die Entscheidung gestellt, den Therapieumfang zu begrenzen und/oder das Therapieziel von einem kurativen Ansatz hin zur Symptomkontrolle und (Sterbe-)Begleitung zu ändern [11–15]. Schließlich hat der (unbestrittene) technologische Fortschritt das Bewusstsein für die humanen Grundlagen der medizinischen Versorgung in den vergangenen Jahren nahezu verdrängt: Die zunehmende Vermarktung von Medizin als Handelsware droht, sie auf Apparate, Algorithmen und Erlöszahlen zu reduzieren und sie damit ihrer zwischenmenschlichen und prinzipiell nicht-kommerziellen Basis zu entfremden [11, 16].

Andererseits erschweren verschiedene strukturelle und zwischenmenschliche Faktoren oft eine effektive Teamarbeit und zielgerichtete Entscheidungsprozesse: Meinungsverschiedenheiten im Team hinsichtlich der Prognose oder der Angemessenheit von Behandlungsmaßnahmen, unzureichende Kenntnisse des Patientenwillens, ein untaugliches Arbeitsklima, Furcht vor juristischen Anschuldigungen sowie – möglicherweise am bedeutendsten – ein Mangel an zielorientierter Kommunikation und Kooperation [12, 15, 17–20]. Diese Unzulänglichkeiten führen häufig zu Konflikten, *moral distress,* Burnout und Personalfluktuation seitens der Kliniker sowie zu Missverständnissen, *medical errors,* suboptimaler Patientenversorgung, Übertherapie, unnötigem Leid und *Post-Intensive Care Syndrome (-Family)* bei Patienten und ihren Zugehörigen [9, 11, 15, 17, 19, 20].

Um solchen (und anderen) unerwünschten und oft vermeidbaren Folgen häufig wohl unbedachter, aber jedenfalls nicht böswilliger Bewertungs- und Entscheidungsprozesse vorzubeugen oder sie zumindest abzumildern, will das vorliegende Werk auf der Basis klinisch-ethischer Grundlagen und juristischer Vorgaben allen auf ICUs tätigen Klinikern Entscheidungshilfen und konkrete Handlungsanleitungen bieten. Sie sollen dazu beitragen, für jeden Patienten eine individuell richtige Therapiezielbestimmung und den entsprechend angemessenen Behandlungsumfang zu gewährleisten. Besonderes Augenmerk liegt dabei auf der Wertevielfalt in einer pluralistischen Gesellschaft und den Herausforderungen der demographischen Entwicklung. Das Buch widmet sich den Kernaufgaben und -kompetenzen der Kliniker, insbesondere der Indikationsstellung und Prognostizierung unter Berücksichtigung des Patientenwillens und der Rolle der Zugehörigen. Es beleuchtet zudem die Bedeutung einer zielführenden Kommunikation und Kooperation aller Beteiligter. Darüber hinaus beschreibt es, wie partizipative Entscheidungsprozesse im Team *(„interprofessional shared decision-making")* erfolgreich gestaltet werden können – insbesondere im Hinblick auf notwendige Therapielimitierungen. Ferner erläutert das Buch die Bedeutung sowohl rehabilitations- als auch palliativmedizinischer Behandlungsansätze und zeigt Wege zur Stärkung der Resilienz auf. Es behandelt das Themenfeld „Todesverständnis und Organspende" und lotet außerdem aus, ob und inwiefern der Einsatz von *„artificial intelligence"* die klinisch-ethischen Bedingungen (intensiv-)medizinischen Handelns verändern könnte. Außerdem werden die Prinzipien von Zuteilungsentscheidungen bei knappen Ressourcen reflektiert, insbesondere in Situationen, in denen – wie bei Naturkatastrophen, Pandemien oder militärischen Auseinandersetzungen – ein großflächiges und anhaltendes Missverhältnis zwischen Hilfsbedarf und -möglichkeiten entstehen kann. Schließlich wagt das Werk einen Ausblick auf zukünftige klinisch-ethische Herausforderungen, mit denen sich nicht nur intensivmedizinische Teams, sondern auch Kliniker, Patienten und Zugehörige allgemein konfrontiert sehen werden.

Gerade im belastenden Alltag der Intensivmedizin, in dem medizinische, ethische und menschliche Aspekte oft untrennbar miteinander verwoben sind, ist ein reflektiertes ethisches Fundament von zentraler Bedeutung. Ziel ist es, die Fähigkeit zu erlangen und zu erhalten, medizinisch sinnvoll Machbares mit dem individuellen Wunsch und Willen der Patienten in Einklang zu bringen. Auf Grundlage des professionellen Selbstverständnisses sollen Behandlungsteams danach trachten, in komplexen Entscheidungssituationen nicht nur das medizinisch Mögliche, sondern vor allem „das [je individuelle] Gute" für die ihnen anvertrauten Menschen zu bewirken.

## Literatur

1. Beil M, Alberto L, Bourne RS et al. ESICM consensus-based recommendations for the management of very old patients in Intensive care. Intensive Care Med 2025; 51:287–301.
2. Guidet B, Vallet H, Flaatten H et al. The trajectory of very old critically ill patients. Intensive Care Med 2024; 50:181–194.
3. Fleischmann-Struzek C, Mikolajetz A, Reinhart K et al. Hospitalisierung und Intensivtherapie am Lebensende. Dtsch Arztebl Int 2019; 116:653–660.

4. Avidan A, Sprung CL, Schefold J et al. Variations in end-of-life practices in intensive care units worldwide (Ethicus-2): a prospective observational study. Lancet Respir Med 2021; 9:1101–1110.
5. Sprung CL, Ricou B, Hartog CS et al. Changes in end-of-life practices in European intensive care units from 1999 to 2016. JAMA 2019; 322:1692–1704.
6. Mark N, Rayner SG, Lee NJ et al. Global variability in withholding and withdrawal of life-sustaining treatment in the intensive care unit: a systematic review. Intensive Care Med 2015; 41:1572–1585.
7. Amelung E. Ethisches Denken in der Medizin. Berlin, Springer, 1992.
8. Kerckhoffs MC, Dutzmann J, Milliken AB et al. Life-sustaining therapies: indication, prognostication, and the patient's wishes. In: Michalsen A, Sadovnikoff N, Kesecioglu J (eds.). Ethics in intensive care medicine. Berlin, Springer, 2023, 71–80.
9. Preiser JC, Herridge M, Azoulay E (eds.). Post-intensive care syndrome. Berlin, Springer, 2020.
10. Bundesärztekammer. Stellungnahme der Bundesärztekammer: Medizinische Indikationsstellung und Ökonomisierung. Berlin, Bundesärztekammer, 19.08.2022.
11. Michalsen A, Neitzke G, Dutzmann J et al. Überversorgung in der Intensivmedizin: erkennen, benennen, vermeiden. Positionspapier der Sektion Ethik der DIVI und der Sektion Ethik der DGIIN. Med Klin Intensivmed Notfmed 2021; 116:281–294.
12. Dutzmann J, Duttge G, Michalsen A et al. Indikation als unverzichtbare Grundlage ärztlichen Handelns. MedR 2025; 43:253–257.
13. Rusinová K, Voigt L, Michalsen A. Navigating appropriateness of care in the ICU: A case-based application of the fourfold assessment. J Intensive Care Med 2025, 40:1096–1100.
14. Ely EW, Azoulay É, Sprung CL. Eight things we would never do regarding end-of-life care in the ICU. Intensive Care Med 2019; 45:1116–1118.
15. Neitzke G, Burchardi H, Duttge G et al. Grenzen der Sinnhaftigkeit von Intensivmedizin. Positionspapier der Sektion Ethik der DIVI. Med Klin Intensivmed Notfmed 2016; 111:486–492.
16. Maio G. Die verlorene Kunst des Seinlassens. Dtsch Med Wochenschr 2015; 140:1014–1018.
17. Friesenecker B, Halmich M, Potura E. Mythen moderner Medizin: beste medizinische Versorgung, Übertherapie und rechtzeitige Therapieentscheidung. Anästhesie Nachr 2025; 20. Mai, https://doi.org/10.1007/s44179-025-00300-7.
18. Kentish-Barnes N, Nelson JE. Palliative care in the ICU: From oxymoron to standard of care [Editorial]. Intensive Care Med 2025; 51:1511–1513.
19. Van den Bulcke B, Jensen HI. Ethical climate and proportionate care. In: Michalsen A, Sadovnikoff N, Kesecioglu J (eds.). Ethics in intensive care medicine. Berlin, Springer, 2023, 121–130.
20. Hillert A. Burnout: Hintergründe, Konzepte, Perspektiven. PSYCH up2date 2023; 17:277–294.

# Basso continuo – Grundlagen der Klinischen Ethik

2

Georg Marckmann

## Inhaltsverzeichnis



**Zusammenfassung**

Die intensivmedizinische Behandlung von Patienten bietet für das Personal verschiedene ethische Herausforderungen. Der vorliegende Beitrag erläutert die Grundlagen guter ethischer Entscheidungen in der Intensivmedizin. Nach einer Einführung in die Grundfragen der Ethik werden unterschiedliche ethische Argumentationsstrategien vorgestellt, die in der intensivmedizinischen Praxis immer wieder eine Rolle spielen. Mit der prinzipienorientierten Medizinethik werden dann die normativen Grundlagen der klinischen Ethik vorgestellt, mit einer Erläuterung der vier

G. Marckmann (✉)
Institut für Ethik, Geschichte und Theorie der Medizin, Ludwig-Maximilians-Universität, München, Deutschland
E-Mail: marckmann@lmu.de





A. Michalsen und U. Janssens (Hrsg.), *Klinische Ethik in der Intensivmedizin*,
https://doi.org/10.1007/978-3-662-72378-4_2

Prinzipien des Wohltuns, Nicht-Schadens, Achtung der Autonomie und Gerechtigkeit, die die professionsethischen Verpflichtungen des Gesundheitspersonals definieren. Anschließend wird mit der prinzipienorientierten Falldiskussion ein methodisches Vorgehen vorgestellt, wie im Einzelfall schrittweise eine ethisch gut begründete Entscheidung herausgearbeitet werden kann. Die Methode orientiert sich an der kognitiven Struktur klinischer Entscheidungsfindung und kann Ärzten bei schwierigen ethischen Entscheidungen als Orientierung dienen. Zudem kann die Methode auch informelle Diskussionen im Team unterstützen und als Leitfaden für die Moderation ethischer Fallbesprechungen dienen.

## 2.1 Einleitung

Die Intensivmedizin gehört zu den medizinischen Fachbereichen, in denen die Behandlungsteams erfahrungsgemäß besonders häufig mit ethischen Fragen konfrontiert sind [1–3]. Dies liegt wesentlich daran, dass die Patienten meist lebensbedrohlich erkrankt sind und häufig eine ungünstige oder schwierig abzuschätzende Prognose haben. Damit wird es herausfordernder zu beurteilen, ob ein Beginn oder eine Fortsetzung der lebenserhaltenden Maßnahmen (noch) im besten Interesse der betroffenen Patienten ist. Hinzu kommt, dass die Patienten häufig nicht selbst für sich entscheiden können, inwieweit sie, insbesondere bei eingeschränkter Prognose, lebenserhaltend behandelt werden möchten. Die Angehörigen bzw. die rechtlichen Stellvertreter können in vielen Fällen nicht angeben, was die Behandlungswünsche der Betroffenen sind, da die Frage der Intensivtherapie bei einer noch offenen Prognose mit unterschiedlichen möglichen Behandlungsergebnissen in den etablierten Patientenverfügungen häufig nicht abgedeckt ist. Der vorliegende Beitrag erläutert die ethischen Grundlagen für diese herausfordernden ethischen Entscheidungen, mit denen die Behandlungsteams bei der intensivmedizinischen Versorgung der Patienten konfrontiert sind.

Nach einer Einführung in die Grundfragen der Ethik werden unterschiedliche ethische Argumentationsstrategien vorgestellt, die in der intensivmedizinischen Praxis erfahrungsgemäß immer wieder eine Rolle spielen (vgl. die anderen Kapitel in diesem Sammelband). Mit der prinzipienorientierten Medizinethik werden dann weithin etablierte normative Grundlagen der klinischen Ethik vorgestellt, mit den vier Prinzipien biomedizinischer Ethik, die die professionellen ethischen Verpflichtungen des Gesundheitspersonals definieren. Anschließend wird mit der Methode der prinzipienorientierten Falldiskussion ein methodisches Vorgehen vorgestellt, wie im Einzelfall schrittweise eine ethisch gut begründete Entscheidung herausgearbeitet werden kann. Dieses strukturierte Vorgehen kann nicht nur die verantwortlichen Ärzte in ihrer individuellen ethischen Entscheidungsfindung unterstützen, sondern darüber hinaus den Behandlungsteams als Leitfaden für gemeinsame ethische Fallbesprechungen dienen.

## 2.2 Grundfragen der Ethik

### 2.2.1 Ethik und Moral

Bei der Auseinandersetzung mit Klinischer Ethik im Bereich der Intensivmedizin erscheint es sinnvoll, vorab die Verwendung der Begriffe Ethik und Moral zu klären, die in der Alltagssprache häufig nicht klar unterschiedenen werden. In der Philosophie konnte sich aber eine Unterscheidung zwischen Ethik und Moral etablieren, die auch für die Klinische Ethik anwendbar und bedeutsam ist [4]. Die Moral bezeichnet demnach die Gesamtheit aller sittlicher Überzeugungen vom Richtigen und Guten in einer bestimmten Gemeinschaft, die sich beispielsweise in Regeln, Normen, Wertmaßstäben und Geboten manifestieren. Die Verpflichtung, die Selbstbestimmung der Patienten zu achten, wäre beispielsweise ein moralisches Gebot für den medizinischen Bereich. Die Ethik bezeichnet demgegenüber die (philosophische) Reflexion über die faktischen moralischen Überzeugungen und Handlungen. Während die Moral vorgibt, was moralisch richtig und falsch ist, versucht die Ethik zu begründen, *warum* etwas als moralisch richtig und falsch gelten soll. So würde die Ethik im klinischen Bereich beispielsweise fragen, *warum* die Selbstbestimmung eines Patienten zu achten ist oder wie die Selbstbestimmung eines nicht mehr entscheidungsfähigen Patienten gewahrt werden kann.

Obgleich die Ethik eine wissenschaftlich begründete Disziplin der Philosophie ist, ist das Nachdenken über moralische Fragen kein Privileg der Berufsphilosophen. Jeder im Gesundheitswesen Tätige kann über die moralischen Fragen in einem Praxisbereich nachdenken und damit Ethik betreiben.

Als normative Ethik strebt die Ethik danach, eine gut begründete Antwort zu geben auf die Frage „Was soll ich tun?" bzw. „Was sollen wir tun?". Allgemein möchte die Ethik klären, was in einer konkreten Entscheidungssituation moralisch richtig oder falsch, gut oder schlecht bzw. gerecht oder ungerecht ist. Analog reflektiert die Klinische Ethik moralische Fragen im Bereich der Patientenversorgung und versucht, insbesondere die Frage gut begründet zu beantworten, welche der verfügbaren Behandlungsoptionen bei einem bestimmten Patienten ethisch zu bevorzugen ist [5]. Für die ethische Bewertung sind dabei nicht die individuellen moralischen Überzeugungen maßgeblich, sondern die rollengebundenen, professionsethischen Verpflichtungen [1, 3].

### 2.2.2 Aktuelle Bedingungen der Ethik

In der Neuzeit hat die Vielfalt moralischer Überzeugungen und Vorstellungen des „guten Lebens" zugenommen. Zugleich verblasst die Autorität traditioneller, insbesondere religiös begründeter Normensysteme in der Gesellschaft. Weil eine umfassende, allgemein verbindliche Moralinstanz fehlt, bekommt die Differenzierung zwischen evaluativen Fragen des guten Lebens und normativen Fragen des moralisch Richtigen in der Ethik eine zunehmende Bedeutung [4]. Evaluative Aussagen beziehen sich auf bestimmte

Vorstellungen eines guten bzw. gelingenden Lebens und haben als solche den Status von Empfehlungen oder Ratschlägen. Normative Aussagen über das moralisch Richtige oder Falsche beanspruchen hingegen allgemeine Geltung, unabhängig von individuellen Vorstellungen des Guten.

Diese Unterscheidung ist auch in der Medizinethik relevant. Bei der Achtung der Selbstbestimmung eines Patienten handelt es sich beispielsweise um ein normativ-ethisches Prinzip mit allgemeinem Geltungsanspruch, während die Frage, ob schwerkranke Patienten noch einen Nutzen von einer lebenserhaltenden Maßnahme haben, nur mit Bezug auf ihre jeweiligen Vorstellungen des guten Lebens zu beantworten ist. Aus diesem Grunde erfahren individuelle Vorstellungen eines guten Lebens in liberalen Gesellschaften auch einen besonderen Schutz: Es ist nicht Aufgabe des Staates, dem einzelnen vorzuschreiben, was ein gutes Leben ausmacht.[1]

Ebenfalls eine neuere Entwicklung ist die Ausdifferenzierung der Ethik in verschiedene Bereichsethiken. Neben der biomedizinischen Ethik haben sich beispielsweise die Technikethik, die Computerethik und die Umweltethik als eigenständige Bereichsethiken etabliert [7]. Die Bereichsethiken widmen sich dabei den spezifischen ethischen Fragen im jeweiligen Anwendungskontext und greifen dabei auf entsprechend spezifizierte ethische Bewertungsmaßstäbe zurück. Die Medizinethik hat als Bereichsethik dabei eine lange Tradition: Bereits im Hippokratischen Eid sind ethische Grundsätze für ärztliches Handeln kodifiziert, die heute noch ihre Gültigkeit haben, wie beispielsweise die Prinzipien Nutzen und Nicht-Schaden oder die Schweigepflicht. Diese moralische Selbstverpflichtung von Ärzten ist die Grundlage für das unverzichtbare Vertrauen von Patienten in das System der ärztlichen Hilfe [8].

## 2.3 Grundtypen ethischen Argumentierens

In der ethischen Reflexion kann man drei unterschiedliche Argumentationstypen unterscheiden, die sich jeweils auf unterschiedliche Aspekte einer Handlung beziehen [9]. Deontologische Ethikansätze (griech. *to deon:* die Pflicht) fragen, ob eine Handlung pflichtgemäß ist, d. h. den relevanten moralischen Pflichten und Geboten entspricht. Zu den bedeutendsten Vertretern gehört die Kantische Ethik mit dem kategorischen Imperativ, einem Test auf die Verallgemeinerbarkeit moralischer Handlungsgrundsätze: „Handle nur nach derjenigen Maxime, durch die Du zugleich wollen kannst, dass sie ein allgemeines Gesetz werde.“ [10] Konsequentialistische Ethiken hingegen beurteilen Handlungen allein nach ihren moralisch relevanten Folgen. Zu den bedeutendsten Vertretern gehört der Utilitarismus, dem zufolge diejenige Handlungsoption moralisch zu

[1] Sehr deutlich wird diese Auffassung im Urteil des Bundesverfassungsgerichts vom 26.02.2020 zum § 217 StGB („Geschäftsmäßige Förderung der Selbsttötung“) [6].

bevorzugen ist, die das Wohlergehen aller von einer Handlung Betroffenen insgesamt maximiert (Prinzip der Nutzenmaximierung) [11]). Tugendethiken schließlich fokussieren auf die Charaktereigenschaften der handelnden Akteure und fragen, ob ihre Haltungen und Einstellungen moralisch angemessen sind.

Dieser Unterscheidung entsprechen nicht nur unterschiedliche ethische Theoriefamilien, sondern auch unterschiedliche Arten einer ethischen Argumentation im Alltag. Auch in vielen medizinethischen Kontroversen finden sich die unterschiedlichen Argumentationsstrategien wieder. Bei der Organverteilung sind beispielsweise deontologische Argumente (Chancengleichheit, Wartezeit) mit konsequentialistischen Argumenten (Maximierung des Gesamtnutzens durch die Organe) in die richtige Balance gebracht worden. Triage- oder Priorisierungsentscheidungen können sich am Prinzip der Nutzenmaximierung orientieren, wenn man sicherstellen möchte, dass die meisten Menschenleben gerettet werden [12]. Bei Fragen der Therapiezieländerung treffen deontologische Argumente wie das Gebot, menschliches Leben zu erhalten oder die Selbstbestimmung der Betroffenen zu achten, auf konsequentialistische Argumente, die sich auf die Folgen des Einsatzes lebenserhaltender Maßnahmen beziehen (z. B. belastende, leidvolle Symptome sowie körperliche und geistige Einschränkungen). Zudem kann man eine Entscheidung auch danach beurteilen, inwieweit die Haltungen (Tugenden) der beteiligten Personen angemessen waren: Haben sie die Entscheidung mit großer Sorgfalt getroffen? Aus der Auflistung der Argumentationsbeispiele wird deutlich, dass jede einzelne klassische ethische Theorie als normative Grundlage einer Klinischen Ethik zu kurz greifen würde. Es bedarf vielmehr eines Ansatzes, der deontologische Verpflichtungen mit konsequentialistischen Folgenüberlegungen verbindet. Dies gelingt mit der im Folgenden vorgestellten prinzipienorientierten Medizinethik.

## 2.4 Normative Grundlagen der klinischen Ethik: Prinzipienorientierte Medizinethik

Während sich in der Moralphilosophie bislang keine ethische Theorie als die allein richtige durchsetzen konnte, hat sich mit der prinzipienorientierten Medizinethik *(principlism)* nach Beauchamp und Childress im medizinischen Bereich ein praxisnaher Ethikansatz etabliert, der – zumindest in der westlichen Welt – weithin zustimmungsfähig ist und in praktisch allen Bereichen der Medizin Anwendung findet [13]. Er knüpft an die lange Tradition ärztlicher Selbstverpflichtung an und reflektiert wesentliche ethische Grundüberzeugen in unserer Gesellschaft. Die vier Prinzipien biomedizinischer Ethik definieren die berufsethischen Verpflichtungen des ärztlichen und nicht-ärztlichen Personals gegenüber den Patienten und anderen Beteiligten. Die eigenen individuellen moralischen Überzeugungen des Personals haben in ihrer beruflichen Rolle gegenüber diesen professionsethischen Grundsätzen zurückzutreten. Für Ärzte sind diese professionsgebundenen Verpflichtungen auch in den Berufsordnungen der Landesärztekammern kodifiziert und entsprechend berufsrechtlich verbindlich.

Die folgenden vier Prinzipien bilden die ethische Grundlage für Entscheidungen und Handeln im Gesundheitswesen.

1. Das **Prinzip des Wohltuns** (engl.: *beneficence*) verpflichtet dazu, den Patienten bestmöglich zu nützen und ihr Wohlergehen zu befördern. Dies umfasst die Verpflichtung, Krankheiten zu behandeln oder präventiv zu vermeiden und die Beschwerden des Patienten zu lindern. Die Bestimmung, was dem Wohlergehen des Patienten dient, kann in wertepluralen Gesellschaften aufgrund der schon erwähnten Vielfalt individueller Vorstellungen des guten Lebens nicht einfach sein. Auf der anderen Seite lassen sich grundlegende Aspekte eines guten Lebens identifizieren (beispielsweise Lebenserhalt, Freiheit von Schmerzen und Leiden, soziale Interaktionsmöglichkeiten), die als Grundlage für die Bestimmung der Wohltunsverpflichtung in der Patientenversorgung dienen können [14].
2. Das **Prinzip des Nicht-Schadens** (engl.: *nonmaleficence*) verpflichtet das Gesundheitspersonal dazu, Patienten keinen – oder, wenn unvermeidbar, einen möglichst geringen – Schaden zuzufügen. Während das Prinzip des Wohltuns die Verhinderung oder Beseitigung von gesundheitlichen Schäden sowie die aktive Förderung des Wohlergehens der Patienten fordert, bezieht sich das Prinzip des Nicht-Schadens auf die Unterlassung möglicherweise schädigender Handlungen, d. h. auf das Schadenspotential medizinischer Maßnahmen. Oft können Ärzte dem Patienten jedoch nur nützen, d. h. eine effektive Behandlung durchführen, wenn sie gleichzeitig ein Schadensrisiko in Form unerwünschter Wirkungen in Kauf nehmen. In diesen Fällen ist eine sorgfältige Abwägung von Nutzen und Schaden für den Patienten erforderlich.
3. Das **Prinzip der Achtung der Autonomie** richtet sich gegen die wohlwollende Bevormundung des Patienten und fordert die Berücksichtigung seiner eigenen Ziele, Wertvorstellungen und Wünsche. Dabei verlangt das Autonomie-Prinzip nicht nur negativ die Freiheit von äußerem Zwang und manipulativer Einflussnahme, sondern auch positiv die Förderung der Entscheidungsfähigkeit und die Unterstützung bei der Entscheidungsfindung – im Sinne einer gemeinsamen Entscheidungsfindung *(shared decision making)* [15] (s. ausführlich Kap. 8). Praktische Umsetzung findet das Selbstbestimmungsrecht des Patienten im informierten Einverständnis *(informed consent),* das als zentrale Elemente die Aufklärung und Einwilligung umfasst. Allgemein liegt ein informiertes Einverständnis vor, wenn der Patient ausreichend aufgeklärt worden ist, die Aufklärung verstanden hat, freiwillig entscheidet, dabei entscheidungskompetent ist und schließlich seine Zustimmung gibt (s. ausführlich Kap. 4).
4. Das **Prinzip der Gerechtigkeit** weist über den einzelnen Patienten hinaus und erfordert bei der Anwendung weitere Interpretation und Konkretisierung [16]. Denn trotz weitgehenden Konsenses darüber, dass Gerechtigkeitserwägungen eine bedeutende Rolle spielen, hängt die Beantwortung der Frage, wie eine gerechte Gesundheitsversorgung konkret zu gestalten ist, wesentlich von ethischen Grundüberzeugungen ab. Vergleichsweise unkontrovers dürfte noch die Berücksichtigung des

folgenden formalen Gerechtigkeitsprinzips sein: „Gleiche Fälle sollten gleich behandelt werden, und ungleiche Fälle sollten nur insofern ungleich behandelt werden, als sie moralisch relevante Unterschiede aufweisen." Interpretationsschwierigkeiten bereitet hier die Frage, was im Einzelfall moralisch relevante Unterschiede sind. Angesichts der zunehmenden Diskrepanz zwischen medizinisch Möglichem und öffentlich Finanzierbarem werden sich in Zukunft vor allem Fragen der Verteilungsgerechtigkeit weiter verschärfen.

Die vier Prinzipien sind *prima facie* gültig, d. h. verbindlich, sofern sie nicht mit gleichwertigen oder stärkeren Verpflichtungen kollidieren. Sie bilden allgemeine ethische Orientierungen, die im Einzelfall noch einen erheblichen Beurteilungsspielraum zulassen. Für die Anwendung müssen die Prinzipien deshalb fallbezogen interpretiert und gegeneinander abgewogen werden. Trotz oftmals ungelöster ethischer Grundlagenfragen ermöglichen sie eine Konsensfindung auf mittlerer Ebene, da sie auf unseren moralischen Alltagsüberzeugungen aufbauen und mit verschiedenen ethischen Begründungen kompatibel sind. Insbesondere die Achtung der Autonomie ist zudem durch verschiedene Gesetze rechtlich sanktioniert. Nach Beauchamp und Childress [13] stehen die vier Prinzipien gleichberechtigt auf einer Ebene. Dies stimmt jedoch – zumindest für unsere autonomieorientierten, westlichen Gesellschaften – nicht ganz, da die Patientenautonomie im Konfliktfall Vorrang vor den Wohltuns-Verpflichtungen hat: Ein einwilligungsfähiger Patient hat das Recht, eine indizierte und nützliche, ggf. sogar lebensrettende Maßnahme abzulehnen (vgl. die Verweigerung von Blutprodukten durch Zeugen Jehovas).

Im folgenden Abschnitt soll mittels der Methode der prinzipienorientierten Falldiskussion erläutert werden, wie die vier medizinethischen Prinzipien eingesetzt werden können, um in schwierigen ethischen Entscheidungssituationen zu einer ethisch gut begründeten Entscheidung zu gelangen.

## 2.5 Die Methode der prinzipienorientierten ethischen Falldiskussion

Ausgangspunkt ethischer Fragen in der Patientenversorgung ist meist eine Entscheidungssituation, in der es mehrere (Be-)Handlungsmöglichkeiten gibt und eine Unsicherheit oder Uneinigkeit besteht, welche der verfügbaren Optionen in der vorliegenden Situation aus ethischer Sicht zu bevorzugen ist. Um im Einzelfall zu einer gut begründeten Entscheidung zu kommen, sind – konsekutiv – zwei Grundfragen zu klären:

1. Welche Handlungsoptionen stehen in der vorliegenden Situation zur Verfügung? Und: Was sind die zu erwartenden Behandlungsergebnisse (d. h. der weitere Verlauf) bei jeder dieser Handlungsoptionen? → Analyse der Handlungsoptionen
2. Mit welcher Handlungsoption erfüllen wir unsere ethischen Verpflichtungen am besten? → Bewertung der Handlungsoptionen

Diese beiden Leitfragen geben die Grundstruktur der Fallbearbeitung vor. Bei der Bewertung der Handlungsoptionen resultieren aus den vier medizinethischen Prinzipien drei voneinander unabhängige Perspektiven, da die Prinzipien des Wohltuns und des Nicht-Schadens gemeinsam in einer integrierten Nutzen-Schaden-Abwägung anzuwenden sind.

**Ethische Perspektiven zur Bewertung der (Be-)Handlungsoptionen**

1. Wohlergehen des Patienten (→ integrierte Nutzen-Schaden-Abwägung)
2. Wille des Patienten
3. Verpflichtungen gegenüber Dritten

Im Rahmen der Synthese ist zu prüfen, ob die aus den drei Bewertungsperspektiven resultierenden Verpflichtungen konvergieren oder divergieren. Eine kritische Reflexion schließt die Fallbearbeitung ab, sodass das Modell insgesamt fünf Bearbeitungsschritte umfasst (vgl. Übersicht).

Ethische Probleme können sich ergeben zum einen bei der Konkretisierung der ethischen Verpflichtungen (Schritte 2 und 3, z. B.: Was entspricht dem Wohlergehen eines Patienten im Syndrom der reaktionslosen Wachheit?), zum anderen bei der Synthese (Schritt 4), wenn zwei konfligierende Verpflichtungen gegeneinander abgewogen werden müssen (z. B. dringender Wunsch eines Patienten mit einer weit fortgeschrittenen, unheilbaren Tumorerkrankung nach einer nebenwirkungsreichen Chemotherapie mit geringer Erfolgsaussicht). Das klar strukturierte, schrittweise Vorgehen soll es erleichtern, sich in der Komplexität des Einzelfalls zurechtzufinden und alle relevanten ethischen Aspekte zu berücksichtigen. Die Struktur kann dabei nicht nur als Entscheidungshilfe von einzelnen Ärzten, sondern auch informell im Behandlungsteam oder im Rahmen ethischer Fallbesprechungen genutzt werden [17].

Im Folgenden werden die einzelnen Schritte der prinzipienorientierten Falldiskussion näher erläutert.

**Übersicht: Die Methode der prinzipienorientierten Falldiskussion zur Strukturierung ethischer Fallbesprechungen [17–19]**

1. Fragestellung: Anlass der Fallbesprechung
2. Analyse: Medizinische Aufarbeitung des Falles
   a) Situation des Patienten: medizinisch und psychosozial (Anamnese, Befunde, Diagnosen etc.)
   b) (Be-)Handlungsstrategien, jeweils mit Therapieziel und weiterem Verlauf (Prognose)
3. Bewertung I: Ethische Verpflichtungen gegenüber dem Patienten
   a) Wohltun und Nicht-Schaden (Wohlergehen)

b) Achtung der Autonomie
4. Bewertung II: Ethische Verpflichtungen gegenüber Dritten
Familienangehörige, andere Patienten, Team, Versichertengemeinschaft, Gesellschaft (Gerechtigkeit)
5. Synthese: Zusammenfassende Bewertung
a) Konvergieren oder divergieren die Verpflichtungen? Im Konfliktfall begründete Abwägung → Ergebnis: ethisch zu bevorzugende (Be-)Handlungsstrategie
b) Planung der Umsetzung des Ergebnisses
6. Kritische Reflexion:
a) Was ist der stärkste Einwand gegen die bevorzugte (Be-)Handlungsstrategie?
b) Wie hätte die schwierige Entscheidungssituation vermieden werden können?

Schritt 1: Medizinische Aufarbeitung des Falles
Bevor man entscheiden kann, was man tun soll, muss man zunächst herausarbeiten, was man tun kann, d. h. welche Handlungsmöglichkeiten überhaupt zur Verfügung stehen. Jede Fallbesprechung muss deshalb mit einer sorgfältigen medizinischen Aufarbeitung der Situation beginnen. Diese wiederum umfasst zwei Teile: Zunächst gilt es, die aktuelle medizinische Situation einschließlich der relevanten psychosozialen Aspekte zu beschreiben, in der sich der Patient befindet. Hierzu gehören u. a. Anamnese, Untersuchungsbefunde, Befunde der labormedizinischen und apparativen Diagnostik sowie Diagnose(n). Zudem sind auch die psychosozialen, existenziellen und kulturellen Gegebenheiten herauszuarbeiten, die für den Patienten und die aktuelle Situation Bedeutung haben.

Anschließend ist zu klären, welche (Be-)Handlungsstrategien zur Verfügung stehen, d. h. welche Möglichkeiten es gibt, auf die medizinischen Probleme des Patienten zu reagieren. Es geht dabei nicht um die Auflistung einzelner medizinischer Maßnahmen, sondern um die Erarbeitung verschiedener Behandlungsstrategien (d. h. Maßnahmenpakete), die durch unterschiedliche Therapieziele oder – bei gleichem Ziel – durch unterschiedlich hohe Belastungen und Risiken für den Patienten gekennzeichnet sind, oft verbunden mit einem ebenfalls unterschiedlichen Nutzenpotential. Dabei ist es wichtig, das gesamte Spektrum aller sinnvollen Behandlungsmöglichkeiten zu erfassen, von einer uneingeschränkten lebenserhaltenden Therapie bis hin zu einem vollständigen Verzicht auf lebenserhaltende Behandlungsmaßnahmen mit einer rein palliativen Versorgung. Eine intermediäre Strategie kann z. B. darin bestehen, eine etwas weniger belastende oder risikoreiche lebenserhaltende Therapie durchzuführen oder auf die Behandlung von schwerwiegenden Komplikationen zu verzichten, die mit einer längerfristig schlechteren Prognose einhergehen. Bei einer schwierig einzuschätzenden Prognose kann auch ein zeitlich begrenzter Therapieversuch eine sinnvolle Option sein [20] (s. ausführlich Kap. 10).

Für jede einzelne Behandlungsoption ist dann der zu erwartende weitere *Verlauf* herauszuarbeiten (vgl. Kap. 3): Wie groß sind die Überlebenschancen des Patienten? Mit welcher Lebensqualität wird der Patient ggf. weiterleben? Bei einer unsicheren Prognose sind jeweils der beste und schlechteste mögliche Verlauf zu ermitteln und nach Möglichkeit abzuschätzen, wie wahrscheinlich diese für den Patienten sind (bestes, schlechtestes und wahrscheinlichstes Behandlungsergebnis).

Insbesondere bei einer schweren Schädigung des Gehirns ist es wichtig, den mittel- und längerfristigen weiteren Verlauf mit den zu erwartenden Einschränkungen für den Patienten möglichst genau zu beschreiben (insbesondere hinsichtlich Wahrnehmungsfähigkeit, Mobilität, sozialer Interaktionsfähigkeit, basaler Lebensfreude und Schmerzen), da dies die Grundlage für die Bewertung der Handlungsoptionen in den folgenden Bearbeitungsschritten ist.

**Leitfragen bei der medizinischen Aufarbeitung des Falles**

a) In welcher medizinischen und psychosozialen Situation befindet sich der Patient?
b) Welche (Be-)Handlungsstrategien stehen in der aktuellen Situation zur Verfügung? Und: Wie ist jeweils der weitere Verlauf für den Patienten bei den verschiedenen Handlungsoptionen?

Schritt 2: Ethische Verpflichtungen gegenüber dem Patienten

Im zweiten Bearbeitungsschritt ist nun zu überlegen, welche der verfügbaren Handlungsoptionen für den Patienten am besten ist. Damit beginnt die ethische Bewertung der Entscheidungssituation. Dabei sollte man mit dem Patientenwohl beginnen, bevor man den Blick auf die Autonomie des Patienten richtet. Dies verhindert, dass man sich zu früh auf die Bewertungen des Patienten festlegt und dadurch die eigene, von den Patientenwünschen unabhängige Bewertung vernachlässigt. Die beiden Prinzipien des Wohltuns und Nicht-Schadens sind dabei gemeinsam anzuwenden, da zu bewerten ist, aus welcher Behandlungsstrategie das günstigste Verhältnis von Nutzen und Schaden resultiert.

Schritt 2a: Wohltun und Nicht-Schaden

Bei diesem Bewertungsschritt ist zu prüfen, welche der verfügbaren (Be-)Handlungsstrategien aus professioneller Sicht für den Patienten am besten ist. Maßgeblich ist hierfür weniger das aktuelle Wohlbefinden, sondern vielmehr das längerfristige Wohlergehen des Patienten. Welche Behandlung der Patient selbst präferiert, ist an dieser Stelle ganz bewusst auszublenden. Insbesondere bei einer schwer zu beurteilenden Prognose (z. B. nach einer schweren Schädigung des Gehirns) ist es sinnvoll, mehrere Personen in die Bewertung mit einzubeziehen, um verschiedene Perspektiven auf das Patientenwohl zu berücksichtigen und die Gefahr einseitiger Bewertungen zu reduzieren. Bei Entscheidungen über lebenserhaltende Maßnahmen gilt es dabei zu beurteilen, ob die zu erwartenden Einschränkungen des Patienten so schwerwiegend sind, dass es für den Patienten besser wäre, wenn er sterben darf. In diesem Fall wäre es durch die Prinzipien des Wohltuns und Nicht-Schadens geboten, das Behandlungsziel vom Lebenserhalt hin zu einer ausschließlichen Leidenslinderung zu verändern. In der Intensivmedizin kann die Bestimmung des Patientenwohls durch die prognostische Unsicherheit erschwert werden, wenn unterschiedliche Behandlungsergebnisse mit einer bestimmten Eintrittswahrscheinlichkeit zu erwarten sind. Sofern eine eindeutige Bewertung im Hinblick auf das Patientenwohl nicht möglich ist, sollte man prüfen, ob zumindest tendentiell eine Behandlungsoption zu bevorzugen ist. Mit dieser Tendenz kann dann in der Synthese weitergearbeitet werden. Wenn sich ein Team in einer Fallbesprechung nicht einigen kann, welche Handlungsoption für den Patienten aus der Fürsorgeperspektive am besten ist, ist dies als Zwischenergebnis festzuhalten.

**Leitfrage der Wohlergehens-Perspektive**
Welche der verfügbaren (Be-)Handlungsstrategien ist – aus der Fürsorgeperspektive – für das Wohlergehen des Patienten am besten?

Schritt 2b: Achtung der Autonomie
Um einschätzen zu können, welche Handlungsstrategie der Patient selbst bevorzugt, muss dieser zunächst einfühlsam über die verfügbaren Behandlungsoptionen, einschließlich ihrer Chancen und Risiken, aufgeklärt worden sein. Wenn der Patient nicht mehr einwilligungsfähig ist, ist auf eine Patientenverfügung, früher vom Patienten mündlich geäußerte Behandlungswünsche oder den mutmaßlichen Patientenwillen zurückzugreifen (s. ausführlich Kap. 4). Eine Patientenverfügung muss im Dialog mit dem gesetzlichen Vertreter (Bevollmächtigter/Betreuer) bzw. den Angehörigen sorgfältig im Sinne des Patienten interpretiert werden. Bei der Ermittlung des mutmaßlichen Willens kommt es darauf an, genügend Informationen über frühere Äußerungen und Werthaltungen des Patienten von verschiedenen Personen aus seinem Umfeld zusammenzutragen. Idealerweise kann auf eine ausführliche Vorausplanung im Rahmen eines begleiteten Advance Care Planning-Prozesses zurückgegriffen werden [21].

**Leitfrage der Autonomie-Perspektive**
Welche der verfügbaren (Be-)Handlungsstrategien bevorzugt der Patient selbst nach entsprechender Aufklärung?

Schritt 3: Verpflichtungen gegenüber Dritten
Im dritten Bearbeitungsschritt ist – geboten durch das Prinzip der Gerechtigkeit – zu prüfen, welche legitimen Interessen bzw. Bedürfnisse anderer von der Entscheidung betroffener Personen relevant sind. Neben den Angehörigen und nahestehenden Personen

sind hierbei auch die Interessen anderer Patienten zu berücksichtigen, wenn z. B. nicht eine ausreichende Anzahl von Intensivbetten zur Verfügung steht. Auch Fragen des Ressourcenverbrauchs sind hier zu diskutieren, sofern sie für die anstehende Entscheidung relevant sind. Die Verpflichtungen gegenüber Dritten sind dabei den Verpflichtungen gegenüber dem Patienten (vgl. Bearbeitungsschritt 2) im Einzelfall nachgeordnet. Wenn zwei im Hinblick auf den Patienten gleichwertige Behandlungsoptionen zur Verfügung stehen, können die Verpflichtungen gegenüber Dritten aber den Ausschlag bei der endgültigen Entscheidung geben (z. B. wenn es zwei die Angehörigen verschieden belastende Wege gibt, einen irreversibel komatösen Patienten sterben zu lassen). In den anderen Fällen sollte man versuchen, bei der Umsetzung der klar im Interesse des Patienten gebotenen Handlungsoption die Bedürfnisse Dritter durch entsprechende Maßnahmen aufzufangen (z. B. durch eine psychologische Unterstützung oder Gestaltung des Abschieds vom Patienten).

**Leitfrage der Verpflichtungen gegenüber Dritten**
Welche legitimen Interessen und Bedürfnisse anderer von der Entscheidung betroffener Personen sind bei der Entscheidungsfindung zu berücksichtigen?

Schritt 4: Synthese
Im vierten Bearbeitungsschritt sind die vorangehenden drei Einzelbewertungen zu einer übergreifenden Situationsbeurteilung zusammenzuführen. Dabei ist zu prüfen, ob die ethischen Verpflichtungen, die sich aus den einzelnen Prinzipien ergeben, konvergieren, d. h. auf die gleiche Handlungsoption hinauslaufen, oder ob sie divergieren, d. h. unterschiedliche Handlungsoptionen fordern. Im ersten Fall gibt es gute ethische Gründe, die entsprechende Behandlungsoption zu ergreifen. Im zweiten Fall liegt ein ethischer Konflikt vor, bei dem eine begründete Abwägung der konfligierenden Verpflichtungen erforderlich ist, da keines der Prinzipien kategorisch Vorrang gegenüber den anderen genießt [14, 17]. Eine Ausnahme bildet die Ablehnung einer medizinischen Maßnahme durch einen aufgeklärten, einwilligungsfähigen Patienten: In diesem Fall hat die Selbstbestimmung des Patienten ethisch wie rechtlich Vorrang vor seinem Wohlergehen. Dies gilt auch bei einem vorausverfügten oder mutmaßlichen Patientenwillen.

Bei der begründeten Abwägung gilt es, fallbezogene Gründe herauszuarbeiten, welche der konfligierenden Verpflichtungen Vorrang genießen soll. Die am Wohlergehen orientierten Argumente für eine lebenserhaltende Therapie sind z. B. umso größer, je mehr die Überlebenschancen gesteigert und die Lebensqualität im Vergleich zu alternativen Behandlungsstrategien verbessert werden kann. Oder: Ein Patientenwunsch nach einer nebenwirkungsreichen Therapie mit geringer Erfolgsaussicht hat dann beispielsweise ein größeres Gewicht, wenn der Patientenwunsch auf einer realistischen Einschätzung der Situation beruht und im Einklang mit seinen längerfristigen Wertüberzeugungen steht [14, 17]. Lässt sich bei einer ethischen Fallbesprechung im Team in der

Synthese keine Einigkeit erzielen, sind die unterschiedlichen Positionen jeweils mit ihrer ethischen Begründung zu dokumentieren. Im Anschluss sollte auch überlegt werden, welche weiteren Schritte erforderlich sind, um das Ergebnis der ethischen Falldiskussion umzusetzen.

**Leitfragen der Synthese**

1. Konvergieren oder divergieren nach stattgehabter Bewertung die ethischen Verpflichtungen, die sich aus den (zuvor genannten ethischen) Prinzipien ergeben?
   a) Konvergenz der Verpflichtungen: Diejenige Handlungsoption wählen, die gemäß den genannten verschiedenen ethischen Verpflichtungen geboten ist.
   b) Konflikt zwischen den Verpflichtungen: Fallbezogene Gründe herausarbeiten, warum der einen oder der anderen Verpflichtung Vorrang einzuräumen ist.
2. Welche weiteren Schritte sind zur Umsetzung des Ergebnisses erforderlich?

Schritt 5: Kritische Reflexion

Als letzter Bearbeitungsschritt kann eine kritische Reflexion des Ergebnisses sinnvoll sein: Worin besteht der stärkste Einwand gegen die favorisierte Handlungsoption? Diese Frage soll die kritische Selbstreflexion (eventuell mit einer Modifikation des Ergebnisses) und damit die Qualität der ethischen Aufarbeitung fördern. Zudem sollte nach Möglichkeit die Frage erörtert werden, ob und ggf. wie der ethische Konflikt bzw. die schwierige ethische Entscheidungssituation hätte verhindert werden können. Ziel letzterer Fragestellung ist es, aus dem vorliegenden Fall zu lernen und – im Sinne einer präventiven Ethik – vergleichbaren Konflikten in Zukunft vorzubeugen [19]. Unbedingt zu vermeiden sind hierbei aber Schuldzuweisungen, da dies den positiven Charakter der ethischen Fallbesprechung gefährden kann.

**Leitfragen der kritischen Reflexion**

1. Welches ist der stärkste Einwand gegen die favorisierte (Be-)Handlungsstrategie?
2. Wie hätte der ethische Entscheidungskonflikt ggf. vermieden werden können?

## 2.6 Zusammenfassung

Die vier Prinzipien biomedizinischer Ethik bilden die Grundlage für ethische Entscheidungen (auch) in der Intensivmedizin. Sie definieren die ethischen Verpflichtungen des beteiligten Gesundheitspersonals: Diese sollen das Wohlergehen der Patienten bestmöglich fördern (Prinzip des Wohltuns) und ihnen dabei keinen bzw. einen möglichst geringen Schaden zufügen (Prinzip des Nicht-Schadens). Zudem sollen sie die Selbstbestimmung der Patienten fördern und achten (Prinzip Achtung der Autonomie) und dabei gerecht verfahren (Prinzip der Gerechtigkeit). Bei schwierigen ethischen Entscheidungssituationen in der Intensivmedizin empfiehlt es sich, eine strukturierte, schrittweise Aufarbeitung des Falles nach der Methode der prinzipienorientierten Falldiskussion durchzuführen. Die einzelnen Schritte bauen aufeinander auf und stellen am Ende sicher, dass alle relevanten medizinischen und ethischen Aspekte angemessen für die Entscheidung berücksichtigt wurden. Dies ist eine wesentliche Voraussetzung für die Qualität der resultierenden ethischen Entscheidung.

## Literatur

1. Michalsen A, Sadovnikoff N, Kesecioglu J (eds.). Ethics in intensive care medicine. Berlin, Springer, 2023.
2. Salomon F. Praxisbuch Ethik in der Intensivmedizin: Konkrete Entscheidungshilfen in Grenzsituationen (4., aktualisierte und erweiterte Aufl.). Berlin, Medizinisch Wissenschaftliche Verlagsgesellschaft, 2021.
3. Michalsen A, Hartog CS. End-of-life Care in der Intensivmedizin. Berlin, Springer, 2013.
4. Düwell M, Hübenthal C, Werner MH. Einleitung. Ethik: Begriff – Geschichte – Theorie – Applikation. In: Düwell M, Hübenthal C, Werner MH (Hrsg.). Handbuch Ethik. Stuttgart, J.B. Metzler, 2011, 1–23.
5. Marckmann G. Praxisbuch Ethik in der Medizin (2. Aufl.). Berlin, Medizinisch Wissenschaftliche Verlagsgesellschaft, 2022.
6. Bundesverfassungsgericht. Urteil des zweiten Senats vom 26. Februar 2020 – 2 BvR 2347/15, Rn. 1–343, Karlsruhe2020.
7. Nida-Rümelin J. Angewandte Ethik. Die Bereichsethiken und ihre theoretische Fundierung. Ein Handbuch (2. Aufl.). Stuttgart, Alfred Kröner, 2005.
8. Wiesing U, Marckmann G. Freiheit und Ethos des Arztes. Herausforderungen durch evidenzbasierten Medizin und Mittelknappheit. Freiburg, Karl Alber, 2009.
9. Scarano N, Morscher E, Schmidt T et al. Ethische Theorien im Überblick. In: Düwell M, Hübenthal C, Werner MH (Hrsg.) Handbuch Ethik. Stuttgart, J.B. Metzler, 2011, 25–242.
10. Kant I. Die Metaphysik der Sitten. Frankfurt am Main, Suhrkamp, 1956.
11. Birnbacher D. Utilitarismus / Ethischer Egoismus. In: Düwell M, Hübenthal C, Werner MH (Hrsg.) Handbuch Ethik. Stuttgart, J.B. Metzler, 2011, 95–107.
12. Marckmann G. Priorisierung und Triage bei akuter Ressourcenknappheit. In: Marckmann G (Hrsg.). Praxisbuch Ethik in der Medizin. Berlin, Medizinisch Wissenschaftliche Verlagsgesellschaft, 2022, 255–262.
13. Beauchamp TL, Childress JF. Principles of biomedical ethics (8th ed.). New York, Oxford University Press, 2019.
14. Hirsch A. Autonomie und Wohlergehen: Eine philosophische Untersuchung ihres Verhältnisses in der Patientenversorgung, Paderborn, Brill mentis, 2023.
15. Clayman ML, Scheibler F, Ruffer JU et al. The six steps of SDM: linking theory to practice, measurement and implementation. BMJ Evid Based Med 2024; 29:75–78.
16. Marckmann G. Gesundheit und Gerechtigkeit. Bundesgesundheitsbl 2008; 51:887–894.
17. Schildmann J, Marckmann G. Ethikberatung in der Patientenversorgung. Ein Handbuch für die Praxis. Stuttgart, W. Kohlhammer, 2025.

18. Marckmann G, Mayer F. Ethische Fallbesprechungen in der Onkologie: Grundlagen einer prinipienorientierten Falldiskussion. Onkologe 2009; 15:980–988.
19. McCullough LB, Ashton CM. A methodology for teaching ethics in the clinical setting: a clinical handbook for medical ethics. Theor Med 1994; 15:39–52.
20. Jöbges S, Seidlein A-H, Knochel K et al. Zeitlich begrenzter Therapieversuch („time-limited trial", TLT) auf der Intensivstation. Med Klin Intensivmed Notfmed 2024; 119:291–295.
21. Jox RJ, Krones T, Marckmann G et al. Praxisbuch Advance Care Planning. Behandlungsentscheidungen gemeinsam vorausplanen. Stuttgart, W. Kohlhammer, 2025.

# Zentrale Herausforderungen – Indikationsstellung und Prognostizierung

# 3

Gerald Neitzke, Jochen Dutzmann und Andrej Michalsen

## Inhaltsverzeichnis



G. Neitzke (✉)
Institut für Ethik, Geschichte und Philosophie der Medizin,
Medizinische Hochschule Hannover, Hannover, Deutschland
E-Mail: neitzke.gerald@mh-hannover.de

J. Dutzmann
Klinik für Innere Medizin III – Kardiologie, Angiologie und Internistische Intensivmedizin,
Universitätsklinikum Halle (Saale), Halle (Saale), Deutschland
E-Mail: jochen.dutzmann@uk-halle.de

A. Michalsen
Klinik für Anästhesiologie, Intensivmedizin, Notfallmedizin und Schmerztherapie,
Klinikum Konstanz, Konstanz, Deutschland
E-Mail: andrejmichalsen@hotmail.de



A. Michalsen und U. Janssens (Hrsg.), *Klinische Ethik in der Intensivmedizin*,
https://doi.org/10.1007/978-3-662-72378-4_3

**Zusammenfassung**

In der Intensivmedizin stehen Ärzte vor der Herausforderung, Entscheidungen unter Unsicherheit zu treffen, die sowohl medizinisch-fachlich als auch ethisch vertretbar sind. Dieses Kapitel behandelt die Kriterien zur fachlichen Rechtfertigung intensivmedizinischer Behandlungen: Indikation, Therapieziel und Prognose. Es wird erläutert, wann eine medizinische Maßnahme als indiziert gilt, unter welchen Bedingungen Therapien angeboten oder unterlassen werden sollten und wie Prognosen und prognostische Unsicherheit formuliert, kommuniziert und bewertet werden können. Fallbeispiele veranschaulichen die theoretischen Konzepte im klinischen Alltag.

## 3.1 Einleitung

Die (intensiv-)medizinische Behandlung auf Intensivstationen (ICUs) muss *sinnvoll* sein. Dieser Begriff umfasst sowohl die fachliche Sinnhaftigkeit, also die ärztliche und pflegerische Legitimität des gewählten Vorgehens, als auch die Sinnerfüllung aus Sicht der individuellen Patienten [1]. In diesem Kapitel sollen die Voraussetzungen dargestellt werden, die ein Behandlungsangebot an die Patienten rechtfertigen, also die fachlich-professionelle Rechtfertigung. Dieses Angebot darf jedoch erst umgesetzt und die Behandlung begonnen werden, wenn eine Zustimmung seitens des Patienten vorliegt. Die Ermittlung des Patientenwillens als Grundlage der Zustimmung oder Ablehnung des Behandlungsangebots wird in den Kap. 2 und 4 erläutert.

Die fachliche Rechtfertigung des Behandlungsangebots hat mehrere ethisch relevante Konsequenzen: Zum einen schützt es die Patienten sowohl vor Über- als auch Unterversorgung. Es ist ein hohes und schützenswertes moralisches Gut, dass jeder Patient auf der Intensivstation sich darauf verlassen kann, dass genau das angemessene Maß an Behandlung vorgeschlagen und durchgeführt wird, das den bestmöglichen Schutz der individuellen Gesundheit erwarten lässt [1–4]. Das Vertrauen in das Gesundheitssystem ist von der Tatsache abhängig, dass diese Angemessenheit aus keinen anderen (fachfremden) Gründen verletzt wird. Zum anderen dient die Rechtfertigung aber auch dem Schutz der professionell Beteiligten: Es muss in jedem Fall nachvollziehbar sein, dass das gewählte Ausmaß an Pflege und Behandlung die fachlichen Voraussetzungen erfüllt und keine fachfremden Erwägungen (z. B. organisatorischer oder pekuniärer Art) eine Rolle spielen. Dadurch wird die Professionalität geschützt, die ein Anliegen jedes Team-Mitglieds auf der Intensivstation darstellt, aber auch das Berufs-Ethos insgesamt berührt [1, 3, 4].

Zum dritten schützt die fachliche Rechtfertigung des Behandlungsangebots die Gesellschaft insgesamt, insbesondere die Solidargemeinschaft der Versicherten. Eine Intensivtherapie, die fachlich gerechtfertigt ist, erfüllt die sozialrechtlichen Voraussetzungen und wird daher von den Krankenkassen bezahlt. Wie jede medizinische Behandlung unterliegt auch die Intensivtherapie der Forderung, dass sie „ausreichend, zweckmäßig und wirtschaftlich" (§ 12 Abs. 1 SGB V) erfolgen muss, um von der Solidargemeinschaft getragen zu werden. Auch dies gewährleistet das Vertrauen der Gesellschaft in das Gesundheitssystem und in die Angemessenheit der angebotenen Leistungen.

Im Alltag auf der Intensivstation vermischen sich allerdings fachliche und (mit-) menschliche Begründungs- und Rechtfertigungsebenen zur Sinnhaftigkeit der Behandlung regelmäßig. Es ist daher für ethische Bewertungen von zentraler Bedeutung, dass deutlich unterschieden wird, wie Aussagen wie „Ich halte den eingeschlagenen Behandlungsweg für sinnlos" gemeint und verstanden werden. Sind sie Ergebnis einer fachlichen Erwägung, beschreiben also eine fachlich-medizinische Sinnlosigkeit? Oder sind sie das Ergebnis einer subjektiven Abwägung von Nutzen und Schaden durch ein Mitglied des Behandlungsteams? Dann würde der Satz lediglich behaupten, dass diese Person sich die Behandlung für sich selbst nicht wünschen würde, nämlich auf Grundlage des eigenen Menschenbildes, der eigenen Vorstellungen von Lebensqualität und der jeweiligen Risikobereitschaft. Dieses Kapitel behandelt die fachliche Rechtfertigung, also den erstgenannten Fall. Es sollte im Behandlungsteam darauf geachtet werden, dass die eigenen, persönlichen Werte und Vorstellungen von Lebensqualität die fachliche Einschätzung der Situation nicht verfälschen.

## 3.2 Fachliche Rechtfertigung einer Behandlung

Die Kriterien für die fachliche Bewertung einer möglichen Behandlung sind die Indikation, das Therapieziel und die Prognose [1–6]. Alle drei Kriterien sind mit einer Würdigung von potentiellem Nutzen und Schaden der Therapie verbunden [1, 3, 6, 7]. Die Prognostizierung bereitet die Grundlage für die Indikationsstellung, die sich wiederum auf ein angestrebtes Therapieziel bezieht. Während die Indikationsstellung eine Pflicht und Bringschuld des Behandlungsteams darstellt, obliegt die Bewertung, ob ein erreichbares Therapieziel auch aus Sicht des Patienten sinnvoll ist und angestrebt werden soll, ausschließlich dem Patienten selbst.

Behandlungen an der Grenze der Sinnhaftigkeit stellen eine erhebliche Gewissensbelastung aller Beteiligten dar. Die *Erfolgswahrscheinlichkeit* ist möglicherweise (sehr) gering, die Aufwendungen hinsichtlich finanzieller und personeller *Ressourcen* sowie die Belastung des Patienten sind erheblich und/oder der erreichbare, gesundheitliche *Zusatznutzen* aus Sicht der Patientin oder des Patienten ist marginal. Wenn das geplante Vorgehen als fachlich sinnvoll eingeschätzt wird, soll ein Behandlungsangebot an den Patienten gemacht werden. Damit wird die Verantwortung für das weitere Vorgehen allerdings auf die Patienten verlagert. Da die Ablehnung einer indizierten Behandlung den meisten medizinischen Laien in der Realität schwerfällt, besteht eine besondere Verantwortung der Ärzte, über die Erfolgschancen der angebotenen Therapie fair und verständlich aufzuklären. Sonst können Patienten bzw. juristische Stellvertreter dazu neigen, das Angebot unreflektiert anzunehmen, da mit dem Angebot Hoffnungen verknüpft werden [1–4, 6].

Damit aber nicht das bloße *Angebot* von Behandlung bereits zu einer Übertherapie führt, ist für diese Situationen ein besonders ausführliches und (selbst-)kritisches Aufklärungsgespräch erforderlich [4]. Diese Aufklärung sollte das maximal erreichbare Therapieziel, die Prognose (also die Wahrscheinlichkeit, dieses Ziel auch wirklich zu erreichen), die Risiken und Belastungen durch die Therapie und mögliche Behandlungsalternativen umfassen. Grundsätzlich sollte, insbesondere bei protrahierten oder komplikationsreichen Verläufen, die Option einer Therapielimitierung oder Therapiezieländerung angesprochen werden, um eine echte Wahl (z. B. zwischen Therapie und Palliation) zu ermöglichen. Der Patient oder sein Stellvertreter muss konkret verstehen, wie ein palliatives Behandlungskonzept auf der Intensivstation aussieht, damit er sich für oder gegen die indizierte kurative Behandlung entscheiden kann (s. ausführlich Kap. 9) [3, 4, 8, 9]. Das Hinzuziehen eines klinisch-ethischen Beratungsgremiums kann im Konfliktfall hilfreich sein [10].

## 3.3 Therapieziel

Der Sinn eines Behandlungskonzepts bemisst sich daran, dass ein konkretes Therapieziel erreicht werden soll und kann. Ob dieses Therapieziel mit den Lebensvorstellungen und Präferenzen des Patienten übereinstimmt, ist damit noch nicht geklärt. Daher ist es aus Sicht des Behandlungsteams hilfreich, mögliche unterschiedliche Therapieziele auf ihre Erreichbarkeit hin zu überprüfen (Fallbeispiel 1) [1, 3, 5].

**Fallbeispiel 1**

Herr K. erleidet im Alter von 76 Jahren eine schwere Hirnblutung im Bereich der Basalganglien. Er wird aktuell beatmet und künstlich ernährt. Herr K. war vorher altersgerecht gesund und lebte mit seiner Frau in der eigenen Wohnung. Die Ehefrau ist im Rahmen des Ehegattenvertretungsrechts für 6 Monate seine juristische Stellvertreterin [11]. In Vorbereitung auf das Gespräch zur Klärung des weiteren Vorgehens prüft das Behandlungsteam mögliche erreichbare Therapieziele. Es scheint nach übereinstimmender Einschätzung möglich, dass der Patient den Schlaganfall langfristig überlebt. Das Therapieziel der Lebensverlängerung besteht also nach interdisziplinärer und multiprofessioneller Einschätzung. Es wird als denkbar eingeschätzt, dass er von der Beatmung entwöhnt werden kann. Allerdings werden in Bezug auf seine kognitiven und motorischen Fähigkeiten erhebliche Defizite zurückbleiben. Auch die Kommunikationsfähigkeit wird nicht wiederherstellbar sein. Das Therapieziel einer Rückkehr in die Häuslichkeit ist also ebenso wenig realisierbar wie eine aktive Teilnahme am Familienleben. Darüber hinaus besteht die Möglichkeit einer palliativen Versorgung inklusive einer Therapielimitierung, bei der das Therapieziel als das „Zulassen des Sterbens" unter intensivierter Symptomkontrolle zum Erhalt der bestmöglichen Lebensqualität bezeichnet wird. Die Ehefrau äußert im Namen ihres

Mannes nach umfänglicher Aufklärung, dass er sich angesichts dieser unterschiedlichen Therapieziele das palliative Vorgehen gewünscht hätte. Die Auswahl des anzustrebenden Therapieziels aus allen realistisch erreichbaren Therapiezielen ist Aufgabe des Patienten bzw. seines Stellvertreters. Die Aufgabe des Behandlungsteams besteht anschließend darin, die indizierten Maßnahmen zum Erreichen des Therapieziels zu identifizieren: Eine Therapieeskalation (Reanimation, Intensivierung des Beatmungsmodus, Anlage einer PEG-Sonde, Antiinfektiva) ist angesichts des geklärten Therapieziels nicht mehr indiziert. Stattdessen werden die künstliche Ernährung beendet, die Atemunterstützung begrenzt und eine Symptomkontrolle zur Reduktion von Atemnot, Schmerz und Angst begonnen. ◀

Zur Festlegung realistischerweise erreichbarer Therapieziele bewährt es sich, zunächst die optimistischste Betrachtungsweise zu eruieren: Was wäre bestenfalls für den Patienten erreichbar, wenn ab sofort alle Behandlungsmaßnahmen greifen und es zu keinen weiteren Komplikationen kommt? Dieses Ziel ist nicht mit absoluter Sicherheit erreichbar, deshalb muss zusätzlich die Prognose (Eintrittswahrscheinlichkeit des Ziels) diskutiert werden (siehe 3.5). In der Praxis sollte das gesamte Behandlungsteam einen professionellen Umgang damit pflegen, dass Optimismus und Pessimismus im Team unterschiedlich verteilt sind. Ein faires Behandlungsangebot an den Patienten resultiert gerade daraus, dass einige Ärzte eine Behandlung auch dann noch erwägen und anbieten, wenn die Erfolgsaussicht gering ist, während andere Ärzte bereit und praktisch in der Lage sind, eine palliative Behandlung zu akzeptieren und durchzuführen.

Es soll hervorgehoben werden, dass es eine Reihe von Zuständen gibt, die – ärztlich und juristisch – nicht als Therapieziele akzeptiert werden. So ist eine reine Sterbeverlängerung als Behandlungsziel nicht zulässig. Die Bundesärztekammer legt in den „Grundsätzen zur ärztlichen Sterbebegleitung" unmissverständlich fest: „Ein offensichtlicher Sterbevorgang soll nicht durch lebenserhaltende Therapien künstlich in die Länge gezogen werden. […] Maßnahmen, die den Todeseintritt nur verzögern, sollen unterlassen oder beendet werden" [12]. Es besteht ein weitreichender Konsens, dass es nicht sinnvoll ist, das Sterben, wenn es nach ärztlicher Einschätzung unumkehrbar eingesetzt hat, zu verzögern, sondern dass es geboten ist, das Sterben durch eine Therapielimitierung zuzulassen. In dieser Situation hat der Patient das Recht, sterben zu dürfen.

Die zweite Übereinkunft betrifft Patienten, die aufgrund des hohen Therapiebedarfs keine Chance mehr haben, die Intensivstation jemals wieder zu verlassen. Eine bloße Lebenserhaltung ohne die Chance einer Verlegung übersteigt nach weitgehender (intensiv-)medizinischer Übereinkunft den akzeptablen Rahmen eines vertretbaren Therapieumfangs [13]. Die juristische Bewertung ist allerdings neuerdings unklar (vgl. Landgericht Kiel 8 O 25/24 vom 31.05.2024, unveröffentlicht). Dabei ist anzumerken, dass etwa schwerste, bleibende Hirnschäden nicht zwingend der Behandlung auf einer Intensivstation bedürfen. Selbst bei Menschen, die dauerhaft eine Beatmung benötigen, ist im individuellen Fall zu prüfen, ob eine Verlegung in die außerklinische Intensivpflege („Beatmungs-WG“) als Therapieziel möglich erscheint und vom Patienten (tatsächlich) gewünscht ist.

## 3.4 Indikation

Wenn das Therapieziel geklärt ist, muss die Indikation gestellt werden für die Maßnahmen, die nach fachlicher Einschätzung dazu beitragen, dieses Ziel zu erreichen. Falls die Therapiezielfindung (noch) nicht möglich war, ist es erforderlich, für alle denkbaren/wünschenswerten, erreichbaren Therapieziele die dazu erforderlichen indizierten Maßnahmen zu klären (Differentialindikation): Was wäre medizinisch-pflegerisch anzuraten, um Therapieziel A zu erreichen? Welche alternativen Maßnahmen wären erforderlich, um Therapieziel B zu erreichen?

**Fallbeispiel 2**

Bei Frau F., 58 Jahre, ist es nach einer dreijährigen Phase der Remission zu einem Wiederauftreten ihres Colon-Carcinoms gekommen. Neben einem Lokalrezidiv wurde eine isolierte Lebermetastase gefunden. Es ist unklar, ob die Patientin erneut gegen die Krankheit kämpfen oder zu Gunsten ihrer Lebensqualität ein palliatives Behandlungskonzept wünschen würde. Da das Therapieziel nicht ohne konkrete Benennung der erforderlichen Behandlungsmaßnahmen – einschließlich der damit verbundenen Chancen, Risiken und Belastungen – bestimmt werden kann, wählen die Ärzte das Verfahren der Differentialindikation: Wenn die Patientin sich auf das Ziel einer erneuten Remission und einer möglichen Lebensverlängerung einließe, wären eine sofortige Operation (Lokalrezidiv und Lebermetastase) mit konsekutiver Chemotherapie indiziert. Falls sie ein palliatives Therapieziel mit Erhalt bzw. Wiederherstellung der Lebensqualität wünschte, wäre ein Vorgehen der *best comfort care* indiziert. Zu diesem Zeitpunkt und vor Festlegung des Therapieziels durch die Patientin besteht also keine absolute Operationsindikation; eine Operation wäre nur unter der Bedingung indiziert, dass das Therapieziel der Lebensverlängerung gewählt würde. Das Verfahren der Differentialindikation hilft der Patientin, sich über das von ihr präferierte Therapieziel und die weiteren Behandlungsschritte klar zu werden. ◄

Die Indikation beschreibt die fachlich begründete Einschätzung, dass eine Maßnahme hilfreich im Sinne der Gesundheit des Patienten sein kann. Hilfreich (oder auch nützlich oder sinnvoll) bedeutet in dem Zusammenhang, dass das Behandlungsziel zumindest mit einer ausreichend großen Wahrscheinlichkeit erreicht werden kann [1, 3–6]. Nach Anschütz handelt es sich bei einer Indikation um den „begründeten Entschluss zu einer [medizinischen] Maßnahme“ [14]. Die Begründung der Entscheidung soll sich auf wissenschaftliche Evidenz stützen. Gibt es Therapieleitlinien, die die Indikation bekräftigen? Gibt es Wissen aus kontrollierten Studien (hohe Evidenz) oder zumindest ein

Erfahrungswissen (niedrige Evidenz), die den fachlichen Wert der geplanten Maßnahme stützen? Aber die Indikation kann nicht allein aufgrund einer evidenzbasierten Leitlinie oder von Lehrbuchwissen gestellt werden. Dies ist erst der erste Schritt der Indikationsstellung, der aufgrund der dafür erforderlichen medizinischen Informationen und Daten als „medizinische Indikation" bezeichnet werden kann [6]. Der erste Schritt stellt ein notwendiges, aber noch kein hinreichendes Kriterium dafür dar, die Indikation stellen zu dürfen.

Im zweiten Schritt der Indikationsstellung wird das allgemeine medizinische und ärztliche Wissen auf den vorliegenden Einzelfall heruntergebrochen. Wird die Maßnahme, die generell bei Zustand X empfohlen wird, auch dem konkreten individuellen Patienten auf der Intensivstation helfen? Da es sich hierbei um eine ärztliche Einschätzung handelt, wird dieser zweite Schritt der Indikationsstellung als „ärztliche Indikation" bezeichnet [6]. Bei der Einschätzung der individuellen Situation des einzelnen Patienten sollten alle Informationen aus dem multiprofessionellen Behandlungsteam eingeholt werden. Oft ist der Eindruck der Pflegekräfte oder der Physiotherapeuten abweichend von dem der Ärzte. Auf diese Weise wird ein mögliches Bias durch die Einschätzung nur einer Berufsgruppe abgemildert.

Die Indikation bedeutet nicht mehr und nicht weniger als die fachliche Sinnhaftigkeit der geplanten Behandlung, sie bewertet diese als medizinisch gerechtfertigt. Dieser ärztlich-fachliche Sinnhorizont muss in einem kommunikativen Prozess mit dem Sinnhorizont des Patienten abgeglichen werden. „Ist die Behandlung, die medizinisch gerechtfertigt ist, auch für mich und mein Leben sinnvoll?" Dieser kommunikative Prozess wird dadurch erschwert, dass die Indikation von vielen Patienten oder juristischen Stellvertretern als ärztliche Handlungsnotwendigkeit missverstanden wird. Die Indikation stellt zunächst nur ein Angebot dar. Deshalb sollte besonders vorsichtig und selbstkritisch agiert werden, wenn die Indikationsstellung bereits im Team umstritten ist. Dies ist regelhaft der Fall, wenn die Erfolgswahrscheinlichkeit sehr gering ist (zur Prognose siehe 3.5), wenn der erhoffte gesundheitliche Nutzen eher marginal zu sein scheint (z. B. Lebensverlängerung für eine kurze Zeit bei schlechter Lebensqualität) oder wenn kaum Evidenz und Erfahrung mit der bestehenden krankheitsbezogenen Gesamtsituation vorliegen. In diesen Fällen sollte bereits im Aufklärungsgespräch darauf hingewiesen werden, dass die Indikation an sich grenzwertig oder zweifelhaft ist [1–3, 6, 9, 14]. Der Patient hat ein Recht zu erfahren, dass das Behandlungsteam bereits Zweifel am Nutzen der Maßnahme hat, damit er für sich selbst eine genaue Abwägung von potentiellem Nutzen und drohenden Risiken und Belastungen vornehmen kann. Auch das multiprofessionelle Team profitiert davon, dass die Indikation als „grenzwertig" bezeichnet wird, da ja aufgrund der schlechten Prognose in vielen Fällen ein negatives Behandlungsergebnis resultieren wird und gleichwohl Ressourcen verbraucht werden.

Zusammenfassend ist die Indikation das stärkste ärztliche Argument, um den Patienten vor sinnloser Übertherapie, aber auch vor potentieller Untertherapie zu schützen. Was fachlich nicht gerechtfertigt ist, darf nicht durchgeführt werden – auch nicht auf Wunsch des Patienten, seiner Zugehörigen oder seines juristischen Vertreters [2, 3]. Damit werden auch das Team und das Gesundheitssystem insgesamt vor fachlich sinnlosen Maßnahmen geschützt. Das Stellen einer Indikation ist der erste Filter, mit dessen Hilfe aus der großen Zahl möglicher zur Verfügung stehender diagnostischer und therapeutischer Maßnahmen die medizinisch gerechtfertigten ausgewählt werden. Der zweite Filter ist dann der Patientenwille: Zur Anwendung kommt die indizierte Maßnahme nur, wenn vom Patienten oder seinem juristischen Stellvertreter eine Zustimmung vorliegt (vgl. Kap. 4 und 7).

## 3.5 Prognose

Die Prognostizierung stellt für Ärztinnen und Ärzte eine doppelte Herausforderung dar. Die Vorhersage über mögliche Krankheitsverläufe ist ein Blick in die Zukunft, der mit erheblicher Unsicherheit verbunden sein kann [15, 16]. Einerseits ist die Prognose eine statistische Angabe über die Eintrittswahrscheinlichkeit bestimmter gesundheitsbezogener Ereignisse. Somit handelt es sich bei der Prognose um eine mathematische Einschätzung aufgrund von mehr oder weniger großen Fallzahlen. Andererseits stellt die Prognose die Grundlage für Entscheidungen über das weitere medizinische Vorgehen dar: Der Arzt bietet die Behandlung an, wenn die Erfolgswahrscheinlichkeit aus seiner Sicht ausreichend gut ist. Der Patient willigt in die Behandlung ein, wenn die Erfolgswahrscheinlichkeit aus seiner Sicht die Nebenwirkungen und Belastungen aufwiegt.

Bereits bei der Prognose als statistischer Tatsache ergibt sich eine erhebliche Unsicherheit: Sind aus der Forschung ausreichend Daten vorhanden, um die weiteren Krankheitsverläufe einschätzen zu können? Sind die Ergebnisse der vorliegenden Studien auf die gegebene Situation übertragbar? Ist das Gesundheitssystem der Studienpopulation mit dem eigenen vergleichbar? Sind die sozialen Gegebenheiten des aktuellen Patienten (z. B. materieller Wohlstand, Unterstützung durch Zugehörige) ähnlich wie in der Studie? Die Übertragbarkeit der statistischen Daten auf die aktuelle Situation ist also bereits von Unsicherheit geprägt. Es kommt hinzu, dass eine Vorhersage für den Einzelfall grundsätzlich unmöglich ist, da ein Blick in die Zukunft erkenntnistheoretisch ausgeschlossen ist. Die aus Sicht des Patienten entscheidende Frage, „Was wird mit mir?“, kann das Behandlungsteam also nicht sicher beantworten.

Wie lassen sich statistische Angaben so vermitteln, dass der Patient ihre Bedeutung versteht? Es gibt kein objektiv richtiges Verständnis einer Prognose. Ab wie viel Prozent Überlebenswahrscheinlichkeit ist die Prognose „gut“ oder „schlecht“? Oft werden eher allgemeine quantitative Angaben verwendet, z. B. „sehr häufig“ oder „extrem unwahrscheinlich“, die dann in qualitative Begriffe (z. B. „gut“, „gut genug“, „schlecht“) übersetzt werden müssen. Wie lässt sich hierbei ein gemeinsames Verständnis zwischen Arzt und Patient herstellen? Außerdem kann die Prognose auf unterschiedliche Weisen mit Hoffnungen verknüpft werden: Wie lässt sich eine Bewertung der Prognose vornehmen, die die vorhandenen Hoffnungen erhält, ohne ungerechtfertigte Hoffnungen zu wecken? Daher bedarf ein Patienten- oder Angehörigengespräch über die Prognose besonderer kommunikativer Fähigkeiten (s. ausführlich Kap. 9) [17].

Im Gespräch mit An- und Zugehörigen bzw. juristischen Stellvertretern ist das Gespräch über Prognosen vielfach noch komplexer, da sie ihre eigenen Wünsche und Hoffnungen oft schlecht von denen des Patienten unterscheiden können [18]. Die Herausforderung der Prognostizierung besteht also in einer ehrlichen Einschätzung der zukünftigen Gesundheit oder Krankheit auf der Grundlage von Fakten (Statistiken), der Einschätzung des Einzelfalls und den damit verbundenen Bewertungen („Ab wann werte ich eine Prognose als *ausreichend gut*?"). Gerade die Bewertungen der Prognose sind für die weiteren Behandlungsentscheidungen besonders relevant: Das Risikoverhalten der Menschen ist unterschiedlich – „Wie hoch darf der Einsatz werden, bevor ich auf die Möglichkeit des Gewinns verzichte?" [19, 20].

Die Bewertung der Prognose wird von unterschiedlichen Patienten unterschiedlich vorgenommen. Es gibt Menschen, die bereit sind, jedes beliebige Gesundheitsrisiko einzugehen, um eine kleine Chance zu erhalten, ihre Krankheit dauerhaft zu besiegen. Andere Menschen entscheiden eher defensiv aufgrund ihrer erwarteten Lebensqualität und sind nicht bereit, für die akut anstehende Behandlungsphase auf ihre Lebensqualität zu verzichten (z. B. aufgrund einer aufwendigen Operation), nur um mittelfristig einen (unwahrscheinlichen) Sieg gegen die Krankheit zu erringen. Keine dieser Positionen und Haltungen ist in einem objektiven Sinne falsch, aber je nach Grundhaltung resultieren ganz andere Entscheidungen bezüglich des weiteren Vorgehens.

Eine weitere Herausforderung für das Behandlungsteam ergibt sich daraus, dass diese Bewertungen der Prognose auch das professionelle Urteil beeinflussen. Es wurde bereits oben ausgeführt, dass die Indikation davon abhängig ist, dass nach ärztlicher Einschätzung die Erfolgswahrscheinlichkeit „ausreichend hoch" sein muss. Wo liegt aber der statistische *cut-off-point* für diese angestrebte Wahrscheinlichkeit – bei 10 % oder bei 1 % oder noch darunter? Wie schlecht darf die Prognose werden, bevor Ärzte die Maßnahme als nicht-indiziert zurückweisen? Steht diese Wertung Ärzten überhaupt zu? Die Antwort lässt sich durch das Konzept der professionellen Verantwortung verdeutlichen: Eine (Intensiv-)Medizin, die bereit ist, auch extrem unwahrscheinliche Behandlungserfolge anzustreben, gerät in Gefahr, unmenschlich zu werden, da sie eine sinn- und ergebnislose Schädigung und Belastung der weit überwiegenden Zahl der Patienten in Kauf nimmt.

Die professionelle Verantwortung verwirklicht sich gerade dadurch, dass möglichst im ärztlichen Konsens festgelegt wird, welche Maßnahmen nach aller professionellen Erfahrung nicht mehr zielführend sind. Dieses Werturteil ist in den operativen Fächern besonders deutlich: Die Einschätzung eines Zustandes als „operabel" umfasst mehr als nur die Frage der technischen Durchführung der Operation. In gewisser Weise ist ja jeder Erkrankungszustand operabel oder jedenfalls behandelbar. Die Frage wird aber anders verstanden, denn die ärztliche Herausforderung besteht in der Antwort auf die Frage: „Ist es sinnvoll, jetzt noch eine Operation bzw. eine Behandlung durchzuführen, oder ist der erwartbare Schaden zu hoch?" Medizin, die sich nur am technisch Machbaren orientiert, verliert ihre Menschlichkeit [21]. Dies führt im Umkehrschluss zu der Einsicht, dass Ärzte im Rahmen ihrer professionellen Berufsausübung eine Vorauswahl von medizinisch sinnvollen Maßnahmen treffen müssen – Medizin kann keine reine Wunschbehandlung sein [1, 2, 4, 6, 15].

**Fallbeispiel 3**

Herr S. ist 91 Jahre alt und multimorbide. Aktuell ist es aufgrund eines Infekts der oberen Atemwege zu einer Exazerbation seiner COPD gekommen. Er wird auf der Normalstation behandelt und die Atmungssituation verschlechtert sich. Während der Visite wird der „Dokumentationsbogen Therapiebegrenzung" ausgefüllt [22]. Darin wird festgelegt, dass Herr S. nicht mehr kardiopulmonal reanimiert werden soll und nicht auf die Intensivstation verlegt wird. Hintergrund dieser Festlegung ist eine Prognoseabschätzung: Die Wahrscheinlichkeit, dass Herr S. bei einer weiteren Verschlechterung seiner Gesundheit bzw. bei akutem Reanimationsbedarf von der Behandlung profitiert, ist nahezu ausgeschlossen. Die Erfolgswahrscheinlichkeit liegt vermutlich nicht bei 0 % (und wenn, dann wäre dies *ex ante* nicht beweisbar), aber angesichts des hohen Schädigungspotentials etwa einer Reanimation wird auf diese Therapieeskalation verzichtet. Das Team ist einvernehmlich der Meinung, dass der Patient „nach aller ärztlichen Erfahrung" nicht mehr von einer Therapieeskalation (Reanimation oder Intensivtherapie) profitiert. Herr S. verstirbt 5 Tage später bei adäquater Symptomkontrolle im Lungenversagen auf der Normalstation. ◀

## 3.6 *Time-limited Trial*

Abschließend sei auf ein Verfahren hingewiesen, das angesichts ungewisser Prognosen und möglicherweise bestehender Uneinigkeit im Team oder zwischen Behandlungsteam und Zugehörigen die Handlungsfähigkeit aufrechterhält: der zeitlich begrenzte Therapieversuch (*time-limited-trial,* TLT). In einer Situation, in der die Fortsetzung der Intensivtherapie bereits einigen als sinnlos erscheint, andere aber noch auf eine Stabilisierung oder gesundheitliche Verbesserung hoffen, stellt der TLT eine mögliche Lösung dar [23]. Im Rahmen des TLT wird festgelegt, wie lange mit dem bisherigen Therapieziel weiterbehandelt werden soll, um die prognostische Unsicherheit zu verringern. Außerdem werden die Parameter und Kriterien definiert, anhand derer eine Zustandsverbesserung objektiviert werden kann. Die zeitliche Frist wird so gewählt, dass danach ein etwaiger Therapiezielwechsel möglichst interprofessionell mitgetragen und verantwortet werden kann (s. ausführlich Kap. 10) [15, 23–25].

Der TLT trägt auf doppelte Weise zur Sicherheit in der Patientenversorgung auf der Intensivstation bei: Es wird verhindert, dass eine Therapie zu früh beendet wird – obwohl einzelne Team-Mitglieder oder Zugehörige vielleicht bereits die Hoffnung auf einen Behandlungserfolg verloren haben; gleichzeitig wird verhindert, dass eine letztlich sinnlose Therapie unbegrenzt fortgesetzt oder sogar unkritisch eskaliert wird – obwohl einzelne Team-Mitglieder oder Zugehörige noch Hoffnung auf Erreichen des ursprünglichen Therapieziels haben. Die zentralen Herausforderungen der Ethik in der Intensivtherapie kommen in dem Konzept des TLT zusammen: Es bedarf einer kritischen Indikationsstellung, die sich an erreichbaren Therapiezielen orientiert und dabei die Prognose einbezieht. Dieser Prozess erfordert kommunikatives Fingerspitzengefühl und kann durch Angebote der klinischen Ethikberatung (z. B. Ethik-Fallberatungen oder Ethik-Visiten) unterstützt werden [10].

## 3.7 Zusammenfassung

Eine fachlich begründete Indikationsstellung stellt die Voraussetzung dar für jede intensivmedizinische Behandlung – und schützt zugleich die Patienten, das Behandlungsteam und die Solidargemeinschaft vor Über- oder Unterversorgung. Sie basiert auf realistischen, erreichbaren Therapiezielen und deren sorgfältiger Abwägung gegen die Prognose. Die Prognose wiederum stellt nicht nur eine statistische Information dar, sondern erfordert eine Einschätzung, wie wahrscheinlich das Erreichen des Therapieziels im *konkreten* Einzelfall ist. Dabei kommen individuelle Haltungen gegenüber Krankheit, Risiko und Lebensqualität ebenso ins Spiel wie professionelle Verantwortung.

Die *Entscheidung* für oder gegen eine Maßnahme ist immer Ergebnis eines kommunikativen Prozesses zwischen dem fachlich begründeten Angebot des Behandlungsteams und dem subjektiven Sinnhorizont des Patienten. In Fällen prognostischer Unsicherheit oder interprofessioneller Uneinigkeit kann ein „zeitlich begrenzter Therapieversuch" helfen, Entscheidungen abzusichern und Behandlungsziele ggf. neu zu bewerten.

Dafür sind eine klare Trennung fachlicher und persönlicher Einschätzungen, Transparenz im Team und sorgfältig dokumentierte, partizipativ getroffene Entscheidungen notwendig: So werden medizinisch verantwortbare, ethisch tragfähige und für alle Beteiligten nachvollziehbare Behandlungswege möglich.

## Literatur

1. Neitzke G, Burchardi H, Duttge G et al. Grenzen der Sinnhaftigkeit von Intensivmedizin. Positionspapier der Sektion Ethik der DIVI. Med Klin Intensivmed Notfmed 2016; 111:486–492.
2. Rusinová K, Voigt L, Michalsen A. Navigating appropriateness of care in the ICU: A case-based application of the fourfold assessment. J Intensive Care Med 2025; 40:1096–1100.
3. Dutzmann J, Duttge G, Michalsen A et al. Indikation als unverzichtbare Grundlage ärztlichen Handelns. MedR 2025; 43:253–257.
4. Michalsen A, Neitzke G, Dutzmann J et al. Überversorgung in der Intensivmedizin: erkennen, benennen, vermeiden. Positionspapier der Sektion Ethik der DIVI und der Sektion Ethik der DGIIN. Med Klin Intensivmed Notfmed 2021; 116:281–294.
5. Neitzke G. Ethikberatung auf der Intensivstation: die „Klinisch orientierte Beratungsmethode". Dtsch Med Wochenschr 2018; 143:27–34.
6. Neitzke G. Indikation: fachliche und ethische Basis ärztlichen Handelns. Med Klin Intensivmed Notfmed 2014; 109:8–12.

7. Marckmann G. Wirksamkeit und Nutzen als alternative Konzepte zur medizinischen Indikation. In: Dörries A, Lipp V (Hrsg.). Medizinische Indikation. Ärztliche, ethische und rechtliche Perspektiven. Stuttgart, Kohlhammer, 2015; 113–124.
8. Michalsen A, Bakker J, Sprung CL et al. Principles and practice of limiting life-sustaining therapies. In: Michalsen A, Sadovnikoff N, Kesecioglu J (eds.). Ethics in intensive care medicine. Berlin, Springer, 2021, 81–94.
9. Janssens U, Burchardi H, Duttge G et al. Therapiezieländerung und Therapiebegrenzung in der Intensivmedizin. Anaesthesist 2013; 62:47–52.
10. Neitzke G. Ethikberatung und Ethikkomitees als Instrumente der Entscheidungsunterstützung. In: Marckmann G (Hrsg.). Praxisbuch Ethik in der Medizin (2. aktualisierte und erweiterte Aufl.). Berlin, Medizinisch Wissenschaftliche Verlagsgesellschaft, 2022, 47–58.
11. Dutzmann J, Michalsen A, Duttge G et al. Ehegattennotvertretungsrecht. Eine Handreichung der Sektion Ethik der Deutschen Interdisziplinären Vereinigung für Intensiv- und Notfallmedizin e.V. (DIVI). Dtsch Med Wochenschr 2023; 148:499–502.
12. Bundesärztekammer. Grundsätze der Bundesärztekammer zur ärztlichen Sterbebegleitung. Dtsch Ärztebl 2011; 108:A346–A348.
13. Schweizerische Akademie der Medizinischen Wissenschaften (SAMW). Intensivmedizinische Maßnahmen. Medizin-ethische Richtlinien und Empfehlungen. Basel, Gremper, 2013.
14. Anschütz F. Ärztliches Handeln. Darmstadt, Wissenschaftliche Buchgesellschaft, 1987.
15. Michalsen A, Mer M, Hoff R et al. Choices in uncertainty. In: Michalsen A, Sadovnikoff N, Kesecioglu J (eds.). Ethics in intensive care medicine. Berlin, Springer, 2021, 157–167.
16. Simpkin A, Schwartzstein RM. Tolerating uncertainty – the next medical revolution. N Engl J Med 2016; 375.1713–1715.
17. Hwang DY, Oczkowski SJW, Lewis K et al. Society of Critical Care guidelines on family-centered care for adult ICUs: 2024. Crit Care Med 2025; 53:e465–e482.
18. Neitzke G. Der verzweifelte Angehörige – Hinweise für eine gelingende Interaktion. Dtsch Med Wochenschr 2024; 149:308–313.
19. Rider G, Milkovich S, Stool D et al. Quantitative risk analysis. Inj Control Saf Promot 2000; 7:115–133.
20. Jungermann H, Slovic P. Charakteristika individueller Risikowahrnehmung. In: Bayerische Rück (Hrsg.). Risiko ist ein Konstrukt. München, Knesebeck, 1993, 89–107.
21. Friesenecker B, Halmich M, Potura E. Mythen moderner Medizin: beste medizinische Versorgung, Übertherapie und rechtzeitige Therapieentscheidungen. Anästhesie Nachr 2025, 20. Mai https://doi.org/10.1007/s44179-025-00300-7
22. Neitzke G, Böll B, Burchardi H et al. Dokumentation der Therapiebegrenzung. Empfehlungen der Sektion Ethik der DIVI unter Mitarbeit der Sektion Ethik der DGIIN. Med Klin Intensivmed Notfmed 2017; 112:527–530.
23. Jöbges S, Seidlein AH, Knochel K et al. Zeitlich begrenzter Therapieversuch („time-limited trial", TLT) auf der Intensivstation. Handlungsempfehlung der Sektion Ethik der DIVI und der Sektion Ethik der DGIIN. Med Klin Intensivmed Notfmed 2024; 119:291–295.
24. Rußwurm M. Befristete Therapieversuche in der Intensivmedizin. Dtsch Arztebl Int 2025; 122:180–185.
25. Kruser JM, Nadig NR, Viglianti EM et al. Time-limited trials for patients with critical illness: A review of the literature. Chest 2024; 165:881–891.

# 4 Kann der Kunde König sein? – Der Wille der Patienten und die Rolle der Zugehörigen

Uwe Janssens, Gunnar Duttge und Kristina Fuest

## Inhaltsverzeichnis



U. Janssens (✉)
Klinik für Innere Medizin und Internistische Intensivmedizin, St.-Antonius-Hospital, Eschweiler, Deutschland
E-Mail: uwe.janssens@sah-eschweiler.de

G. Duttge
Institut für Kriminalwissenschaften und Zentrum für Medizinrecht, Georg-August-Universität, Göttingen, Deutschland
E-Mail: lduttge@gwdg.de

K. Fuest
Klinik für Anästhesiologie und Intensivmedizin, TUM Universitätsklinikum rechts der Isar, München, Deutschland
E-Mail: kristina.fuest@tum.de



A. Michalsen und U. Janssens (Hrsg.), *Klinische Ethik in der Intensivmedizin*,
https://doi.org/10.1007/978-3-662-72378-4_4

## Zusammenfassung

In der Intensivmedizin stehen Patientenautonomie und ärztliche Verantwortung im Mittelpunkt. Patienten oder ihre rechtlichen Vertreter dürfen medizinische Maßnahmen ablehnen oder ihnen zustimmen, können aber keine Therapien verlangen, die medizinisch nicht indiziert sind. Die ärztliche Indikationsstellung setzt klare, aber keine starren Grenzen. Insbesondere in komplexen Situationen unterliegt sie einer diskursiven, interdisziplinären und fallbezogenen Bewertung. Nicht jeder Wunsch kann erfüllt werden. Angehörige spielen eine wichtige Rolle bei der Ermittlung des Patientenwillens, sind jedoch oft mit Unsicherheiten und Belastungen konfrontiert. Strukturiertes Vorgehen, offene Kommunikation und Instrumente wie zeitlich begrenzte Therapieversuche helfen, tragfähige und patientenzentrierte Entscheidungen zu ermöglichen – im Bewusstsein, dass der Patient nicht „König“ im Sinne eines uneingeschränkten Wunschrechts sein kann.

## Fallbeispiel

Frau K., 82 Jahre, leidet an terminalem Lungenkarzinom mit Hirnmetastasen und befindet sich im unumkehrbaren Sterbeprozess (Atemfrequenz 40/min, systolischer RR 70 mmHg unter Noradrenalin). Das Behandlungsteam der Intensivstation hat nach interdisziplinärer Konferenz die Therapiezieländerung zu palliativmedizinischer Versorgung beschlossen. Der Sohn der Patientin fordert unter Verweis auf eine undatierte Patientenverfügung („Alle lebensrettenden Maßnahmen“) die Fortführung von hochdosierter Katecholamingabe, aggressiver Beatmungseinstellung und Reanimationsbereitschaft bei Herz-Kreislauf-Stillstand. Als Begründung führt er an: „Meine Mutter hat immer gekämpft – wir dürfen sie nicht aufgeben!“ und „Die Metastasen könnten sich noch zurückbilden.“ Die medizinischen Fakten sind: (1) CT-Thorax: Progrediente Lymphangiosis carcinomatosa mit >80 % Lungenbefall sowie rechtsseitiger Spitzenpneumothorax, (2) Neurologischer Status: Fehlende Schmerzreaktion (GCS 3) aufgrund zerebraler Metastasen und (3) Einschätzung der Lebenserwartung < 48 h laut palliativmedizinischem Konsil. Das Intensivteam lehnt die geforderten Maßnahmen als medizinisch unangemessen ab, bei fehlender kurativer Indikation. Eine Reanimation wäre angesichts des drohenden Multiorganversagens physiologisch aussichtslos. Bei bereits vorhandenem kleinen Pneumothorax rechts würde ein zusätzliches Barotrauma die Folge sein. Es wird ein Ethikkonsil angefordert. Dieses klärt den Willen der Patientin, die laut Tochter „keine sinnlose Apparatemedizin" wollte. Es erfolgt eine ausführliche Zugehörigen-Besprechung mit dem Sohn und der Tochter. Im Rahmen einer deeskalierenden Kommunikation wird zum Ausdruck gebracht, dass das Behandlungsteam versteht, dass der Sohn seiner Mutter jede Chance geben will. „Leider können wir den Krebs nicht mehr besiegen – aber wir können ihr einen würdevollen Abschied ermöglichen." Es wird der CT-Befund zur Visualisierung der Ausweglosigkeit demonstriert. Der Sohn akzeptiert die Entscheidung nach Darlegung der CT-Befunde und einem Abschiedsgespräch mit dem Seelsorger. Frau K. verstirbt 18 h später unter Symptomkontrolle im Kreis ihrer Kinder. ◀

## 4.1 Patientenautonomie und ärztliche Verantwortung

Die Patientenautonomie und die ärztliche Indikation sind zentrale Konzepte der Medizinethik, die das Spannungsfeld zwischen Selbstbestimmung der Patienten und fachlicher Entscheidungsverantwortung der Ärzte abbilden. Die Patientenautonomie garantiert das Recht, nach umfassender Aufklärung über medizinische Maßnahmen auch in hochkomplexen, lebensbedrohlichen Situationen zu entscheiden. Sie basiert auf dem Prinzip der informierten Einwilligung *(informed consent),* die drei Kriterien erfüllen muss: Verständnis, Freiheit von Fremdbeeinflussung und bewusste Entscheidung [1, 2]. Viele Intensivpatienten sind nicht einwilligungsfähig (z. B. wegen Bewusstlosigkeit oder Sedierung). In solchen Situationen sind die (behandelnden) Ärzte sowie die rechtlichen Vertreter verpflichtet, den zuvor geäußerten oder mutmaßlichen Willen des Patienten zu ermitteln [3]. Eine rechtliche Vertretung kann entweder durch eine vom geschäftsfähigen Patienten selbst erteilte Vorsorgevollmacht oder durch die Bestellung eines Betreuers durch das zuständige Gericht erfolgen. Seit 01.01.2023 gibt das Ehegattennotvertretungsrecht (§ 1358 BGB) darüber hinaus Verheirateten oder eingetragenen Lebenspartnern unter bestimmten Bedingungen eine vorübergehende Entscheidungsbefugnis in Gesundheitsfragen [4] (s. ausführlich Kap. 7).

### 4.1.1 Patientenautonomie

Patienten können – sofern einwilligungsfähig – auch dann medizinische Maßnahmen ablehnen, wenn diese ärztlich indiziert sind – selbst lebensverlängernde Therapien, wie Beatmung, Dialyse oder Reanimation. Diese Ablehnung ist zu respektieren, unabhängig davon, wie aussichtsreich oder sinnvoll die Maßnahme aus ärztlicher Sicht erscheint. Es sind die höchstpersönliche Betroffenheit und das Lebensschicksal des Patienten, die ihn zu einer eigenverantwortlichen Entscheidung jenseits einer ärztlichen oder gesellschaftlichen „Vernunfthoheit" berechtigt. Dieselbe Befugnis hat jedoch namens des Patienten auch der jeweilige Stellvertreter (allerdings gebunden an den – tatsächlichen oder mutmaßlichen – Patientenwillen).

### 4.1.2 Ärztliche Verantwortung

Die Indikation ist die fachlich begründete Überzeugung, dass eine bestimmte Maßnahme geeignet ist, mit einer gewissen Wahrscheinlichkeit ein angestrebtes Therapieziel zu erreichen. Sie basiert auf einer individuellen Bewertung des Patienten, den aktuellen wissenschaftlichen Erkenntnissen (Evidenz) und der klinischen Erfahrung des Arztes. Die finale Begründung der Indikation klärt die Bedeutung der zu prüfenden Maßnahme in Bezug auf das Therapieziel [5] (s. ausführlich Kap. 3).

Die Therapiezielfindung in der Intensivmedizin ist ein strukturierter und kontinuierlicher Prozess, der zu Beginn meist auf die Sicherung und Aufrechterhaltung der Vitalfunktionen mit dem Ziel der Lebenserhaltung ausgerichtet ist. Im weiteren Verlauf verschafft sich das Behandlungsteam ein umfassendes Bild vom Patienten, wobei neben medizinischen Befunden auch individuelle Wertvorstellungen, Präferenzen und die Prognose einbezogen werden. Besonders bei Patienten mit unklarer Prognose muss gemeinsam mit dem Patienten oder seinem rechtlichen Vertreter festgelegt werden, ob das Therapieziel auf maximale Lebensverlängerung, Erhaltung von Lebensqualität oder das Zulassen des Sterbens ausgerichtet sein soll [3].

Die Entscheidung über das Therapieziel trifft der Patient selbst oder – bei fehlender Einwilligungsfähigkeit – sein Stellvertreter. Das Behandlungsteam muss akzeptieren, dass nicht jedes medizinisch erreichbare Ziel auch vom Patienten gewünscht wird. Das festgelegte Therapieziel ist klar zu dokumentieren und regelmäßig zu überprüfen. Bei Änderung des Patientenwillens oder relevanten medizinischen Veränderungen muss das Therapieziel angepasst werden. Bei Unsicherheiten oder Konflikten empfiehlt sich die Einbindung eines ethischen Beratungsgremiums, um eine patientenzentrierte und konsensuale Entscheidung zu ermöglichen [3].

### 4.1.3 Prognoseeinschätzung durch Ärzte

Die Prognoseeinschätzung von Ärzten in der Intensivmedizin ist nachweislich manchmal zu schlecht, insbesondere in Form einer systematischen Unterschätzung der Überlebenschancen. Eine finnische Studie zeigt, dass Anästhesisten die 1-Jahres-Überlebenswahrscheinlichkeit von Intensivpatienten häufiger unterschätzen als überschätzen. Die typische Prognose lag im Median um etwa 9 Prozentpunkte unter der tatsächlichen Überlebensrate. In 24 % der Fälle wurde die Überlebenswahrscheinlichkeit um mehr als 20

Prozentpunkte zu niedrig eingeschätzt [6]. Bei Patienten mit einer exazerbierten COPD prognostizierten Ärzte eine Überlebensrate nach 180 Tagen von nur 49 %, tatsächlich aber lebten noch 62 % der Patienten. Bei den Patienten mit der schlechtesten Prognose schätzten Ärzte das Überleben auf 10 %, tatsächlich überlebten aber 40 % [7]. Insgesamt besteht eine deutliche Tendenz zur Pessimismusfalle – Überlebenschancen werden häufig unterschätzt. Das kann dazu führen, dass Patienten zu früh als „aussichtslos" eingestuft oder Behandlungsoptionen nicht angeboten werden, obwohl eine relevante Überlebenschance besteht. Die Integration von Unsicherheiten in die Indikationsstellung und deren transparente Kommunikation sind nicht nur ethische Verpflichtungen, sondern auch ein Qualitätsmerkmal moderner Medizin [8]. Behandlungsteams müssen prognostische Unsicherheiten als integralen Bestandteil der medizinischen Entscheidungsfindung anerkennen und diese sowohl in der interdisziplinären Teamarbeit als auch gegenüber Patienten und Zugehörigen offen kommunizieren, um eine ethisch fundierte und patientenzentrierte Versorgung zu gewährleisten.

### 4.1.4 Moralische Dilemmata

Entscheidungen über die Beendigung oder die Begrenzung lebenserhaltender Maßnahmen gehören zu den häufigsten ethischen Konflikten. Studien belegen, dass bei mehr als 70 % der Patienten, die auf europäischen Intensivstationen versterben, zuvor eine Reduktion oder Begrenzung der Therapie vorgenommen wurde [9]. Ärzte bewegen sich hierbei im Spannungsfeld zwischen dem medizinisch Machbaren, dem Willen der Patienten und der Wahrung der Menschenwürde. Prognostische Unsicherheiten, das Fehlen von Patientenverfügungen und unterschiedliche Wertvorstellungen innerhalb des Behandlungsteams, der Patienten sowie ihrer Zugehörigen verschärfen diese ethischen Dilemmata zusätzlich [10]. Besonders in Pandemie- oder Katastrophensituationen müssen Intensivmediziner unter Umständen entscheiden, welche Patienten intensivmedizinische Ressourcen erhalten – ein klassisches moralisches Dilemma, das Fragen nach Gerechtigkeit, Fürsorge und individueller Verantwortung aufwirft. Der durch § 5c IfSG geschaffene gesetzliche Rahmen ist hierfür keine Hilfe (s. ausführlich Kap. 15). Solche Situationen führen häufig zu *moral distress* und emotionaler Belastung im Behandlungsteam. Sie können die Teamdynamik beeinträchtigen, zu Burnout beitragen und die Versorgungsqualität negativ beeinflussen. Der Umgang mit diesen Situationen erfordert ethische Sensibilität, interdisziplinäre Kommunikation, institutionelle Unterstützung (z. B. Ethikberatung) sowie regelmäßige Reflexion und Supervision [10].

### 4.1.5 Bedeutung des sozioökonomischen Status

Bildungsniveau, Einkommen und sozialer Status (zusammengefasst als sozioökonomischer Status, SES) beeinflussen sowohl die Behandlungsergebnisse als auch die Langzeitprognose von Intensivpatienten signifikant. Ein niedriger SES erhöht die

30-Tage-Mortalität nach Intensivaufnahme um 13 % [11]. Gründe hierfür sind spätere Krankenhauseinweisung bei fortgeschrittener Erkrankung sowie eine höhere Prävalenz chronischer Vorerkrankungen [12, 13]. Patienten mit niedrigem SES weisen bei Aufnahme häufig eine höhere Erkrankungsschwere auf (gemessen mittels SAPS-II- oder SOFA-Scores) [12]. Nachweislich führt eine geringere Gesundheitskompetenz zu späterer Inanspruchnahme präventiver Leistungen und ist mit einer höheren Prävalenz von Risikofaktoren (z. B. Rauchen, chronische Erkrankungen) assoziiert. Geringere Bildung kann das Verständnis medizinischer Informationen erschweren, was die gemeinsame Entscheidungsfindung beeinträchtigt. Auch beeinflusst ein niedriger SES die Langzeitprognose von Intensivpatienten: Ein niedriger SES korreliert mit schlechterer Erholung kognitiver und physischer Funktionen nach der Entlassung [13]. In Schweden hatten Patienten mit niedrigem Bildungsniveau ein um 22 % höheres Sterberisiko im ersten Jahr nach ICU-Aufenthalt [14]. Ein niedriger SES beeinflusst Behandlungsentscheidungen meist indirekt durch systemische Ungleichheiten, etwa über Bildung, Einkommen und Gesundheitsverhalten. In privatisierten Gesundheitssystemen wie in den USA wirken finanzielle Barrieren oft direkt auf den Zugang zu medizinischer Versorgung, während in Europa soziale Determinanten den Behandlungserfolg maßgeblich mitbestimmen.

## 4.2 Die Zugehörigen – Rollen, Erwartungen und Konflikte im Kontext kritischer Entscheidungen

Zugehörige haben eine zentrale Rolle auf der Intensivstation, insbesondere dann, wenn Patienten nicht ansprechbar und damit nicht entscheidungsfähig sind. Sie fungieren in aller Regel zusätzlich zur Unterstützung des Patienten als gesetzliche Stellvertreter und werden so in komplexe, oft zeitkritische Entscheidungsprozesse mit eingebunden [15]. Insbesondere bei vorliegender Patientenverfügung ist ihr Mitwirken – soweit zum Betreuer bestellt oder durch schriftliche Vollmacht autorisiert – rechtlich verankert (§ 1827 Abs. 1 BGB); dasselbe gilt aber auch für die Geltendmachung der Behandlungswünsche und für die Ermittlung des mutmaßlichen Patientenwillens (§ 1827 Abs. 2 BGB) [16]. Diese Rolle birgt jedoch Herausforderungen, insbesondere in Bezug auf Interessenkonflikte, uneinheitliche familiäre Einschätzung sowie psychische Belastungen (s. Abb. 4.1).

### 4.2.1 Stellvertretung und Interessenskonflikte

Zugehörige werden häufig in Entscheidungen einbezogen, weil angenommen wird, dass sie die Wünsche und Wertvorstellungen des Patienten kennen. In der Praxis ist dies jedoch oft nicht der Fall [16]: Patientenverfügungen sind häufig unklar oder treffen nicht auf die aktuelle Situation zu, und klare Absprachen fehlen meist [17, 18]. Zugehörige müssen deshalb oft unter Unsicherheit entscheiden, wobei ihre eigenen Überzeugungen und familiären Rollenbilder die Entscheidungen zusätzlich beeinflussen. Die Interessen

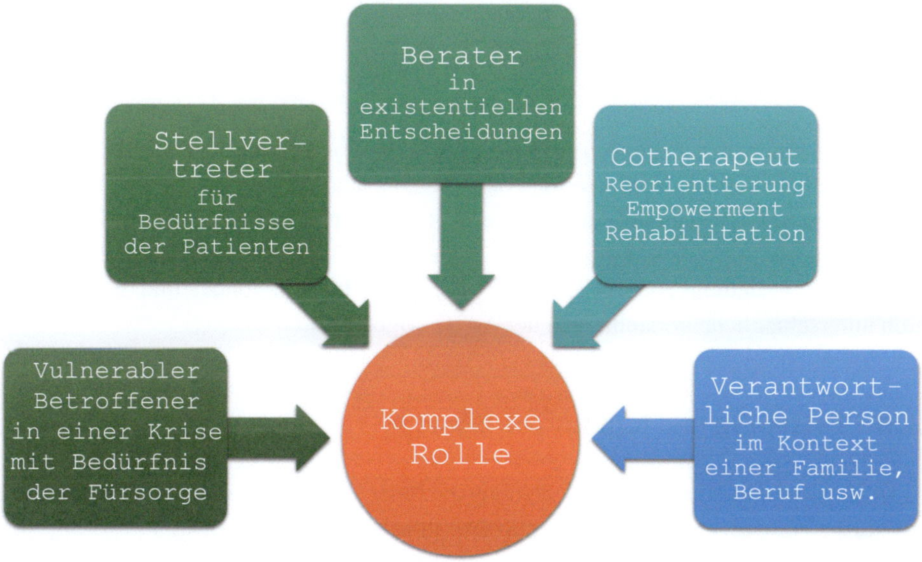


**Abb. 4.1** Rollen der Zugehörigen. (Nach [15])

der Zugehörigen sind nicht zwangsläufig deckungsgleich mit denen des Patienten. Emotionale Bindung, Angst vor Schuldzuweisungen und das Bedürfnis, „nichts unversucht zu lassen", beeinflussen die Einschätzung der Situation und fördern unter Unsicherheit sowie widersprüchlichen Team-Informationen die Tendenz zur Übertherapie [18]. Dies dient oft der psychischen Entlastung der Angehörigen, kann aber zu Überversorgung und zusätzlicher Belastung für den Patienten führen, besonders bei schlechter Prognose oder fehlender Indikation [19, 20]. Das Behandlungsteam sollte diese Dynamik erkennen und klar kommunizieren, dass medizinisch nicht-indizierte Maßnahmen auch auf Wunsch der Angehörigen nicht durchzuführen sind [20–23].

### 4.2.2 Uneinigkeit und Familiendynamik

Familiäre Konstellationen sind oft konfliktbehaftet. Unterschiedliche Vorstellungen zu Therapiezielen, Einschätzungen des Patientenwillens, belastete Beziehungen oder kulturell-ethnische Werte können zu Uneinigkeit führen [24]. Konstellationen mit mehreren rechtlichen oder sozialen Vertretern, etwa in Patchwork-Familien, oder ohne gesetzliche Betreuung erschweren die Entscheidungsfindung zusätzlich. Zudem führen individuelle Reaktionen auf Krisen zu unterschiedlichen Coping- und Bewältigungsstrategien [25]. Hierbei sind Bewältigungsstrategien als bewusst und Abwehrmechanismen als unbewusst einzuordnen [26]. Es lassen sich drei Hauptformen des Bewältigungsverhaltens unterscheiden [23]:

- *Problemorientiert (z. B. Informationssuche, Planung)*
- *Emotionsorientiert (z. B. Unterstützung, Akzeptanz, Humor, Religion)*
- *Vermeidend (z. B. Ablenkung, Verleugnung, Substanzgebrauch)*

Die Einbeziehung der Zugehörigen auf der Intensivstation sollte individuell erfolgen, wobei rechtlich befugte Vertreter im Fokus stehen, andere Vertrauenspersonen jedoch nicht ausgeschlossen werden dürfen. Wiederholte Gespräche sind oft nötig. Konflikte entstehen meist durch strukturelle und kommunikative Defizite im Behandlungsteam, wie unklare Zuständigkeiten oder widersprüchliche Informationen, und nicht primär durch unterschiedliche Vorstellungen der Angehörigen [27].

### 4.2.3 Belastung und funktionale Grenzen

In zeitkritische und komplexe Entscheidungsprozesse eingeschlossen zu sein, stellt viele Zugehörige vor eine große Belastung [28–30]. In zahlreichen Studien konnte gezeigt werden, dass psychische Symptome, wie Angst, depressive Verstimmung und akute sowie posttraumatische Belastungsreaktionen, bei Zugehörigen von Intensivpatienten genauso häufig sind wie bei den Patienten selbst. Dies wird als „PICS-F" (*Post-Intensive Care Syndrome – Family*) bezeichnet [31, 32]. Diese Belastung wird durch Zeitdruck oder familiäre Uneinigkeit noch verstärkt. Aus klinischer Perspektive ist zu beachten, dass die Rolle der Zugehörigen funktionale Grenzen hat: Sie sind keine medizinischen Entscheidungsträger, sondern Unterstützer bei der Ermittlung des Patientenwillens, wozu sie das Recht haben und im Falle ihrer Rolle als bestellte Stellvertreter oder Betreuer sogar verpflichtet sind [21]. Die ärztliche Indikationsstellung bleibt unabhängig von Wünschen oder Ablehnung seitens der Zugehörigen [21]. Eine klare Kommunikation dieser Rolle trägt dazu bei, unrealistische Erwartungen zu vermeiden und Konflikte zu verhindern.

### 4.2.4 Konsequenzen für die klinische Praxis

Für die intensivmedizinische Praxis ergeben sich aus der Rolle der Zugehörigen mehrere Implikationen:

- Zugehörige sollten frühzeitig und strukturiert einbezogen werden, mit Fokus auf Informationsvermittlung, Rollenklärung und Erfassung des mutmaßlichen Patientenwillens.
- Familiäre Uneinigkeit ist zu erkennen und zu moderieren; Ethikberatung, Seelsorge und andere Professionen können interprofessionell unterstützen.
- Belastungsreaktionen der Zugehörigen sind ernst zu nehmen, dürfen aber nicht zu medizinisch nicht-indizierten Maßnahmen führen.

- Die ärztliche Indikationsstellung ist nicht verhandelbar und muss transparent kommuniziert werden.
- Konflikte entstehen oft auch durch strukturelle Defizite wie fehlende Abstimmung oder mangelhafte Kommunikation; klare Zuständigkeiten und eine gute interprofessionelle Zusammenarbeit im Team sind essentiell.

## 4.3 Rechtliche Bindungen der Stellvertreter, Klärung des mutmaßlichen Patientenwillens (mit und ohne Patientenverfügung)

Sämtliche Stellvertreter, seien es Bevollmächtigte, Betreuer oder Ehegatten (§ 1358 BGB), fungieren zwar innerhalb der therapeutischen Beziehung als „verlängerter Arm“ des Patienten, sind diesem gegenüber aber zugleich zur sorgfältigen Ermittlung und Geltendmachung seines (individuellen) mutmaßlichen Willens (für oder gegen die jeweilige Therapieoption) verpflichtet. Zeigen sich konkrete Anhaltspunkte dafür, dass der Bevollmächtigte zur ordnungsgemäßen Ausübung seiner Rolle nicht imstande ist oder seine Befugnisse zu Lasten des Patienten missbraucht, hat das Betreuungsgericht (auf entsprechende Anzeige hin) die Befugnis, dem Vollmachtinhaber einen sog. Kontrollbetreuer an die Seite zu stellen oder (bei „dringender Gefahr“) sogar die weitere Ausübung der Bevollmächtigung zu untersagen (§ 1820 Abs. 3, 4 BGB). Gegenüber einem Betreuer können gerichtlich unmittelbar Weisungen erteilt oder kann die Betreuerbestellung rückgängig gemacht werden. Eine äquivalente justizielle Kontrolle besteht gegenüber Ehegatten nicht, obgleich diese in gleicher Weise auf den jeweiligen (mutmaßlichen) Patientenwillen verpflichtet sind (§ 1358 Abs. 6 BGB) [33]: Hier bleibt nur die Option, den erstmaligen oder einen wiederholten Dissens in einer konkreten Entscheidungssituation abzuwarten und sodann das Betreuungsgericht nicht nur hierüber befinden zu lassen (vgl. § 1829 Abs. 2 BGB), sondern dies sogleich als Basis für einen Antrag auf Bestellung eines (personenverschiedenen) Betreuers zu nutzen. Ein auf Rollenmissbrauch hindeutendes Verhalten wird man allerdings nur dann annehmen dürfen, wenn das Bemühen um sorgfältige Ermittlung des (mutmaßlichen) Patientenwillens evident unzureichend bzw. die Abweichung hiervon offensichtlich erscheint. Ohne verschriftlichte Patientenverfügung wird die Feststellung des mutmaßlichen Patientenwillens im Rahmen einer „Gesamtwürdigung“ unter Einbeziehung religiöser oder ethischer Überzeugungen oder sonstiger persönlicher Werthaltungen (§ 1827 Abs. 2 S. 3 BGB) wohl eher selten diese Evidenz erlangen.

Eine vorformulierte Patientenverfügung hat allerdings häufig nicht die erforderliche „Bestimmtheit“ oder kann die letztlich ausschlaggebende Frage nicht hinreichend klar beantworten, „ob diese Festlegungen auf die aktuelle Lebens- und Behandlungssituation des Betreuten zutreffen“ (§ 1827 Abs. 1 S. 1 BGB). Die notwendige Bestimmtheit des Verfügten betrifft beide Seiten: die Beschreibung des antizipierten Krankheitszustands (z. B. „bei schwerem Dauerschaden des Gehirns“) und die damit verknüpfte Folge

(„keine künstliche Ernährung“) [34]. Weil diese Anforderungen in der klinischen Praxis zumeist verfehlt werden, lässt die jüngere Rechtsprechung des Bundesgerichtshofs zu, dass zur Auslegung des Verfügten auch Indizien jenseits des Dokuments berücksichtigt werden dürfen, z. B. zeugenschaftliche Berichte von früher Geäußertem. Diese müssen allerdings in der Urkunde einen wenigstens „andeutungsweisen Ausdruck“ gefunden haben [35]. In der Konsequenz hat die Patientenverfügung dadurch als ein an sich juristisch ausgezeichnetes, weil mit strikter Bindungswirkung verbundenes Dokument seine Sonderstellung eingebüßt [36].

Für die klinische Praxis folgt daraus zweierlei: Zum einen sollte stets – und zwar rechtzeitig – nach einer Patientenverfügung gefragt und diese (oder eine Kopie) zu der Patientenakte genommen werden. Nur auf dieser Basis kann mit dem jeweils zuständigen Stellvertreter auf Augenhöhe der mutmaßliche Patientenwille erörtert und eine evtl. sachwidrige Ausübung der Vertretungsbefugnis erkannt werden. Zum anderen bleibt auch das Wissen anderer Vertrauenspersonen stets für die Aufklärung des Patientenwillens von Bedeutung.

## 4.4 Entscheidungsfindung und Umsetzung

Die kontinuierliche Weiterentwicklung intensivmedizinischer Verfahren führt zu einer stetigen Zunahme an Behandlungsmöglichkeiten, wodurch sich die Komplexität der Entscheidungen über Auswahl, Anwendung und Dauer der Therapiemaßnahmen erheblich steigert [37]. Diese Entwicklung bringt sowohl für Patienten und ihre Angehörigen als auch für die Behandlungsteams zusätzliche Belastungen mit sich, ohne dass immer klar ersichtlich ist, ob das gewünschte Therapieziel tatsächlich erreicht werden kann [37].

### 4.4.1 Umgang mit prognostischer Unsicherheit

Medizinische Prognosen sind als Voraussage für den individuellen Krankheitsverlauf grundsätzlich mit Unsicherheiten behaftet. Es bleibt immer ein gewisses Maß an Unsicherheit bestehen, deren sich das Behandlungsteam bewusst sein muss. Gerade in der Intensivmedizin kann sich die Krankheitssituation dramatisch und unerwartet ändern, weshalb sowohl die Prognose als auch die daraus abgeleiteten Entscheidungen ständig hinterfragt und neu angepasst werden müssen [38]. Die Bewertung der Prognose obliegt letztendlich dem Patienten, da nur er entscheiden kann, ob ein entsprechendes Behandlungsergebnis aus seiner Sicht akzeptabel ist. Das Behandlungsteam muss in einem multiprofessionellen Team-Konsens die tolerierbare Restunsicherheit klären. Mit der konsentierten Einschätzung eines Zustands als ‚irreversibel‘ beispielsweise, also unumkehrbar (schlecht), übernimmt das Behandlungsteam dann die Verantwortung für eine minimale und vertretbare Irrtumswahrscheinlichkeit [38].

### 4.4.2 Kommunikation von Unsicherheit

Bei Gesprächen mit Patienten und Zugehörigen darf die Ungewissheit nicht ausgeblendet werden. Unterschiedliche erwartbare Krankheitsverläufe sollten offen mit den daraus folgenden Konsequenzen angesprochen werden. Dies steht jedoch oft im Widerspruch zum Bedürfnis mancher Patienten und Zugehörigen nach Eindeutigkeit. Es sollte vermieden werden, eine solche Eindeutigkeit von professioneller Seite vorzutäuschen [38]. Die transparente Kommunikation von Unsicherheiten erweist sich als ein zentraler Baustein für die Vertrauensbildung zwischen Behandlungsteam und Zugehörigen.

### 4.4.3 An- bzw. Zugehörigenbesprechung

Die Besprechung mit An- und Zugehörigen stellt einen zentralen Baustein der patientenzentrierten Intensivmedizin dar, insbesondere bei Entscheidungen am Lebensende. Sie dient als strukturierter Rahmen, um medizinische Fakten, ethische Prinzipien und individuelle Patientenpräferenzen in Einklang zu bringen. Dieser Prozess ist nicht nur für die Qualität der Versorgung, sondern auch für die psychosoziale Entlastung aller Beteiligten von entscheidender Bedeutung. Innerhalb von 72 h nach der Übernahme auf die Intensivstation sollte ein Erstgespräch und dann mindestens einmal pro Woche ein Folgegespräch stattfinden [39].

### 4.4.4 Zeitlich begrenzter Therapieversuch („*Time-limited Trial*" – *TLT*)

Ein zeitlich begrenzter Therapieversuch stellt eine verbindliche Übereinkunft zwischen dem Behandlungsteam und dem Patienten beziehungsweise dem juristischen Stellvertreter zu einem Behandlungskonzept über einen definierten Zeitraum dar [37]. Der TLT ist eine elementare Strategie, um Unsicherheiten bei der Prognose und der Realisierung des (bisherigen) Therapieziels zu reduzieren. Er schafft für alle Beteiligten eine tragfähigere Grundlage für die gemeinsame Entscheidungsfindung (ausführlich s. Kap. 10) [40].

### 4.4.5 *Shared decision-making* (SDM)

*Shared decision-making* wird als kollaborativer Prozess definiert, bei dem Behandlungsteams, Patienten und deren Zugehörige bzw. Stellvertreter gemeinsam Entscheidungen treffen, die medizinische Evidenz, patientenindividuelle Werte und prognostische Unsicherheiten integrieren [41]. Das Behandlungsteam vermittelt evidenzbasierte Optionen, Risiken und Prognosen, während Patienten bzw. Zugehörige persönliche Präferenzen,

Ängste und Lebensziele artikulieren [42]. Die Optionen werden unter Berücksichtigung der medizinischen Machbarkeit sowie der individuellen Akzeptanz sorgfältig abgewogen (s. ausführlich Kap. 8) [41, 42].

### 4.4.6 Ethische Fallvisiten

Die ethische Fallvisite ist ein präventives und strukturiertes Instrument zur frühzeitigen Identifikation und Bearbeitung ethischer Konflikte auf Intensivstationen. Im Gegensatz zur ethischen Fallberatung, die meist erst bei bereits eskalierten Problemsituationen angefordert wird, ist die ethische Fallvisite regelmäßig in den klinischen Alltag integriert und ermöglicht so eine proaktive Auseinandersetzung mit potentiellen Dilemmata wie Patientenautonomie, Unsicherheiten bezüglich des mutmaßlichen Patientenwillens und Therapiebegrenzung. Interdisziplinäre Teams – bestehend aus Ärzten, Pflegekräften und einem Ethikmoderator mit Kenntnissen sowohl in Ethik als auch Intensivmedizin – analysieren gemeinsam systematisch klinische Fakten, Prognose und Patientenwille. Die ethische Fallvisite fördert die offene Kommunikation im Team, stärkt die ethische Reflexionsfähigkeit aller Berufsgruppen und bindet, wenn möglich, auch Patienten oder deren Stellvertreter bzw. Zugehörige direkt in die Entscheidungsfindung ein. Damit ergänzt die Ethikvisite die klassische Einzelfallberatung und trägt dazu bei, ethische Kompetenz dauerhaft und niedrigschwellig in die klinische Routine der Intensivmedizin zu integrieren [43].

### 4.4.7 Klinische Ethikkomitees und ethische Fallberatung

Klinische Ethikkomitees (KEKs) setzen sich aus Vertretern verschiedener Berufsgruppen zusammen, darunter Ärzte, Pflegekräfte, Ethikexperten, Seelsorger und Juristen. Sie unterstützen strukturiert bei der Lösung ethischer Konflikte, insbesondere bei Fragen zur Therapiezielbestimmung oder bei widersprüchlichen Interessen zwischen medizinischer Machbarkeit, Patientenautonomie und Ressourcenallokation. Darüber hinaus entwickeln KEKs klinikinterne Handlungsempfehlungen für wiederkehrende ethische Fragestellungen [44]. Das KEK übernimmt die ethische Fallberatung bei akuten Konflikten, etwa wenn Zugehörige eine Therapiefortführung verlangen, die dem mutmaßlichen Patientenwillen oder der ärztlichen Indikation widerspricht [45]. Dabei moderiert das KEK die Einbeziehung aller relevanten Beteiligten – einschließlich Zugehöriger, Pflegekräfte und Seelsorger. Die Fallberatung entlastet das Personal moralisch und juristisch, da durch die Dokumentation des Entscheidungsprozesses die Rechtssicherheit wohl erhöht wird, besonders wenn keine eindeutige Patientenverfügung vorliegt.

## 4.5 Einfordern einer nicht-angemessenen Therapie

Eine nicht-angemessene Therapie in der Intensivmedizin ist eine medizinische Maßnahme,

- für die es keine medizinische Indikation (meh)r gibt,
- die das Therapieziel nicht (mehr) erreichen kann,
- die vom (mutmaßlichen) Patientenwillen nicht gedeckt ist oder
- bei der der Schaden den Nutzen klar überwiegt.

Nicht-angemessene Therapien dürfen daher nicht angeboten oder durchgeführt werden – auch nicht auf ausdrücklichen Wunsch des Patienten oder seines Stellvertreters bzw. der Zugehörigen [38, 46, 47]. Sind lebensverlängernde Maßnahmen medizinisch nicht mehr indiziert oder ein Überleben außerhalb der Intensivstation nicht möglich, ist auf palliative Versorgung umzustellen. In diesem Fall ist keine Zustimmung des Patienten oder Vertreters nötig, da ohne medizinische Indikation das Selbstbestimmungsrecht nicht greift [22].

Die steigenden Erwartungen an umfassende medizinische Leistungen und der Trend zur „grenzenlosen Selbstbestimmung“ stehen im Spannungsfeld zur ärztlichen Verantwortung und Indikationshoheit. Ärzte dürfen medizinische Maßnahmen nur bei fachlich begründeter Indikation anbieten, nicht allein auf Wunsch des Patienten. Die Indikationsstellung ist ein ärztlicher Entscheidungsprozess, der sich am Wohl des Patienten und am Stand der Wissenschaft orientiert und unabhängig vom Patientenwillen erfolgt. Patienten haben das Recht, vorgeschlagene Behandlungen abzulehnen, aber keinen Anspruch auf medizinisch nicht-indizierte oder kontraindizierte Maßnahmen. Ärzte dürfen nicht zu solchen Eingriffen gezwungen werden; die Berufsordnung betont ihre Entscheidungsfreiheit und untersagt Weisungen von Nichtärzten, wenn diese mit ärztlichen Aufgaben nicht vereinbar sind.

Die Rolle des Arztes ist nicht die eines bloßen Erfüllungsgehilfen für Patientenwünsche. Ärztliche Verantwortung bedeutet, nur medizinisch sinnvolle Maßnahmen anzubieten und Ressourcen verantwortungsvoll einzusetzen. Weder die Solidargemeinschaft noch die Rechtsordnung dürfen medizinisch unbegründete oder unärztliche Behandlungen finanzieren oder zulassen. Bei Forderungen nach nicht-angemessenen Therapien in der Intensivmedizin ist ein strukturiertes, transparentes und faires Konfliktlösungsverfahren erforderlich [47]. In einem formellen Konfliktlösungsverfahren muss ein strukturierter Prozess eingeleitet und durchgeführt werden (Tab. 4.1). Die ethische Fallberatung ist entscheidend, um emotionale Konflikte in rationale Entscheidungsprozesse zu überführen. Sie balanciert medizinische Machbarkeit, Patientenautonomie und Ressourcengerechtigkeit und schützt so Patienten, Angehörige und das Behandlungsteam vor willkürlichen Entscheidungen bei Forderungen nach nicht-angemessenen Therapien in der Intensivmedizin.

**Tab. 4.1** Formelles Konfliktlösungsverfahren [47]

| Schritt | Maßnahme |
|---|---|
| 1 | **Einholen einer Zweitmeinung:** Ein unabhängiger Kollege prüft Prognose und Angemessenheit der geforderten Therapie |
| 2 | **Schriftliche Information:** Die Angehörigen/Bevollmächtigten werden schriftlich über das formale Konfliktlösungsverfahren informiert (Ablauf, Zeitrahmen) |
| 3 | **Interdisziplinäre Fallbesprechung:** Ein unabhängiges, interdisziplinäres Komitee (z. B. Ethikkomitee) prüft den Fall objektiv |
| 4 | **Entscheidung und Kommunikation:** Die Entscheidung des Komitees wird allen Beteiligten schriftlich und mündlich erläutert |
| 5 | **Transferoption:** Falls das Komitee die Ablehnung der Therapie bestätigt, wird Unterstützung bei der Suche nach einer anderen Einrichtung angeboten, die bereit ist, die gewünschte Behandlung zu übernehmen |
| 6 | **Externe Überprüfung:** Die Angehörigen haben die Möglichkeit, eine unabhängige externe Überprüfung (z. B. gerichtliche Klärung) einzuleiten |
| 7 | **Umsetzung der Entscheidung:** Wird keine andere Einrichtung gefunden und keine externe Überprüfung gewünscht oder bestätigt diese das ärztliche Vorgehen, dürfen die nicht angemessenen Maßnahmen abgelehnt oder beendet werden. Parallel wird palliative Begleitung sichergestellt |

## 4.6 Zusammenfassung

Die Entscheidungsfindung in der Intensivmedizin ist geprägt vom Spannungsfeld zwischen Patientenautonomie und ärztlicher Verantwortung. Patienten, Zugehörige oder ihre rechtlichen Vertreter haben das Recht, medizinische Maßnahmen abzulehnen oder ihnen zuzustimmen, während Ärzte nur medizinisch indizierte Therapien anbieten dürfen. Prognostische Unsicherheiten, unklare bzw. fehlende Patientenverfügungen und familiäre Konflikte erschweren häufig die Festlegung von Therapiezielen und führen zu ethischen Dilemmata. Die Rolle der Angehörigen ist zentral, aber mit Belastungen, Interessenkonflikten und Unsicherheiten verbunden. Strukturelle Maßnahmen und angemessene Behandlungsteilprozesse, wie strukturierte Angehörigengespräche, *Shared decision-making,* TLTs und ethische Beratung, sind wichtige Instrumente, um in komplexen Situationen patientenzentrierte, rechtlich und ethisch vertretbare Entscheidungen zu ermöglichen. Die ärztliche Indikationsstellung bleibt dabei unverzichtbare Grundlage jeder Behandlung, während nicht-indizierte Maßnahmen auch auf Verlangen nicht durchgeführt werden dürfen.

## Literatur

1. Beauchamp TL, Childress JF. Principles of biomedical ethics (8th ed.). New York, Oxford University Press, 2019.
2. Schöne-Seifert B. Grundlagen der medizinischen Ethik. Stuttgart, Kröner, 2007.
3. Janssens U, Burchardi H, Duttge G et al. Therapiezieländerung und Therapiebegrenzung in der Intensivmedizin. Anaesthesist 2013; 62:47–52.

4. Dutzmann J, Michalsen A, Duttge G et al. Ehegattennotvertretungsrecht. Eine Handreichung der Sektion Ethik der Deutschen Interdisziplinären Vereinigung für Intensiv- und Notfallmedizin e.V. (DIVI). Dtsch Med Wochenschr 2023; 148:499–502.
5. Neitzke G. Indikation: fachliche und ethische Basis ärztlichen Handelns. Med Klin Intensivmed Notfmed 2014; 109:8–12.
6. Pietiläinen L, Hästbacka J, Bendel S et al. Physicians' perceptions of intensive care patients' 1-year prognoses compared to realistic prognoses. Acta Anaesthesiol Scand 2024; 68:655–663.
7. Wildman MJ, Sanderson C, Groves J et al. Implications of prognostic pessimism in patients with chronic obstructive pulmonary disease (COPD) or asthma admitted to intensive care in the UK within the COPD and asthma outcome study (CAOS): multicentre observational cohort study. BMJ 2007; 335:1132.
8. Scherr BF, Buehler PK. Ethische Grenzentscheidungen in der Intensivmedizin. Inn Med 2024; 65:967–975.
9. Sprung CL, Cohen SL, Sjokvist P et al. End-of-life practices in European intensive care units: the Ethicus Study. JAMA 2003; 290:790–797.
10. Wiesen J, Donatelli C, Smith ML et al. Medical, ethical, and legal aspects of end-of-life dilemmas in the intensive care unit. Cleve Clin J Med 2021; 88:516–527.
11. Mchenry RD, Moultrie CEJ, Quasim T et al. Association between socioeconomic status and outcomes in critical care: A systematic review and meta-analysis. Crit Care Med 2023; 51:347–356.
12. Bein T, Hackner K, Zou T et al. Socioeconomic status, severity of disease and level of family members' care in adult surgical intensive care patients: the prospective ECSSTASI study. Intensive Care Med 2012; 38:612–619.
13. Haddad DN, Mart MF, Wang L et al. Socioeconomic factors and intensive care unit-related cognitive impairment. Ann Surg 2020; 272:596–602.
14. Orwelius L, Kristenson M, Fredrikson M et al. Effects of education, income and employment on ICU and post-ICU survival – A nationwide Swedish cohort study of individual-level data with 1-year follow up. J Crit Care 2024; 80:154497.
15. Hoffmann M, Nydahl P, Brauchle M et al. Angehörigenbetreuung auf Intensivstationen. Med Klin Intensivmed Notfmed 2022; 117:349–357.
16. De Heer G, Saugel B, Sensen B et al. Patientenverfügungen und Vorsorgevollmachten bei Intensivpatienten. Dtsch Arztebl Int 2017; 114:363–370.
17. Biermann E. Patientenverfügung, Vorsorgevollmacht und Betreuung – Aktuelle Urteile des BGH. Anästh Intensivmed 2019; 60:273–283.
18. Schwarzkopf D. Übertherapie – eine Belastung für Behandler und Angehörige. Med Klin Intensivmed Notfmed 2019; 114:222–228.
19. Druml W, Druml C. Übertherapie in der Intensivmedizin. Med Klin Intensivmed Notfmed 2019; 114:194–201.
20. Michalsen A, Neitzke G, Dutzmann J et al. Überversorgung in der Intensivmedizin: erkennen, benennen, vermeiden. Med Klin Intensivmed Notfmed 2021; 116:281–294.
21. Lipp V. Behandlungsziel und Indikation am Lebensende. In: Bormann FJ (Hrsg.) Lebensbeendende Behandlungen. Berlin, De Gruyter, 2017, 437–450.
22. Dutzmann J, Duttge G, Michalsen A et al. Indikation als unverzichtbare Grundlage ärztlichen Handelns. MedR 2025; 43:253–257.
23. Metaxa V, Nacul FE, Morris AC. Understanding and addressing a 'difficult' family in ICU. Crit Care 2025; 29:22.
24. Van Keer RL, Deschepper R, Francke AL et al. Conflicts between healthcare professionals and families of a multi-ethnic patient population during critical care: an ethnographic study. Crit Care 2015; 19:441.
25. Verhaeghe S, Defloor T, Grypdonck M. Stress and coping among families of patients with traumatic brain injury: a review of the literature. J Clin Nurs 2005; 14:1004–1012.

26. Silverman J, Aafjes-Van Doorn K. Coping and defense mechanisms: A scoping review. Clin Psychol Sci Pract 2023; 30:381–392.
27. Azoulay E, Timsit JF, Sprung CL et al. Prevalence and factors of intensive care unit conflicts: the conflicus study. Am J Respir Crit Care Med 2009; 180:853–860.
28. Kosinski S, Mohammad RA, Pitcher M et al. What is post-intensive care syndrome (PICS)? Am J Respir Crit Care Med 2020; 201:P15–P16.
29. Schmidt M, Azoulay E. Having a loved one in the ICU: the forgotten family. Curr Opin Crit Care 2012; 18:540–547.
30. Fergé JL, Le Terrier C, Banydeen R et al. Prevalence of anxiety and depression symptomatology in adolescents faced with the hospitalization of a loved one in the ICU. Crit Care Med 2018; 46:e330–e333.
31. Davidson JE, Aslakson RA, Long AC et al. Guidelines for family-centered care in the neonatal, pediatric, and adult ICU. Crit Care Med 2017; 45:103–128.
32. Rawal G, Yadav S, Kumar R. Post-intensive care syndrome: an overview. J Transl Int Med 2017; 5:90–92.
33. Mazur S, Ziegler O. (Haftungs-)Rechtliche Aspekte im Zusammenhang mit dem Ehegattenvertretungsrecht gem. § 1358 BGB n.F. im Arzt-Patienten-Verhältnis. GuP 2022; 12:41–48.
34. Bundesgerichtshof (BGH) Beschluss v. 6. Juli 2016 – XII ZB 61/16 – BGHZ 211, 67 (83).
35. Bundesgerichtshof (BGH) Beschluss v. 20.11.2018 – XII ZB 107/18 – NJW 2019; 72:600–603.
36. Duttge G. Rechtssicherheit von End-of-Life-Decisions. Intensiv- und Notfallbehandlung 2019; 44:77–85.
37. Jöbges S, Seidlein AH, Knochel K et al. Zeitlich begrenzter Therapieversuch („time-limited trial", TLT) auf der Intensivstation: Handlungsempfehlung der Sektion Ethik der DIVI und der Sektion Ethik der DGIIN. Med Klin Intensivmed Notfmed 2024; 119:291–295.
38. Neitzke G, Burchardi H, Duttge G et al. Grenzen der Sinnhaftigkeit von Intensivmedizin. Med Klin Intensivmed Notfmed 2016; 111:486–492.
39. Kumpf O, Assenheimer M, Bloos F et al. Intensivmedizinische Qualitätsindikatoren für Deutschland – 4. Auflage 2022. Anästh Intensivmed 2023; 64:333–354.
40. Vankerkhoff TD, Viglianti EM, Detsky ME et al. Time-limited trials in the intensive care unit to promote goal-concordant patient care. Clin Pulm Med 2019; 26:141–145.
41. Kon AA, Davidson JE, Morrison W et al. Shared decision-making in ICUs: An American College of Critical Care Medicine and American Thoracic Society policy statement. Crit Care Med 2016; 44:188–201.
42. Wubben N, Van Den Boogaard M, Van Der Hoeven J et al. Shared decision-making in the ICU from the perspective of physicians, nurses and patients: a qualitative interview study. BMJ Open 2021; 11:e050134.
43. Scheffold N, Paoli A, Gross J et al. Ethikvisite auf der Intensivstation. Mogliches Instrument einer klinisch-ethischen Standortbestimmung in der Intensivmedizin. Med Klin Intensivmed Notfmed 2012; 107:553–557.
44. Zentrale Ethikkommission (ZEKO) bei der Bundesärztekammer. Stellungnahme der Zentralen Kommission zur Wahrung ethischer Grundsätze in der Medizin und ihren Grenzgebieten – Stellungnahme zur Ethikberatung in der klinischen Medizin. Dtsch Ärztebl 2006; 103:A1703–A1707.
45. Neitzke G. Ethikberatung auf der Intensivstation: die „Klinisch Orientierte Beratungsmethode". Dtsch Med Wochenschr 2018; 143:27–34.
46. Kson AA, Shepard EK, Sederstrom NO et al. Defining futile and potentially inappropriate interventions: A policy statement from the Society of Critical Care Medicine Ethics Committee. Crit Care Med 2016; 44:1769–1774.
47. Bosslet GT, Pope TM, Rubenfeld GD et al. An official ATS/AACN/ACCP/ESICM/SCCM policy statement: Responding to requests for potentially inappropriate treatments in intensive care units. Am J Respir Crit Care Med 2015; 191:1318–1330.

# Altern in Würde – Demographie und Intensivmedizin

5

Axel R. Heller, Stefan J. Schaller, Michael Beil und Uwe Janssens

## Inhaltsverzeichnis



A. R. Heller (✉)
Klinik für Anästhesiologie und Operative Intensivmedizin, Universitätsklinikum Augsburg, Augsburg, Deutschland
E-Mail: axel.heller@uk-augsburg.de

S. J. Schaller
Klinik für Anästhesie, allgemeine Intensivmedizin und Schmerztherapie, Medizinische Universität Wien, Wien, Österreich
E-Mail: stefan.schaller@meduniwien.ac.at

M. Beil
School of Computer Science and Engineering, The Hebrew University of Jerusalem, Jerusalem, Israel
E-Mail: michael.beil@mail.huji.ac.il

U. Janssens
Klinik für Innere Medizin und Internistische Intensivmedizin, St.-Antonius-Hospital, Eschweiler, Deutschland
E-Mail: uwe.janssens@sah-eschweiler.de



A. Michalsen und U. Janssens (Hrsg.), *Klinische Ethik in der Intensivmedizin*,
https://doi.org/10.1007/978-3-662-72378-4_5

**Zusammenfassung**

Der demographische Wandel führt zu einem stetigen Anstieg älterer und hochbetagter Patienten in der Intensivmedizin. Alter allein ist jedoch kein verlässlicher Prädiktor für Therapieerfolg oder Prognose. Entscheidend sind vielmehr Multimorbidität, funktioneller Status und insbesondere das *Frailty*-Syndrom. Diese Faktoren beeinflussen Therapieplanung, Komplikationsrisiken und Langzeitergebnisse maßgeblich. Die altersassoziierten physiologischen Veränderungen sowie veränderte Pharmakodynamik und -kinetik erhöhen die Komplexität der intensivmedizinischen Versorgung. Gleichzeitig sind ältere Patienten in klinischen Studien unterrepräsentiert, was zu einem Mangel an evidenzbasierten Leitlinien für diese Altersgruppe führt. Therapieziele müssen daher individualisiert und patientenzentriert formuliert werden. Neben der Lebensverlängerung rücken Lebensqualität, Selbstständigkeit und Symptomkontrolle in den Fokus. Die interdisziplinäre Zusammenarbeit, frühzeitige Mobilisation, Delirprävention und Advance Care Planning sind zentrale Elemente einer ethisch fundierten Versorgung. Auch ökonomische Anreize und rechtliche Rahmenbedingungen beeinflussen die Indikationsstellung. Das Lebenswertindifferenzgebot mahnt zur Gleichbehandlung aller Patienten – unabhängig vom Alter, aber mit der Möglichkeit, anhand klinischer Kriterien, nach medizinischer Notwendigkeit und in Situationen existentieller Knappheit auch nach Erfolgswahrscheinlichkeit priorisieren zu können.

## 5.1 Einleitung – Relevanz des Alters für Therapie und Prognose in der Intensivmedizin

Die demographische Entwicklung stellt die Intensivmedizin sowohl in der patientenindividuellen Betrachtung als auch in ihrer Gesamtheit qualitativ und quantitativ vor neue Herausforderungen [1, 2]. Der stetig steigende Anteil älterer Menschen an der Bevölkerung geht mit einer erhöhten Inanspruchnahme intensivmedizinischer Ressourcen einher, was auf Intensivstationen (*ICUs*) eine höhere Prävalenz chronischer Erkrankungen und akuter Komplikationen mit sich bringt [3]. Die Frage, inwiefern das chronologische Alter als eigenständiger Faktor die Therapie und Prognose in der Intensivmedizin beeinflusst, gewinnt damit zunehmend an Bedeutung [1–5]. Dabei führt der marginale Einschluss Älterer in Interventionsstudien zu mangelhafter Evidenz für zielgruppenspezifische Therapien [6].

Medizinische Fortschritte verlängern zwar die Lebenserwartung, doch altersbedingte physiologische Veränderungen und multiple Vorerkrankungen stellen neue ethische und klinische Herausforderungen. Diese Faktoren mindern sowohl die Anpassungsfähigkeit des Organismus an akute Belastungen als auch die Wirksamkeit intensivmedizinischer Interventionen erheblich [1, 3]. Gleichsinnig zu den physiologischen Veränderungen wirken sich Komorbiditäten auf Therapie, Verweildauer und die Prognose aus [2, 7, 8]. Klassische intensivmedizinische Algorithmen sind nicht uneingeschränkt anwendbar [9]. Zudem steigt die Gefahr therapieassoziierter Komplikationen, etwa durch Immobilisation, erschwertes Flüssigkeitsmanagement oder unerwünschte Medikamentennebenwirkungen.

Ein zentrales Anliegen der intensivmedizinischen Versorgung älterer Patienten über 65 Jahre ist die Definition realistischer Therapieziele. Während bei jüngeren Patienten eine Maximaltherapie regelmäßig mit der Aussicht auf vollständige oder zumindest weitgehende Genesung einhergeht, muss bei älteren Patienten insbesondere die erreichbare Lebensqualität berücksichtigt werden, um Übertherapie zu vermeiden [10]. Die Würde des alten Menschen im Kontext der Intensivmedizin zu wahren, bedeutet daher nicht nur, medizinische Maßnahmen zu optimieren, sondern auch eine patientenzentrierte und ethisch fundierte Versorgung zu gewährleisten [2, 4]. Dies erfordert interdisziplinäre und interprofessionelle Zusammenarbeit, Kommunikation mit Patienten und Angehörigen sowie eine Abwägung zwischen medizinischer Machbarkeit und individueller Sinnhaftigkeit [11] (ausführlich s. Kap. 8 und 9).

## 5.2 Demographische Entwicklungen und Versorgungsrealitäten

### 5.2.1 Statistische Bestandsaufnahme

Gemäß den Angaben des Statistischen Bundesamtes [12] ist die Gesamtzahl der Menschen in Deutschland, die 65 Jahre oder älter sind, in den letzten 30 Jahren um ca. 50 % angestiegen. Da der Anstieg in dieser Altersgruppe schneller erfolgte als der in jüngeren Jahrgängen, erhöhte sich der prozentuale Anteil der Menschen über 65 Jahre an der Gesamtbevölkerung von 15 % im Jahr 1991 auf 22 % im Jahr 2022. Die Gruppe der hochbetagten Menschen, die vom Statistischen Bundesamt als Personen über 85 Jahre definiert werden, wächst besonders stark. Im Zeitraum 1991–2022 stieg ihre Zahl von 1,2 Mio. auf 2,7 Mio. Zudem kann weiterhin ein Anstieg der Lebenserwartung älterer Menschen beobachtet werden. Durchschnittlich leben 65-jährige Frauen weitere 20,8 Jahre und gleichaltrige Männer weitere 17,5 Jahre [12]. Laut Gesundheitsberichterstattung des Bundes können Menschen im Alter von 85 Jahren im Durchschnitt noch weitere 5,4 Jahre überleben.

Der demographische Wandel in Deutschland ist durch einen Stadt-Land-Gradienten gekennzeichnet. Der Anteil älterer Menschen an der Bevölkerung liegt bei ca. 20 % in Großstädten und bei 24 % auf dem Land. Bezüglich der Gruppe hochbetagter Menschen betragen diese Anteile ungefähr 2,7 % in Großstädten und 3,1 % in ländlichen Regionen [12]. Diese Zahlen haben einen Einfluss auf die regionale Inanspruchnahme von Leistungen in den Gesundheits- und Sozialsystemen auf Grund der altersbedingt steigenden Prävalenzen von komplexen Krankheitsbildern und funktionellen Einschränkungen. Dies betrifft insbesondere die Multimorbidität, die üblicherweise als die Präsenz von zwei oder mehr chronischen Erkrankungen definiert wird [13], und das Vorliegen eines *Frailty*-Syndroms [7] sowie deren Auswirkungen auf die Selbstständigkeit und Pflegebedürftigkeit älterer Menschen. Dabei wird *Frailty* als komplexes Syndrom gesehen, das multimodale Systeme betreffen kann und das über eine reine eher funktionell gesehene Gebrechlichkeit hinausgeht [14].

Die Zahlen und Trends in der Altersstruktur der Gesamtbevölkerung spiegeln sich in der Altersverteilung der Intensivpatienten wider. Im Zeitraum von 2007 bis 2015 stieg das mediane Alter der Intensivpatienten in Deutschland von 69 auf 71 Jahre. Der größte Anstieg der Todesfälle auf Intensivstationen war in der Altersgruppe ab 65 Jahren zu verzeichnen [10]. Grund hierfür ist die altersbedingte Zunahme der Multimorbidität und des *Frailty*-Syndroms mit erhöhter Vulnerabilität gegenüber Stressfaktoren im Krankheitsfall [7, 14]. Im Jahr 2022 wurden in den vier zusammengefassten Altersdekaden von 18 bis 59 Jahren insgesamt rund 50.000 Patienten beatmet. Demgegenüber lag die Zahl beatmeter Personen in der Dekade der 70- bis 79-Jährigen allein bereits bei etwa 66.000 – und damit deutlich höher als in den vier jüngeren Dekaden zusammen [15].

### 5.2.2 Implikationen für die Intensivmedizin

In vielen Ländern ist die Gruppe der Patienten über 80 Jahre die am stärksten wachsende Kohorte in der Intensivmedizin. Bislang gibt es keine robusten Daten zu optimalen Versorgungsmodellen für diese Patientengruppe [6]. Dies liegt unter anderem an der erheblichen biologischen und funktionellen Heterogenität älterer Patienten, die mit dem Alter zunimmt und die eine Überprüfung von neuen Behandlungsverfahren oder Organisationsformen im Gesundheitswesen mit den klassischen Methoden der evidenzbasierten Medizin erschwert [16]. Die individuell variable Multimorbidität und *Frailty* älterer Patienten sowie die Auswirkungen in deren Alltagsleben können ganz erheblich die Prognoseabschätzung und Therapieplanung erschweren. Beobachtungsstudien in verschiedenen Ländern haben gezeigt, dass zumindest das kurzfristige Überleben älterer Patienten ab einer Dauer der Intensivbehandlung von ca. 10 Tagen hauptsächlich durch vorbestehende chronische Erkrankungen und funktionelle Einschränkungen bestimmt wird [17]. Dies trifft auch auf die intensivmedizinische Behandlung in organspezifischen

Fachabteilungen zu, bedeutet jedoch nicht, dass moderne Organersatzverfahren bei hochbetagten Patienten grundsätzlich nicht angewendet werden sollten. Ein hohes Alter allein erklärt nur 15–20 % der Outcome-Varianz; entscheidender sind Komorbiditäten und Funktionalität vor der intensivmedizinischen Behandlung [18]. Multimorbidität ist ein entscheidender Prognosefaktor für Intensivpatienten, der sowohl kurzfristige als auch langfristige Behandlungsergebnisse signifikant beeinflusst. Intensivpatienten mit Multimorbidität haben eine 36 %ige Krankenhaussterblichkeit (vs. 24 % bei niedrigerer Komorbiditätslast).

Neben dem Überleben einer kritischen Erkrankung sind die Wiedererlangung der funktionellen Selbstständigkeit, die Bewahrung der kognitiven Fähigkeiten und letztendlich die Wiederherstellung der Lebensqualität wesentliche Ziele der Behandlung älterer Patienten [41]. Das Erreichen dieser Ziele erfordert eine Koordination verschiedener klinischer Fachabteilungen und sozialer Dienste während und insbesondere nach der intensivmedizinischen Behandlung, v. a. im Bereich der geriatrischen Rehabilitation [5]. Wichtige Elemente der dafür notwendigen Versorgungsstrukturen stehen in Deutschland nicht flächendeckend zur Verfügung [19] (s. ausführlich Kap. 14). Zudem gibt es unterschiedliche Auffassungen zur Art und Weise der Zusammenarbeit zwischen Intensivmedizinern und geriatrischen Teams, beispielsweise in Form von geriatrischen Assessments auf Intensivstationen [1]. Auch werden die Bedeutung der Palliativmedizin und die Rolle von sozialen Diensten für die Prozess- und Ergebnisqualität in der Intensivmedizin noch unterschiedlich bewertet, was zumindest teilweise an finanziellen Restriktionen liegen mag. Eine Verbesserung der Langzeitergebnisse intensivmedizinischer Behandlungen bei älteren Patienten wird daher zusätzliche Investitionen in die Infrastruktur und Ausbildung der beteiligten Fachkräfte erfordern, deren Effizienz hinsichtlich konsentierter Prozess- und Ergebnisparameter jedoch zeitnah überprüft werden sollte [1, 41].

Unzureichend aussagekräftig sind aktuell noch Studien zur Bewertung der Lebensqualität nach einem Intensivaufenthalt bei alten Patienten. Hierbei könnte die standardmäßige Erhebung von *patient-reported outcome measures* (*PROMs*) eine wertvolle Hilfestellung bei den zukünftigen therapeutischen Entscheidungen liefern. Auch die Entwicklung von Prognosemodellen, basierend auf großen strukturierten Datenmengen, könnten zur Absicherung der Entscheidungsfindung herangezogen werden [2, 5, 6, 15, 41].

## 5.3 Physiologische Besonderheiten des Alterns

### 5.3.1 Abnahme der Organreserven und veränderte Regenerationsfähigkeit

Das Altern geht mit einer allmählichen Abnahme der funktionellen Kapazität der Organreserven einher, was zur Gebrechlichkeit bzw. zum *Frailty*-Syndrom führen kann [2, 3, 6–8, 11, 13]. Diese Abnahme betrifft nahezu alle Organsysteme und beeinflusst die medizinische Versorgung erheblich: Eine verminderte Elastizität der Lungen und ein reduziertes Herzzeitvolumen führen zu einer eingeschränkten Sauerstoffversorgung und verringerten physiologischen Reserven. Gleichzeitig reduziert die altersbedingte Abnahme der glomerulären Filtrationsrate (GFR) die renale Clearance von Medikamenten und Metaboliten, was das Risiko einer Akkumulation und Toxizität erhöht. Die Immunoseneszenz führt außerdem zu einer reduzierten Immunantwort, erhöhter Anfälligkeit für Infektionen und schlechterer Heilung von Wunden.

### 5.3.2 Einfluss der Alterungsprozesse auf Pharmakodynamik und -kinetik

Die pharmakokinetischen und -dynamischen Eigenschaften von Medikamenten verändern sich im Alter, was die therapeutische Praxis komplexer macht: Zunächst beeinflussen altersbedingte Veränderungen der gastrointestinalen Motilität und des pH-Wertes die Absorption von Arzneimitteln. Gleichzeitig wirken Veränderungen in der Körperzusammensetzung, wie eine Abnahme des Gesamtkörperwassers und eine Zunahme des Körperfetts, auf das Verteilungsvolumen lipophiler und hydrophiler Arzneimittel ein. Nicht zuletzt verlängern ein reduzierter hepatischer Metabolismus und eine verminderte renale Exkretion die Halbwertszeit vieler Medikamente und erhöhen das Risiko für unerwünschte Arzneimittelwirkungen [1, 2, 4, 13].

### 5.3.3 Das *Frailty*-Syndrom und seine Auswirkungen

*Frailty* ist ein komplexes Syndrom mit unterschiedlichen Schwerpunkten, verminderten Reserven gegenüber Stressoren und herabgesetzter Kompensationsmöglichkeit in multiplen Systemen, die in Summe zu einer erhöhten Vulnerabilität führen: Je *„frailer"* Patienten, die auf eine Intensivstation aufgenommen werden, umso schlechter das Langzeitergebnis. Der Ressourcenaufwand in der Intensivmedizin steigt (insbesondere am Lebensende), während der Nutzen deutlich abnimmt [17, 20]. Bei Patienten mit *Frailty,* die auf eine Intensivstation aufgenommen werden, ist selbst im günstigsten Fall lediglich eine Rückkehr zum Ausgangszustand zu erwarten – deutlich häufiger jedoch kommt es zu einer bleibenden funktionellen Verschlechterung [17, 20, 21]. Dabei sollte die *Frailty* mit der *Clinical Frailty Scale* (CFS) erfasst werden. Als ergänzendes Instrument kann der Fried-Phänotyp verwendet werden, der Gehgeschwindigkeit, Handkraft, Erschöpfung, Gewichtsverlust und Aktivität misst, jedoch im Akutsetting oft nicht durchführbar ist [22]. Patienten mit *Frailty* (CFS $\geq 5$) haben ein höheres Risiko für ein Delir (adjustierte Risiko-Ratio 1,71). In der Kombination lag die Krankenhaussterblichkeit bei 35 % im Gegensatz zu 10 % bei Patienten ohne *Frailty* und Delir [23]. Das Zusammentreffen von *Frailty* und Multimorbidität verlängert ICU-Liegezeiten und erhöht die Letalität darüber hinaus auf das 4,2-Fache [24].

## 5.4 Bedeutung typischer Nebenerkrankungen älterer Patienten auf der Intensivstation

Ältere Patienten weisen häufig vielfache chronische Erkrankungen auf, die ihren Allgemeinzustand erheblich beeinträchtigen [2, 5, 13]. Dazu zählen u. a. koronare Herzkrankheit, Herzinsuffizienz und arterielle Hypertonie. Altersbedingte kardiovaskuläre Veränderungen, wie arteriosklerotische Plaques und reduzierte myokardiale Compliance erhöhen die Morbidität und Letalität zusätzlich. Ebenso ist Diabetes weit verbreitet und erhöht aufgrund systemischer Folgeerkrankungen, wie diabetische Nephropathie, periphere Neuropathie und erhöhte Infektanfälligkeit, das Risiko eines protrahierten intensivmedizinischen Verlaufes und eines unerwünschten Outcomes. Chronische Lungen- (COPD) und Atemwegserkrankungen beeinträchtigen gleichzeitig die respiratorische Funktion und erhöhen das Risiko für respiratorische Insuffizienz und Pneumonien. Dies verlängert die Entwöhnung von einer gegebenenfalls erforderlichen Beatmung (protrahiertes Weaning). Sarkopenie führt ebenfalls zu höheren Behandlungskosten, da sie mit einer erhöhten Komplikationsrate sowie einer verlängerten Weaning-Phase und Rehabilitationsdauer einhergeht [25]. Dabei ist schon eine geringe Muskelschwäche mit einer 2- bis 2,3-fach erhöhten Langzeitletalität von Intensivpatienten assoziiert [8, 20, 21, 26].

Vorbestehende dementielle Syndrome sowie kognitive Einschränkungen – einschließlich Seh- und Hörstörungen – erhöhen das Risiko für die Entwicklung eines Delirs [2–4]. Sowohl Delir als auch Demenz sind für die Entwöhnung von der Beatmung prognostisch ungünstig, da eine verlässliche Kooperationsfähigkeit häufig nicht gegeben ist [2]. Dies führt im Mittel zu 7,3 zusätzlichen Beatmungstagen [27] und verlängert die Verweildauer auf der Intensivstation um 5,6 Tage [23]. Bereits ein einzelner „Delirtag" erhöht die Sterblichkeit um 10 % [27] und kann die 1-Jahres-Sterblichkeit älterer internistischer Patientinnen und Patienten um bis zu 50 % steigern [28].

## 5.5 Realistische Prognoseeinschätzung und Therapieziele im Alter

Ärzte überschätzen die Bedeutung des rein chronologischen Alters für die Prognose und unterschätzen die Lebensqualität älterer Patienten. Ältere Patienten akzeptieren umgekehrt funktionelle Limitationen eher als jüngere [29]. Die Therapieziele bei alten Intensivpatienten sind multidimensional: Sie umfassen die Förderung von Selbstständigkeit, effektive Symptomkontrolle, Erhalt der Lebensqualität, Orientierung am Patientenwillen sowie die Prävention von Komplikationen. Die Gewichtung dieser Ziele erfolgt individuell und situationsabhängig, wobei die Lebensqualität und die Wünsche des Patienten im Zentrum stehen.

Frühmobilisation und aktivierende Pflege sind zentrale Ziele, um funktionelle Fähigkeiten zu erhalten oder wiederzuerlangen. Die Mobilisation sollte möglichst früh nach

Intensivaufnahme beginnen, besonders bei vormals selbstständigen Patienten [14]. Ziel ist es, die Teilhabe am sozialen Leben zu ermöglichen und Pflegebedürftigkeit zu vermeiden oder zu reduzieren (s. ausführlich Kap. 14). Gleichzeitig steht die Linderung belastender Symptome, wie Schmerzen, Atemnot, Angst, Delir oder Unruhe im Vordergrund [28]. Die Lebensqualität soll durch gezielte medizinische, pflegerische und therapeutische Maßnahmen verbessert werden, unabhängig vom kurativen Potential der Behandlung [28]. Dazu gehört auch die Förderung von Kommunikation, Orientierung und psychologischer Unterstützung. Therapieentscheidungen müssen – auch beim älteren Patienten – Wünsche, Werte und Präferenzen berücksichtigen, etwa durch Advance Care Planning und Einbeziehung von Zugehörigen [2, 28].

Der zeitlich begrenzte Therapieversuch (TLT) ist ein weiteres strukturiertes Konzept zur besseren Prognostizierung und Entscheidungsfindung zum eventuell notwendigen Therapiezielwechsel bei unsicherer Prognose oder Konflikten zwischen medizinischer Indikation und Patientenwünschen. Er dient dazu, im definierten Zeitraum den Krankheitsverlauf unter Fortführung des bisherigen Therapieziels zu beobachten und dann nach Ende des Zeitraums das Therapieziel entweder zu belassen oder von *cure* zu *comfort care* zu ändern [30] (s. ausführlich Kap. 10).

## 5.6 Indikationsstellung im Alter: Wunsch und Wirklichkeit

### 5.6.1 Ökonomische Überformung der Indikationsstellung

Gerade bei älteren Patienten mit Begleiterkrankungen müssen Indikationsstellungen besonders sorgfältig erfolgen (vgl. ausführlich Kap. 3). Dabei sind sowohl das individuelle periprozedurale Risiko als auch die persönlichen Therapieziele, deren Realisierbarkeit sowie die Präferenzen des Patienten zu berücksichtigen – einschließlich der autonomen Entscheidung für ein medizinisch vertretbares, wenn auch ökonomisch nachteiliges Abwarten [31]. Um das Bewusstsein für den Verzicht auf operative Eingriffe oder andere umfangreiche Therapiemaßnahmen als Qualitätsmerkmal ärztlichen Handelns zu erhalten, forderte der Deutsche Ethikrat bereits 2016, dass die ärztlich begründete Entscheidung zum Zuwarten nicht wirtschaftlich sanktioniert werden darf [32]. Doch das DRG-Fallpauschalensystem setzt, politisch gewollt, wirtschaftliche Anreize, die zu einem Aktivitätsdruck und potentieller Überversorgung älterer Patienten führen [31, 33] – unter der Vorstellung, dass es nur eindeutige und unzweifelhafte Indikationsstellungen für Operationen oder andere eingreifende Therapiemaßnahmen gäbe. Ein beobachtendes Zuwarten kann jedoch medizinisch sinnvoll sein, wenn sich die Indikation einer dichotomen Bewertung entzieht [31]. Eine paternalistisch-direktive Patientenaufklärung zu Gunsten größerer Eingriffe widerspricht dabei der Patientenautonomie [31, 33]. Die Aufklärung darf nicht zu einem wirtschaftlich geprägten, beruflichen Ritual degenerieren, sondern muss vielmehr mittels einer ehrlichen und individuell angemessenen Aufklärung die Patientenautonomie wahren [32].

### 5.6.2 Evidenzmangel für die Indikationsstellung

Die spezifische Evidenz für Maßnahmen im höheren Lebensalter fehlt häufig, da diese Patienten in klinischen Studien regelhaft unterrepräsentiert sind [1, 6]. Dies führt selbst bei hohen Empfehlungsgraden in Leitlinien zu Defiziten in der Indikationsstellung, in der ärztlichen Entscheidungsqualität sowie der Wahrung der Patientenautonomie. Zudem widersprechen kostenintensive High-End-Verfahren zuweilen auch dem Wirtschaftlichkeitsgebot (§ 12 Abs. 1 SGB V) und dem Prinzip der Gerechtigkeit, indem sie bei begrenzten Mitteln zu Lasten anderer Patienten gehen [31]. Zweitmeinungsverfahren können hier zur Vermeidung unnötiger Eingriffe beitragen.

Die Indikation zur *High-End*-Chirurgie beim Älteren steht immer dann außer Zweifel, wenn sie medizinisch indiziert ist und die Patienten informiert zustimmen [32, 33]. Bei der Bewertung der Behandlungsergebnisse sollten neben der Überlebenszeit auch subjektiv empfundene Behandlungsauswirkungen (*PROMs = Patient-Reported Outcome Measures*) und die Lebensqualität einbezogen werden [33]. Wo weniger invasive Verfahren zu Erhalt oder Wiedererlangung der Lebensqualität möglich sind, ist der Einsatz hochkomplexer Eingriffe sowohl wirtschaftlich als auch ethisch fragwürdig und widerspricht den ethischen Prinzipien des Nicht-Schadens, weil vermeidbare Schäden gesetzt, unnötige Risiken eingegangen werden und somit das tatsächliche Wohl der Patienten nicht im Vordergrund steht [33]. Die zunehmende Belastung i.S.e. *moral distress* durch wirtschaftliche Anreize beeinträchtigt zudem die Zufriedenheit des medizinischen Personals und die Attraktivität der Gesundheitsberufe.

## 5.7 Das Lebenswertindifferenzgebot im Kontext der Versorgung alter Patienten

### 5.7.1 Rechtliche Grundlagen und ethische Implikationen

Das Lebenswertindifferenzgebot ist eine zentrale Norm des deutschen Verfassungsrechts und leitet sich aus der unantastbaren Garantie der Menschenwürde (Art. 1 Abs. 1 GG) sowie dem Gleichheitsgrundsatz (Art. 3 Abs. 1 GG) ab. Es verbietet dem Staat und seinen Institutionen, Leben anhand qualitativer oder quantitativer Kriterien zu bewerten. Im Kern bedeutet es, dass keine Unterscheidung zwischen einem „lebenswerten" und einem „weniger lebenswerten" Leben getroffen werden darf. Bei Allokationsentscheidungen im allgemeinen und in Katastrophenszenarien im besonderen [34–36] empfiehlt der Deutsche Ethikrat [36], „nach wohlüberlegten, begründeten, transparenten und möglichst einheitlich angewandten Kriterien" zu entscheiden, wobei auf die Empfehlungen medizinischer Fachgesellschaften [37–39] verwiesen wird, die einen normierten Handlungsrahmen bieten [36, 40].

### 5.7.2 Klinische Relevanz und Anwendung

In der Intensivmedizin tritt das Lebenswertindifferenzgebot in Situationen extremer Ressourcenknappheit (s. ausführlich Kap. 15) besonders deutlich hervor. Denn unter Zeitdruck erforderliche Allokationsentscheidungen dürfen seitens des Behandlungsteams nicht auf einer Wertung des individuellen Lebens basieren, sondern auf klinischen Kriterien, priorisiert nach medizinischer Notwendigkeit und Erfolgswahrscheinlichkeit [37, 38]. Bevorzugt sollen Patienten hierbei versorgt werden, die voraussichtlich den größten Nutzen daraus ziehen [34, 35, 38, 40]. Dabei wurde die Behandlungserfolgswahrscheinlichkeit vom Bundesverfassungsgericht als Priorisierungskriterium akzeptiert (1 BvR 1541/20). Dies wird von einzelnen als Verletzung des Lebenswertindifferenzgebots betrachtet. Juristisch gesehen, geht es bei der Berücksichtigung des Kriteriums der Behandlungserfolgsaussicht aber gar nicht um eine Lebenswertbewertung, sondern um einen nutzenoptimierten Einsatz der knappen vorhandenen Ressourcen [40]. Wesentlich ist, dass sich daraus kein pauschaler Ausschluss bestimmter Patientengruppen ergibt [34, 36] (s. ausführlich Kap. 15).

Die Deutsche Interdisziplinäre Vereinigung für Intensiv- und Notfallmedizin (DIVI) betont ausdrücklich, man priorisiere die Patienten „nicht in der Absicht, Menschen oder Menschenleben zu bewerten, sondern aufgrund der Verpflichtung, mit den begrenzten Ressourcen möglichst vielen Patienten eine nutzbringende Teilhabe an der medizinischen Versorgung unter Krisenbedingungen zu ermöglichen" [38]. Die Verteilung kann nicht „gerecht" in einem absoluten Sinn sein, sondern lediglich im Rahmen des in der jeweiligen Situation Möglichen. Die Herausforderung besteht darin, zwischen klinisch begründeten Differenzierungen und einer ethisch wie rechtlich unzulässigen Bewertung des Lebenswerts zu unterscheiden. Prognosen über den möglichen Therapieerfolg sind für die Indikationsstellung essentielle Kriterien, während eine Entscheidung, bestimmte Patientengruppen systematisch schlechter – oder aber besser – zu stellen, gegen das Grundgesetz verstieße.

## 5.8 Zusammenfassung

Die Versorgung älterer Intensivpatienten erfordert eine individualisierte, multidisziplinäre Herangehensweise, die weit über die Akutbehandlung hinausgeht. Funktioneller Status, *Frailty,* Multimorbidität und Delirrisiko sind entscheidende Faktoren für Therapieplanung und Prognose. Das chronologische Alter allein darf aber kein Ausschlusskriterium für eine intensivmedizinische Behandlung sein.

Die Zukunft der Intensivmedizin liegt in der Integration geriatrischer Expertise, der Entwicklung individualisierter Prognoseinstrumente und der konsequenten Ausrichtung an patientenzentrierten Zielen. Forschung zu altersspezifischen Scores, KI-gestützte Entscheidungsmodelle und *PROMs* sollten stärker gefördert werden. Frührehabilitation,

Delirmanagement und Advance Care Planning müssen strukturell verankert werden. Die ethische Verpflichtung zur Wahrung der Menschenwürde und zur gerechten Ressourcenverteilung bleibt dabei zentral.

Nur durch eine Kombination aus medizinischer Präzision, ethischer Reflexion und struktureller Anpassung kann eine würdevolle Versorgung älterer Menschen in der Intensivmedizin gelingen.

## Literatur


1. Beil M, Alberto L, Bourne RS et al. ESICM consensus-based recommendations for the management of very old patients in intensive care. Intensive Care Med 2025; 51:287–301.
2. Michels G, Sieber CC, Marx G et al. Geriatrische Intensivmedizin. Med Klin Intensivmed Notfmed 2020; 115:393–411.
3. Guidet B, de Lange DW, Boumendil A et al. The contribution of frailty, cognition, activity of daily life and comorbidities on outcome in acutely admitted patients over 80 years in European ICUs: the VIP2 study. Intensive Care Med 2020; 46:57–69.
4. Geen O, Rochwerg B, Wang XM. Optimizing care for critically ill older adults. CMAJ 2021; 193:E1525–E1533.
5. Guidet B, Vallet H, Flaatten H et al. The trajectory of very old critically ill patients. Intensive Care Med 2024; 50:181–194.
6. Wissanji T, Forget MF, Muscedere J et al. Models of care in geriatric intensive care – a scoping review on the optimal structure of care for critically ill older adults admitted in an ICU. Crit Care Explor 2022; 4:e0661.
7. Jung C, Bruno RR, Wernly B et al. Gebrechlichkeit als Prognosefaktor in der Intensivmedizin. Dtsch Arztebl Int 2020; 117:668–673.
8. Haas LEM, Boumendil A, Flaatten H et al. Frailty is associated with long-term outcome in patients with sepsis who are over 80 years old: results from an observational study in 241 European ICUs. Age Ageing 2021; 50:1719–1727.
9. Aliberti MJR, Bailly S, Anstey M. Tailoring treatments to older people in intensive care. A way forward. Intensive Care Med 2022; 48:1775–1777.
10. Fleischmann-Struzek C, Mikolajetz A, Reinhart K et al. Hospitalisierung und Intensivtherapie am Lebensende. Dtsch Arztebl Int 2019; 116:653–660.
11. Bryden D, Jones JP, Dhesi J et al. We must consider ageing and frailty when sharing decision making in intensive care. BMJ 2024; 384:q116.
12. Statistisches Bundesamt. GENESIS Online – Die Datenbank des Statistischen Bundesamtes. Wiesbaden, Statistisches Bundesamt 2025 [Stand: 15.06.2025, zuletzt zugegriffen: 24.06.2025]: https://www-genesis.destatis.de/datenbank/online
13. Beil M, Flaatten H, Guidet B et al. The management of multi-morbidity in elderly patients: Ready yet for precision medicine in intensive care? Crit Care 2021; 25:330.
14. Schaller SJ, Grunow JJ, Daum N et al. S3-Leitlinie Lagerungstherapie und Mobilisation von kritisch Erkrankten auf Intensivstationen. Anästh Intensivmed 2025; 66:126–139.
15. Karagiannidis C, Krause F, Bentlage C et al. In-hospital mortality, comorbidities, and costs of one million mechanically ventilated patients in Germany: a nationwide observational study before, during, and after the COVID-19 pandemic. Lancet Reg Health Eur 2024; 42:100954.
16. Ferrucci L, Kuchel GA. Heterogeneity of ageing: Individual risk factors, mechanisms, patient priorities, and outcomes. J Am Geriatr Soc 2021; 69:610–612.

17. Iwashyna TJ, Hodgson CL, Pilcher D et al. Timing of onset and burden of persistent critical illness in Australia and New Zealand: a retrospective, population-based, observational study. Lancet Respir Med 2016; 4:566–573.
18. Wehler M. Langzeitprognose alter Patienten nach intensivmedizinischer Behandlung. Med Klin Intensivmed Notfmed 2011; 106:29–33.
19. Lübke N. Geriatrisch-rehabilitative Versorgung in Deutschland- Umsetzung und Entwicklungsbedarfe. Geriatrie up2date 2021; 3:47–60.
20. Bagshaw SM, Stelfox HT, Iwashyna TJ et al. Timing of onset of persistent critical illness: a multi-centre retrospective cohort study. Intensive Care Med 2018; 44:2134–2144.
21. Shaw M, Viglianti EM, McPeake J et al. Timing of onset, burden, and postdischarge mortality of persistent critical illness in Scotland, 2005-2014: A retrospective, population-based, observational study. Crit Care Explor 2020; 2:e0102.
22. Benzinger P, Eidam A, Bauer JM. Klinische Bedeutung der Erfassung von Frailty. Z Gerontol Geriat 2021; 54:285–296.
23. Sanchez D, Brennan K, Al Sayfe M et al. Frailty, delirium and hospital mortality of older adults admitted to intensive care: the Delirium (Deli) in ICU study. Crit Care 2020; 24:609.
24. Lujic S, Randall DA, Simpson JM et al. Interaction effects of multimorbidity and frailty on adverse health outcomes in elderly hospitalised patients. Sci Rep 2022; 12:14139.
25. Akan B. Influence of sarcopenia focused on critically ill patients. Acute Crit Care 2021; 36:15–21.
26. Zhang XM, Chen D, Xie XH et al. Sarcopenia as a predictor of mortality among the critically ill in an intensive care unit: a systematic review and meta-analysis. BMC Geriatr 2021; 21:339.
27. Pisani MA, Kong SY, Kasl SV et al. Days of delirium are associated with 1-year mortality in an older intensive care unit population. Am J Respir Crit Care Med 2009; 180:1092–1097.
28. Michels G, John S, Janssens U et al. Palliativmedizinische Aspekte in der klinischen Akut- und Notfallmedizin sowie Intensivmedizin: Konsensuspapier der DGIIN, DGK, DGP, DGHO, DGfN, DGNI, DGG, DGAI, DGINA und DG Palliativmedizin. Med Klin Intensivmed Notfmed 2023; 118:14–38.
29. Sprung CL, Artigas A, Kesecioglu J et al. The Eldicus prospective, observational study of triage decision making in European intensive care units. Part II: Intensive care benefit for the elderly. Crit Care Med 2012; 40:132–138.
30. Jöbges S, Seidlein A-H, Knochel K et al. Zeitlich begrenzter Therapieversuch („time-limited trial", TLT) auf der Intensivstation. Med Klin Intensivmed Notfmed 2024; 119:291–295.
31. Weimann A, Meyer H. Ethische Aspekte im DRG-System aus chirurgischer Sicht. In: Dieterich A, Braun B, Gerlinger T et al. (Hrsg.) Geld im Krankenhaus: Eine kritische Bestandsaufnahme des DRG-Systems. Wiesbaden, Springer, 2019, 127–138.
32. Deutscher Ethikrat. Patientenwohl als ethischer Maßstab für das Krankenhaus. Berlin, Deutscher Ethikrat, 2016 [Stand: 5.4.2016, zuletzt zugegriffen: 25.06.2025]: https://www.ethikrat.org/fileadmin/Publikationen/Stellungnahmen/deutsch/stellungnahme-patientenwohl-als-ethischer-massstab-fuer-das-krankenhaus.pdf
33. Hell B, Groß D, Schleidgen S et al. Einfluss des G-DRG-Systems auf die rekonstruktive Behandlung des Mundhöhlenkarzinoms: Ethische Implikationen und innermedizinische Rationalität. Eth Med 2025; 37:31–47.
34. Bundesärztekammer. Orientierungshilfe der Bundesärztekammer zur Allokation medizinischer Ressourcen am Beispiel der SARS-CoV-2-Pandemie im Falle eines Kapazitätsmangels. Dtsch Arztebl 2020; 117:A1084–A1087.
35. Gaede K, Kubiciel M, Saliger F et al. Rechtmäßiges Handeln in der dilemmatischen Triage-Entscheidungssituation. MedStra 2020:129–137.

36. Deutscher Ethikrat. Solidarität und Verantwortung in der Corona-Krise. Berlin, Deutscher Ethikrat, 2020 [Stand: 27.03.2020, zuletzt zugegriffen: 25.06.2025]: https://www.ethikrat.org/fileadmin/Publikationen/Ad-hoc-Empfehlungen/deutsch/ad-hoc-empfehlung-corona-krise.pdf
37. Franke A, Tralls P, Wurmb T et al. Rahmenbedingungen und Grundannahmen bei der Erstellung der Leitlinie Klinische Katastrophen Medizin Deutschland (LeiKliKatMeD). Unfallchirurgie 2025; 128:645–653.
38. Marckmann G, Neitzke G, Schildmann J et al. Entscheidungen über die Zuteilung intensivmedizinischer Ressourcen im Kontext der COVID-19-Pandemie: Klinisch-ethische Empfehlungen der DIVI, der DGINA, der DGAI, der DGIIN, der DGNI, der DGP, der DGP und der AEM. Med Klin Intensivmed Notfmed 2020; 115:477–485.
39. Heller AR, Wurmb T, Franke A. Ärztliche Indikationsstellung in der klinischen Katastrophenmedizin und bei Gesundheitskrisen – Umsetzung von Ethik und Recht bei der Ressourcensteuerung. Unfallchirurgie 2025; 128:660–674.
40. Busch A. Ärztliche Triage in Friedenszeiten – Eine kritische Analyse der Strafbarkeitsrisiken im Lichte der Implikationen des Grundgesetzes. ZStW 2020; 132:742–779.
41. Jung C, Marschall U, Hennig B, Giemsa M et al. Five-year mortality and functional trajectories in older survivors of intensive care compared to the general population. Intensive Care Medicine 2025; 51:2329–2340.

# Andere Länder, andere Sitten! – Cultural diversity

6

Ursula Trummer, Stefan Schaller, Anna-Henrikje Seidlein und Gerald Neitzke

## Inhaltsverzeichnis



U. Trummer (✉)
Center for Health and Migration, Wien, Österreich
E-Mail: ursula.trummer@c-hm.com

S. Schaller
Klinik für Anästhesie, allgemeine Intensivmedizin und Schmerztherapie, Medizinische Universität Wien, Wien, Österreich
E-Mail: stefan.schaller@meduniwien.ac.at

A.-H. Seidlein
Institut für Ethik und Geschichte der Medizin, Universitätsmedizin Greifswald, Greifswald, Deutschland
E-Mail: anna-henrikje.seidlein@med.uni-greifswald.de

G. Neitzke
Institut für Ethik, Geschichte und Philosophie der Medizin, Medizinische Hochschule Hannover, Hannover, Deutschland
E-Mail: neitzke.gerald@mh-hannover.de



A. Michalsen und U. Janssens (Hrsg.), *Klinische Ethik in der Intensivmedizin,*
https://doi.org/10.1007/978-3-662-72378-4_6

**Zusammenfassung**

*Cultural diversity* von Patienten und Mitarbeitern auf der Intensivstation (ICU) ist ein Teil der Herausforderungen im Arbeitsalltag. Ein alterndes Europa braucht Migration, und das schlägt sich in zunehmender kultureller Vielfalt nieder. Kulturelle Missverständnisse und sowohl sprachlich als auch kulturell bedingte Verständigungsschwierigkeiten sind Bestandteile dieser Dynamik. Um diese im Krankenhausalltag und im speziellen Setting einer Intensivstation (*ICU*) zu bewältigen, sind Maßnahmen der Organisationsentwicklung von zentraler Bedeutung. Diese umfassen den Aufbau von Managementstrukturen, die Stärkung der Kompetenzen von Mitarbeitern und die Erzeugung eines unterstützenden Umfeldes, in dem C*ultural diversity* proaktiv genutzt werden kann. *„Cultural safety"* ist dafür ein Konzept, das auf gegenseitigem Respekt vor kulturellen Identitäten aufbaut. Auf Basis von Selbstreflexion der eigenen kulturellen Prägung und der eigenen Möglichkeiten, in Beziehung zu Patienten und Mitarbeitern zu treten, wird ein Zugehen auf andere Kulturen und die gemeinsame Gestaltung erfolgreicher Behandlungsprozesse in interkulturellen Behandlungsteams möglich.

## 6.1 Einleitung

*Cultural diversity* ist seit langem als ein zentral verankerter und in seiner Relevanz stetig wachsender Themenkomplex im Gesundheitswesen anerkannt, der die kontinuierlichen Herausforderungen wie auch die Potentiale pluraler und multikultureller Gesellschaften abbildet. Verbreitete Konzepte zum Umgang mit kultureller Diversität unter den Bezeichnungen „transkulturelle", „interkulturelle", „ethnokulturelle" Kompetenz datieren aus den 1990ern. Ab den 2000ern mehren sich Projekte auf europäischer ebenso wie Initiativen auf nationaler und regionaler Ebene, die sich mit dem Thema beschäftigen, sowohl wissenschaftlich als auch praktisch im Bereich der Weiterbildungsangebote für Gesundheitspersonal.

Der Umgang mit „kultureller Diversität", also Diversitätsmanagement, lässt sich, begrifflich weit gefasst, als systematische Beachtung und Nutzung von (kulturellen) Unterschieden beschreiben. Der Begriff ist nicht einheitlich definiert; er schließt ganz allgemein verschiedenste Unterschiede ein, wie Alter, Herkunft, physische/psychische

Beeinträchtigungen, Gender und sexuelle Orientierung. Im Kontext gesundheitlicher Versorgung erfährt Diversitätsmanagement eine wachsende Bedeutung als unverzichtbare strategische Ressource, deren Implementierung sowohl die kontinuierliche Sicherstellung und Steigerung der Versorgungsqualität als auch die zielgerichtete Förderung adaptiver und lernfähiger Organisationsstrukturen maßgeblich unterstützt.

In der Praxis lässt sich beobachten, dass vor allem das Thema von ethnokulturellen Unterschieden an Bedeutung und Aufmerksamkeit gewonnen hat [2]: *Cultural diversity* ist unter anderem als Folge fortschreitender Globalisierungsprozesse und zunehmender Migrationsbewegungen nach und innerhalb Europas zu verstehen. Diese Dynamiken haben sowohl öffentliche als auch politische Diskurse über Migration intensiviert, wobei diese Debatten nicht selten von emotional geprägten Perspektiven beeinflusst werden. Obwohl emotionale Reaktionen in migrationsbezogenen Auseinandersetzungen bis zu einem gewissen Grad nachvollziehbar und legitim sind, ist eine ausgewogene Betrachtung, die sachliche und empirische Grundlagen mit gesellschaftlichen Erfahrungen verbindet, essentiell für einen konstruktiven Diskurs. Die gesellschafts- und gesundheitspolitische Bewertung und Bearbeitung der aus der Migration resultierenden Fragestellungen muss stets auf Fakten beruhen.

Europa braucht Migration, um seine wohlfahrtsstaatlichen Solidarmodelle und seine Ökonomien aufrechtzuerhalten. Die demographischen Daten von Eurostat weisen für 2025 ein Durchschnittsalter von 44,7 Jahren und eine Fertilitätsrate von 1,38 aus, wobei in keinem Land der EU die Fertilitätsrate über 2 liegt [3, 4]. Vor diesem Hintergrund ist Europa auf eine positive Nettomigration angewiesen, um einem demographischen Rückgang entgegenzuwirken. Bereits 2015 hat Europa mit ca. 1 Million legaler Zuwanderung pro Jahr zahlenmäßig mit dem Einwanderungsland USA gleichgezogen. Dies spiegelt sich auch in der wachsenden Bedeutung ausländischer Fachkräfte für die Arbeitsmärkte wider, wobei insbesondere Gesundheitseinrichtungen zunehmend auf internationale Arbeitskräfte angewiesen sind. Die Mobilität allein von Gesundheitspersonal ist in der Dekade 2000–2010 um 60 % gestiegen.

Auch die zunehmende Häufigkeit von Konflikten und Krisen weltweit führt zu einer verstärkten Migrationsdynamik. Im Rahmen der sogenannten „Asylkrise" im Jahr 2015 kam es in vielen europäischen Ländern zu einem außergewöhnlich starken Anstieg von Asylanträgen – insbesondere von Menschen aus Syrien, Irak und Afghanistan. Auslöser waren vor allem kriegerische Auseinandersetzungen, politische Instabilität und humanitäre Versorgungsengpässe in diesen Regionen [1]. Das Gesundheitswesen ist besonders gefordert, die Versorgung und Integration von geflüchteten Menschen sicherzustellen, die häufig traumatische Erfahrungen gemacht haben und sich in ihren kulturellen Hintergründen teils deutlich von den lokalen europäischen Gegebenheiten unterscheiden [5]. In den Jahren 2022 und 2023 erreichte die Migration nach Europa einen historischen Höchststand. Die Arbeitsmigration nahm seit 2021 um 36 % zu, wobei die Ukraine-Krise eine zusätzliche Herausforderung im Hinblick auf den Zustrom von Asylsuchenden darstellte [6, 7].

## 6.2 *Cultural diversity:* Besondere Relevanz für das Gesundheitswesen

Die alternden Gesellschaften Europas und anderer OECD-Länder führen zu einem stetig steigenden Bedarf an Gesundheits- und Pflegeleistungen. Zugleich ist das Gesundheitspersonal selbst von der Alterung betroffen: Im Jahr 2023 waren ein Drittel aller Ärzte und ein Viertel der Pflegekräfte in den OECD-Ländern über 55 Jahre alt. Bereits 2008 warnte die OECD vor einer *„Looming crisis in the health work force"*, ausgelöst durch die steigende Nachfrage nach medizinischen Leistungen bei gleichzeitigem Fachkräftemangel [8]. Diese Problematik hat sich bis 2025 verschärft: Die entwickelten Staaten des globalen Nordens konkurrieren zunehmend um die Rekrutierung qualifizierter Gesundheitsarbeitskräfte, und der Fachkräftemangel ist Gegenstand intensiver öffentlicher Debatten.

Migration wirkt sich unmittelbar auf das Gesundheitswesen aus: Sie betrifft nicht nur das Patientenkollektiv, sondern auch die Zusammensetzung des Behandlungsteams und das Arbeitsumfeld in den versorgenden Einrichtungen. Gerade in der Intensivmedizin wird die Versorgung wesentlich durch migriertes Fachpersonal gewährleistet – internationale Rekrutierung ist hier praktisch unverzichtbar und gewünscht. Entsprechend herrscht zunehmende kulturelle Vielfalt auch innerhalb der Behandlungsteams.

Insgesamt zeigt sich die besondere Relevanz von Migration für das Gesundheitswesen anhand seiner zentralen Rolle für die gesamte Gesellschaft. Die Weltgesundheitsorganisation (WHO) hat 2023 eine eigene Forschungsagenda zu den vielschichtigen Wechselwirkungen zwischen Migration und Gesundheit veröffentlicht [9]. Gesundheit ist dabei einerseits Voraussetzung für Migration und Integration, andererseits zugleich ein Resultat gelungener Migrations- und Integrationsprozesse.

Interessanterweise beeinflussen gesundheitliche Voraussetzungen bereits den Zugang zur Migration: Migrationswillige müssen in manchen Herkunftsländern – wie etwa Sri Lanka – vor Ausreise verpflichtende Gesundheitsuntersuchungen absolvieren. Wird diese Eignung nicht attestiert, ist legale Migration häufig ausgeschlossen. Darüber hinaus belegen Studien, dass Migranten, die Schwierigkeiten bei der Integration haben, sowohl im physischen als auch im psychischen Gesundheitsstatus signifikant benachteiligt sind im Vergleich zur Mehrheitsbevölkerung. Gesundheit ist somit nicht nur eine grundlegende Voraussetzung für Migration, sondern steht auch in enger Wechselwirkung zur erfolgreichen Teilhabe an der Aufnahmegesellschaft [10].

Der Deutsche Ethikrat schreibt dazu: „Es gibt aber besonders gefährdete Untergruppen innerhalb der Migrantenbevölkerung, die unterdurchschnittlich oder in viel zu geringem Maße partizipieren." Und: „Es ist bekannt, dass sozioökonomische Benachteiligung krank macht, unabhängig davon, ob man einen Migrationshintergrund hat oder nicht." [11].

## 6.3 *Cultural diversity:* Besondere Relevanz für das Setting Intensivstation

Das Arbeitsumfeld auf der Intensivstation ist durch spezielle Abläufe, Werte und Umgangsformen geprägt, die eine eigene Kultur innerhalb des Krankenhauses bilden. Auf einer Intensivstation existieren eigene Werte, Normen, Kommunikations- und Verhaltensweisen sowie Routinen und Rituale, die das tägliche Miteinander und die professionelle Zusammenarbeit bestimmen. Diese „Kultur der *ICU*" umfasst beispielsweise ein hohes Maß an Teamarbeit, eine stark ausgeprägte Hierarchiestruktur, besondere Kommunikationsmuster bei Stresssituationen sowie einen speziellen Umgang mit ethischen Entscheidungen und lebensbedrohlichen Krisen.

In der kulturtheoretischen Literatur wird häufig auf das sogenannte Eisbergmodell nach Edgar Schein verwiesen, das die Mehrschichtigkeit organisationaler Kultur systematisch abbildet. Schein, ein amerikanischer Organisationspsychologe mit österreichisch-ungarischen Wurzeln, unterscheidet dabei drei Ebenen der Kultur: (1) Artefakte und sichtbare Strukturen, (2) kollektiv geteilte Werte und Normen sowie (3) grundlegende, oftmals unbewusste Annahmen. Nach einer gängigen Faustregel sind rund 90 % der kulturellen Prägungen nicht unmittelbar beobachtbar, sondern manifestieren sich auf den tieferen, unsichtbaren Ebenen. Lediglich die Artefakte – beispielsweise bauliche Gestaltung des Arbeitsplatzes, verwendete Technologien, sichtbare Produkte, Sprache oder institutionalisierte Rituale – sind an der Oberfläche erkennbar, wohingegen Werte, Normen und Grundannahmen das eigentliche Fundament organisatorischer und sozialer Dynamiken bilden.

Die sichtbaren 10 % der Kultur lassen sich zwar leicht wahrnehmen, ihre eigentliche Bedeutung bleibt jedoch insbesondere für Personen außerhalb der jeweiligen Kultur häufig schwer verständlich. Die beiden tieferen Ebenen – Werte und Grundannahmen – machen rund 90 % der Kultur aus. Sie umfassen unbewusste und oft nur schwer zugängliche Denk- und Gefühlsmuster, Werte und Normen. Diese sind einer direkten Beobachtung entzogen und je tiefer sie verankert sind, desto stärker sind sie mit Emotionen verbunden [12].

### 6.3.1 Sichtbare kulturelle Merkmale auf *ICUs*

Aus soziologischer Perspektive haben ICUs besondere kulturelle Merkmale. Davon können die folgenden beobachtet und beschrieben werden:

- Die Interaktionsprozesse zwischen Patienten und den Behandlungsteams auf der Intensivstation sind hoch spezialisiert und stark von moderner Medizintechnik geprägt – Maschinen und technologische Systeme bestimmen vielfach das Behandlungsgeschehen. In Situationen, in denen eine verbale Kommunikation mit den Patienten kaum oder gar nicht möglich ist, gewinnen nonverbale Ausdrucksformen wie Gestik, Mimik und andere körpersprachliche Signale eine zentrale Bedeutung für Verständigung und Beziehungsgestaltung.

- Die Arbeitskultur im intensivmedizinischen Bereich ist vornehmlich durch spezialisierte Fachkompetenz und ärztliche beziehungsweise pflegerische Expertise gekennzeichnet. Das Behandlungsteam auf einer *ICU* verfügt aufgrund fachlicher Spezialisierung und klar strukturierter Abläufe über umfassendes Wissen hinsichtlich notwendiger Maßnahmen, deren zeitlicher Abfolge und Koordination. Patienten wie auch ihre Angehörigen hingegen sind mit diesen Abläufen in der Regel nicht vertraut. Dies führt dazu, dass Patienten innerhalb des intensivmedizinischen Settings nur sehr eingeschränkt Möglichkeiten zur selbstbestimmten Mitwirkung und zur Artikulation ihrer individuellen Bedürfnisse oder Identität haben; Gleiches gilt für die Angehörigen, denen ebenfalls ein begrenzter Handlungsspielraum bleibt.
- Der Zugang zur Intensivstation ist reguliert und erfolgt in der Regel ausschließlich nach vorheriger Anmeldung und autorisierter Öffnung durch das Fachpersonal. Für Angehörige bestehen dadurch spezifische Zugangsbeschränkungen, die eine freie Bewegung auf der Station nicht zulassen. Die Möglichkeiten, vertraute Alltagspraktiken im Rahmen des Patientenbesuchs zu realisieren – wie das Mitbringen von Speisen oder auch eine gewisse vertrauliche Nähe –, sind in diesem spezialisierten Setting aus strukturellen und hygienischen Gründen nur in begrenztem Maße gegeben.

### 6.3.2 Unsichtbare kulturelle Merkmale auf ICUs

Unterhalb der sichtbaren Ebene ist die Intensivstation ein Ort, an dem zentrale kulturelle und existenzielle Fragestellungen ausgehandelt und praktisch umgesetzt werden – bedingt durch die unmittelbare Konfrontation mit Leben und Tod. Zu diesen Fragen zählen unter anderem:

- Wie lange sollen ggf. lebensverlängernde Maßnahmen angewandt werden, und welche ethischen, juristischen, ökonomischen oder individuellen Faktoren bestimmen hierbei die Entscheidungsfindung?
- Wer ist befugt, grundlegende Entscheidungen über Therapiebegrenzung(en) zu treffen, und auf welcher ethisch-rechtlichen sowie professionellen Basis erfolgen diese Entscheidungen?
- In welcher Form ist es angemessen, die mit Sterbeprozessen verbundenen Emotionen, wie Trauer, Wut, Verzweiflung, Erleichterung oder Mitgefühl, zu äußern und in das Stationsgeschehen zu integrieren?
- Welche kulturellen und religiösen Rituale im Zusammenhang mit Sterben, Tod und Abschied sind auf der Intensivstation zulässig und wie können sie vor dem Hintergrund institutioneller Rahmenbedingungen berücksichtigt werden?

Bei diesen Fragestellungen werden auch Mitglieder des sozialen Bezugssystems relevant, die die kulturelle Prägung des Patienten mit auf die Intensivstation bringen: die Angehörigen. Sie repräsentieren insbesondere den familiären kulturellen Hintergrund. Auch im Familienkontext werden auf der Intensivstation nur etwa 10 % der kulturellen Dynamik unmittelbar sichtbar: Man kann beobachten, welche Familienmitglieder zu Besuch kommen und wie sie sich auf der Station verhalten. Die überwiegenden 90 % – die unbewussten Anteile der Familienkultur – bleiben dagegen verborgen. Sie bestimmen jedoch maßgeblich, wer innerhalb der Familie welche Rolle übernimmt, wer sich für bestimmte Aufgaben zuständig fühlt und welche Werte oder Vorstellungen die beobachtbaren Handlungen leiten. Erst das Verständnis dieser tiefen, meist nicht offen erkennbaren kulturellen Muster ermöglicht es, das Verhalten von Angehörigen auf der Intensivstation umfassend zu interpretieren und angemessen darauf zu reagieren.

## 6.4 Herausforderungen

Zwei wesentliche Herausforderungen ergeben sich mit der zunehmend kulturellen Vielfalt.

### 6.4.1 Patienten und Angehörige mit verschiedenem kulturellen Hintergrund

Das Gesundheitssystem steht immer häufiger vor der Herausforderung, Patienten mit unterschiedlichen kulturellen, sprachlichen, sozioökonomischen und bildungsbezogenen Voraussetzungen sowie vielfältigen Erwartungen und Bedürfnissen angemessen zu versorgen. Die gut etablierte Forschungslage zu Migration und Gesundheit verdeutlicht, dass der Migrationsstatus eine zentrale soziale Determinante der Gesundheit darstellt und dass Migranten vielfältigen Barrieren im Zugang zu einer angemessenen Versorgung ausgesetzt sind [13]. Um Chancengleichheit im Zugang zur Gesundheitsversorgung zu gewährleisten, muss ein Gesundheitssystem die Ursachen und Folgen der bestehenden Versorgungsungleichheiten systematisch analysieren und, soweit möglich, in der Ausgestaltung seiner Strukturen und Maßnahmen berücksichtigen.

### 6.4.2 Mitarbeiter mit verschiedenem kulturellen Hintergrund

Mitarbeiter mit Migrationshintergrund sind für die Funktionsfähigkeit vieler Gesundheitseinrichtungen unverzichtbar. Daher ist es notwendig, *cultural diversity* im Personal aktiv zu fördern, zu steuern und als strategische Ressource im Gesundheitswesen einzusetzen. Dies betrifft auch die Diversität beruflicher Arbeitskulturen, da Berufsausbildungen international unterschiedlich ausgerichtet sind und verschiedene Auffassungen darüber prägen, wie berufliche Aufgaben wahrgenommen werden. Besonders durch den Mangel an Pflegefachkräften werden verstärkt Pflegekräfte aus dem Ausland angeworben, die häufig nicht nur ein anderes berufliches Selbstverständnis und größere Eigenständigkeit mitbringen, sondern vielfach auch eine deutlichere Anbindung an und Nähe zur Forschung aufweisen. Dabei zeigen sich insbesondere im Intensivbereich zwei Herausforderungen, denen begegnet werden muss: (1) Das Verständnis von Pflege und (2) Sprache in einem Hoch-Risiko-Setting, wo Kommunikation für eine sichere Patientenversorgung essentiell ist.

Gesundheitseinrichtungen sollten ein Arbeitsumfeld bieten, das eine inhaltlich effiziente und emotional erfüllende Zusammenarbeit befördert. Allerdings zählen Krankenhäuser nach Einschätzung der *European Agency for Safety and Health at Work* zu den belastendsten Arbeitsumgebungen im Gesundheitswesen [14]. Beispielsweise konnte eine interdisziplinäre Studie an sechs österreichischen Kliniken mit über 2000 befragten Mitarbeitern zeigen, dass der Faktor „Gefühls- und Meinungskontrolle" die objektive und subjektiv empfundene Gesundheit von Ärzten und Pflegekräften und das von ihnen erlebte Ausmaß von Arbeitsbeanspruchung wesentlich beeinflusst. „Gefühls- und Meinungskontrolle" bezeichnet den Umstand, dass Emotionen nicht gezeigt und Meinungen nicht offen ausgesprochen werden dürfen. Das bekommt besondere Bedeutung bei der Zusammenarbeit von Personen, die kulturell unterschiedlich geprägt sind [15]. Die hochdynamische Arbeitsumgebung der Intensivstation verlangt von den Mitarbeitenden eine ständige emotionale Selbstregulation und kontrollierte berufliche Kommunikation, um den spezifischen Belastungen professionell zu begegnen. Gerade deshalb ist es entscheidend, potentielle Spannungen in interkulturell zusammengesetzten Teams frühzeitig zu erkennen und konstruktiv anzugehen.

**Fallbeispiele**

**Fall 1: Patient mit Migrationshintergrund und seine Angehörigen**

Ein männlicher Patient mit Migrationshintergrund und islamischem Glauben, Mitte 60, wird mit mehreren Vorerkrankungen und einer akuten respiratorischen Insuffizienz (ARDS) aufgenommen. Im interprofessionellen Team wird konsensual ein Therapieversuch mittels extrakorporaler Membranoxygenierung (ECMO) befürwortet. Dem Sohn des Patienten, der als mutmaßlicher gesetzlicher Vertreter fungiert (jedoch ohne formale Absicherung), wird das geplante Vorgehen erläutert, die ECMO-Therapie dient als Lungenersatzverfahren, jedoch wird auch darauf hingewiesen, dass die Therapie bei ausbleibender Besserung wieder beendet werden kann. Der Sohn erteilt sein Einverständnis zum Therapieversuch.

Nach der Implantation der ECMO bleibt eine klinische Verbesserung in den folgenden Tagen aus, sodass im Behandlungsteam eine mögliche Beendigung der ECMO-Therapie diskutiert wird. Der Sohn steht unter erheblichem Druck weiterer Angehöriger, die regelmäßig anwesend sind. Er äußert entschieden den Wunsch, die Therapie fortzuführen, und lehnt eine Beendigung der Maßnahmen ab, zum Teil unter

Verweis auf die Möglichkeit rechtlicher Schritte. Die zugrundeliegenden Beweggründe – ob Hoffnung auf ein göttliches Wunder oder weitere kulturell-religiöse Aspekte – bleiben für das Behandlungsteam zunächst unklar.

Nach einem längeren Zeitraum intensiver Gespräche und weiterer klinischer Verschlechterung des Patienten wird schließlich eine gemeinsame Entscheidung getroffen, die Therapie auf einen palliativ orientierten Ansatz *(comfort care)* umzustellen.

**Fall 2: Patient mit Migrationshintergrund und seine Angehörigen und die Zusammenarbeit in kulturell diversen Teams**
Ein Patient mit rumänischer Staatsangehörigkeit und orthodox-christlichem Glauben wird während eines Urlaubs an der Ostsee mit Sepsis infolge einer Vibrioneninfektion auf der Intensivstation behandelt. Er ist invasiv beatmet und sediert. Ehefrau und Tochter besuchen den Patienten regelmäßig und bringen zu seiner Unterstützung religiöse Gegenstände – etwa Ikonen, Kreuze und Weihwasser – ans Krankenbett.

Im Rahmen der Visite äußert eine kürzlich aus Spanien rekrutierte Assistenzärztin mit begrenzten Deutschkenntnissen gegenüber der im Frühdienst zuständigen Pflegefachkraft, dass die religiösen Objekte als störend und potentiell unhygienisch empfunden werden. Zudem interpretiert die Ärztin die Anwesenheit der Symbole persönlich als mangelndes Vertrauen in ihre intensivmedizinische Kompetenz. Seitens der Pflegefachkraft, deren Muttersprache ebenfalls nicht Deutsch ist, wird diese Äußerung irrtümlich als Aufforderung verstanden, die Gegenstände zu entfernen.

In der Folge werden die religiösen Objekte ohne Rücksprache mit den Angehörigen entfernt. Die Tochter reagiert beim nächsten Besuch emotional und verärgert auf das Fehlen der Gegenstände. Sie fühlt sich durch das Vorgehen nicht respektiert und ist überzeugt, dass das medizinische Personal orthodoxe Christen als rückständig und abergläubisch betrachtet. ◀

## 6.5 Lösungsansätze zum Umgang mit *cultural diversity*

### 6.5.1 Organisationsentwicklung

Ein Beispiel für eine lösungsorientierte Organisationsentwicklung ist eine Initiative auf europäischer Ebene, die mit Vertretern aus ganz Europa selbst interkulturell zusammengesetzt war. Im Rahmen des europäischen Projektes „Migrantenfreundliche Krankenhäuser" kooperierten Pilotkrankenhäuser aus 12 EU-Mitgliedstaaten mit der Unterstützung durch internationale Experten von 2001 bis 2004 in „Initiativen zur Qualitätsentwicklung kultursensibler Strukturen und Leistungsprozesse" [16].

Zu Projektbeginn erfolgte in den Krankenhäusern eine erste Bedarfsanalyse aus Perspektive der relevanten *Stakeholder*, Patienten, Mitarbeiter und Management, und eine Bewertung von Strukturen und Prozessen der Leistungserbringung sowie des dahinter liegenden Managementsystems. Das dazu entwickelte Instrument, das sogenannte *Migrant-Friendly Quality Questionnaire,* wurde zweimal eingesetzt [17]. Dieser Fragebogen erhebt kultursensible Strukturmerkmale wie z. B. Dolmetscherdienste, fremdsprachiges Informationsmaterial, Vorrichtungen für die Ausübung verschiedener religiöser Praktiken sowie Elemente eines unterstützenden Qualitätssicherungssystems, beispielsweise Verankerung der Wichtigkeit kultursensibler Leistungen in Leitsätzen der Organisation, gewidmete Budgets, Programme zur Unterstützung und Schulung von Mitarbeitern. Parallel dazu wurden Literaturrecherchen zu bestehenden Projekten und Expertisen zur Gestaltung von kultursensiblen Krankenhausleistungen durchgeführt bzw. eingeholt, um bestehendes Praxiswissen verfügbar zu machen.

Die Ergebnisse der ersten Erhebungen zeigten deutlich drei wesentliche Interventionsbereiche auf:

- Sprachbarrieren (genannt in 12 von 12 Krankenhäusern),
- Mangelnde Information und Schulung für bzw. von Patienten mit Migrationshintergrund (genannt in 12 von 12 Krankenhäusern)
- Mangelnde interkulturelle Kompetenz von Mitarbeitern (genannt in 10 von 12 Krankenhäusern)

Auf der Basis dieser Ergebnisse entschieden sich die Pilotkrankenhäuser für spezifische Maßnahmen, u. a. die Einführung von Trainings in interkultureller Kompetenz für das Krankenhauspersonal. Die Erfahrungen aus dem Projekt resultierten in der 2004 veröffentlichten „Amsterdam Declaration", einem Empfehlungskatalog für relevante Stakeholder. Ein zentrales Ergebnis dieses Projekts ist die Einsicht in die Notwendigkeit der Einbettung von Maßnahmen zu *cultural diversity* in einen umfassenderen Prozess der Organisationsentwicklung [18].

### 6.5.2 Dolmetscherdienste im Gesundheitswesen

Sprachbarrieren stellen eine erhebliche Hürde beim Zugang zur Gesundheitsversorgung dar. Wie Kliche und Mitarbeiter festhalten [19]: „Die Sprachbarriere erschwert oder versperrt Zugänge zur Gesundheitsversorgung, behindert den Aushandlungsprozess im Rahmen einer partizipativen Entscheidungsfindung und gefährdet gleichermaßen das Ausüben der Patientenselbstbestimmung wie das adäquate ärztliche, therapeutische und pflegerische Handeln. Dolmetscher und Dolmetscherinnen können in diesen Situationen Verständigung ermöglichen." Dolmetscherdienste sind ein wesentliches Qualitätsmerkmal unter Bedingungen von Sprachenvielfalt im Gesundheitswesen, und es existieren erprobte Modelle für ihren Einsatz. Dennoch bleiben Fragen nach der Finanzierung und der Zuordnung der Verantwortlichkeit für sprachliche Verständigung bislang häufig ungelöst.

### 6.5.3 Weiterbildung von Gesundheitspersonal

Weiterbildungsangebote zum Aufbau kultureller Kompetenz von Gesundheitspersonal sind vielfältig und institutionalisiert vorhanden [20]. Als Beispiel genannt sei der Wiener Gesundheitsverbund, der mit rund 30.000 Mitarbeitern, 7 Kliniken und 9 Pflegehäusern sowie einem Therapiezentrum zu den größten Gesundheitsdienstleistern in Europa gehört. „Transkulturelle Kompetenz" gehört dort z B. zum Unterrichtsprogramm eines Universitätslehrgangs „Intensivpflege" und wird auch als 5-tägiges Seminar angeboten, bei dem der kultursensible Umgang mit Sterben, Tod und Trauer einen Schwerpunkt hat. Verschiedenste Anbieter veranstalten Workshops und Seminare mit unterschiedlichen Schwerpunkten. Beispielsweise bietet das international agierende *„Center for Health and Migration"* (www.c-hm.com) mit Sitz in Wien maßgeschneiderte Weiterbildungslösungen als Webinare und in Präsenz auf Basis vorangestellter *Needs-Assessments* an.

Die Vielfalt der Begriffe, wie interkulturelle, transkulturelle und ethnokulturelle Kompetenz, spiegelt die unterschiedlichen Ansätze im Umgang mit kultureller Diversität wider. Während „interkulturell" den Kontakt und gegenseitiges Verständnis zwischen verschiedenen Kulturen betont, verweist „transkulturell" auf die Überschneidung und Vermischung kultureller Räume. „Ethnokulturell" hebt die Unterschiede zwischen ethnisch geprägten Kulturen hervor. Unabhängig von der Begriffswahl liegt der Fokus stets darauf, die eigene kulturelle Prägung zu reflektieren, Wissen über andere Kulturen zu erwerben und das professionelle Handeln entsprechend anzupassen.

### 6.5.4 Cultural safety

Einen anderen als den gerade beschriebenen Weiterbildungsansatz zeigt das in Neuseeland bezüglich der Versorgung der indigenen Māori-Bevölkerung entwickelte Konzept der *„cultural safety"* auf. Hier steht die Gestaltung eines Raums im Fokus, in dem es keinen Angriff auf die Identität einer Person gibt und in dem sich Einzelpersonen in ihrer kulturellen Identität sicher und respektiert fühlen. Dies gilt gleichermaßen für Patienten und Mitarbeiter. Im Zentrum des Konzepts der *cultural safety* steht nicht in erster Linie das Erreichen von „Kompetenz" innerhalb der jeweils anderen Kultur, sondern vielmehr die Bereitschaft zur kritischen Reflexion der eigenen kulturellen Prägungen und zum aktiven Eingehen auf die Perspektive des Gegenübers [21–25]. Ein Raum, in dem *cultural safety* hergestellt wird, ermöglicht eine Begegnung auf Augenhöhe und bietet die Grundlage, das gemeinsame Miteinander im respektvollen Dialog zu gestalten und auszuhandeln.

Schlüsselaspekte eines Raums der *cultural safety* sind:

- Bewusstsein für die eigene kulturelle Prägung. Das umfasst Herkunftskultur ebenso wie „Berufskultur".
- Bewusstsein für „Machtverhältnisse": Machtungleichgewichte existieren, und sie beeinflussen den Umgang miteinander. Besonders im Setting Intensivmedizin liegt

vergleichsweise viel Entscheidungsbefugnis beim Arzt und wenig Entscheidungsbefugnis beim Patienten und seinen Angehörigen.

- Respekt für kulturelle Praktiken: Das umfasst religiöse Rituale ebenso wie Alltagsrituale. In einem Raum der *cultural safety* gibt es Verständnis für alle solche Rituale als Basis dafür, dass gemeinsam beschlossen wird, was davon Platz hat und was nicht.

**Cultural-safety-Ansatz für die Fallbeispiele**

Im Fall 1 erkennt ein Cultural-safety-Ansatz zunächst einmal den Wissensvorsprung des Behandlungsteams an. Das Team weiß, was die Verwendung der ECMO möglicherweise noch erbringen kann, kennt aber auch die Grenzen des Verfahrens. Für die Familie und seinen Repräsentanten, den Sohn, ist es der Rettungsanker, der den Vater vor dem Tod retten kann. Der Ansatz erkennt weiter an, dass der Sohn eine wichtige Rolle innerhalb der Familie einnimmt bzw. einnehmen muss, was vielleicht auch für ihn überfordernd ist, und dass der Glaube an Wunder eine wesentliche Rolle bei der Bewältigung von Krisensituationen darstellt.

Im Fall 2 erkennt ein Cultural-safety-Ansatz die Bedeutung der rituellen Handlungen innerhalb einer spezifischen Religion an ebenso wie die kulturelle Auffassung der Beziehung zwischen Pflegekraft und Arzt. Allerdings: Ist ein Kommentar schon eine Anweisung? Und wenn ja, sollte man drüber reden? ◀

Diese Beispiele verdeutlichen den grundlegenden Unterschied und Mehrwert des *Cultural-safety*-Ansatzes gegenüber Konzepten der interkulturellen, transkulturellen und ethnokulturellen Kompetenz. Während Schulungen, die Wissen über andere Kulturen vermitteln, grundsätzlich bereichernd sein können, bergen sie zugleich das Risiko, unbeabsichtigt kulturbezogene Stereotype zu verfestigen. Der Ansatz der *cultural safety* hingegen legt den Fokus darauf, Reflexion über hierarchische Gefälle und Eigenwahrnehmung zu fördern, sodass kulturelle Vielfalt als dynamisches und individuelles Spektrum anerkannt und respektiert wird.

Die Tatsache, dass ein Patient in der Türkei geboren ist oder Vietnamesisch spricht oder Jude ist, lässt in der Regel keine Rückschlüsse auf die Bedeutung von Herkunft, Religion und Kultur für diese Person zu. Überspitzt ausgedrückt, kann ein Zuviel an Kenntnissen von Weltreligionen oder kulturellen Eigenarten dazu führen, dass der aktuelle Patient (oder dessen An- und Zugehörige) in seiner Individualität verkannt wird. Das Hinterfragen von Stereotypen führt dazu, dass sich die gefühlte „kulturelle Distanz" in einzelnen Fällen reduziert: Möglicherweise erscheint dem Behandlungsteam der muslimische Patient syrischer Herkunft, der sich sehr an der autonomen Lebensweise in Deutschland orientiert, näher und vertrauter als die aus demselben Stadtteil stammende Zeugin Jehovas, die sich in religiösen Angelegenheiten sehr orthodox verhält.

## 6.6 Zusammenfassung

Die wachsende kulturelle Vielfalt auf Intensivstationen bringt neue Herausforderungen mit sich, eröffnet aber auch große Chancen. Unverzichtbar sind gezielte Maßnahmen in Organisation und Teamarbeit – dazu gehören kulturelle Sensibilisierung, gegenseitiger Respekt und die bewusste Nutzung von Vielfalt als Ressource. Das Konzept der *cultural safety* stellt dabei sicher, dass kulturelle Identitäten respektiert und ein vertrauensvolles, geschütztes Umfeld geschaffen werden. Angesichts des demographischen Wandels und des Fachkräftemangels ist kulturelle Vielfalt nicht nur Realität, sondern auch Voraussetzung für die Zukunftsfähigkeit des Gesundheitswesens. Ein reflektierter Umgang damit auf Basis von *cultural safety* stärkt das Behandlungsteam und kommt Patienten wie Mitarbeitern gleichermaßen zugute.

## Literatur

1. OECD. International Migration Outlook 2015. OECD, 2015. Zuletzt zugegriffen: 01.08.2025. https://www.oecd.org/en/publications/international-migration-outlook-2015_migr_outlook-2015-en.html
2. Trummer U. Diversity Kompetenz im Krankenhaus für Migranten als Patienten und Mitarbeiter. In: Genkova P, Ringeisen T (Hrsg.) Handbuch Diversity Kompetenz: Perspektiven und Anwendungsfelder. Wiesbaden, Springer, 2016, 527–544.
3. Eurostat. Demography of Europe – 2025 edition. Eurostat, 2025. Zuletzt zugegriffen: 01.08.2025. https://ec.europa.eu/eurostat/web/interactive-publications/demography-2025
4. OECD. Society at a Glance 2024: OECD Social Indicators. OECD, 2024 Zuletzt zugegriffen: 01.08.2025. https://www.oecd.org/en/publications/society-at-a-glance-2024_918d8db3-en.html
5. Brady D, Kuiper E. Addressing the challenges of the healthcare workforce: Ensuring the future of health in Europe. Brüssel, European Policy Centre (EPC), 2023.
6. OECD. International Migration Outlook 2023. OECD, 2023. Zuletzt zugegriffen: 01.08.2025. https://www.oecd.org/en/publications/international-migration-outlook-2023_b0f40584-en.html
7. OECD. International Migration Outlook 2024. OECD, 2024. Zuletzt zugegriffen: 01.08.2025. https://www.oecd.org/en/publications/international-migration-outlook-2024_50b0353e-en.html
8. OECD. The Looming crisis in the health workforce – How can OECD countries respond? OECD, 2008. Zuletzt zugegriffen: 01.08.2025. https://www.oecd.org/en/publications/the-looming-crisis-in-the-health-workforce_9789264050440-en.html
9. World Health Organization (WHO). Global research agenda on health, migration and displacement: Strengthening research and translating research priorities into policy and practice. Geneva, World Health Organization, 2023.
10. Knipper M, Bilgin Y, Arnold M. Migration und Gesundheit. Sankt Augustin/Berlin, Konrad-Adenauer-Stiftung, 2009.

11. Deutscher Ethikrat. Migration und Gesundheit. Kulturelle Vielfalt als Herausforderung für die medizinische Versorgung. Berlin, Deutscher Ethikrat, 2010.
12. Schein EH. Unternehmenskultur. Ein Handbuch für Führungskräfte. Frankfurt, Campus, 1995.
13. Galea S, Ettmann CK, Zaman MH. Migration and health. Chicago, University of Chicago Press, 2022.
14. European Agency for Safety and Health at Work (EU-OSHA). OSHA in figures in the health and social care sector. Bilbao (Spanien), EU-OSHA, 2024.
15. Karl-Trummer U. Gesundheit, Arbeit, Migration – Belastungsfaktoren im Setting Krankenhaus für zunehmend multikulturelle Behandlungsteams. Österr Forum Arbeitsmed 2011; 10:5–13.
16. European Commission. The Amsterdam Declaration Towards Migrant-Friendly Hospitals in an ethno-culturally diverse Europe. Brussels, European Commission, 2004.
17. Krajic K, Karl-Trummer U, Novak-Zezula S et al. Migrant friendly hospitals – improving hospital services for migrants. Final report. Wien, Ludwig Boltzmann-Institut für Soziologie der Gesundheit und Medizin, 2005.
18. Karl-Trummer U, Krajic K. Migrant friendly hospitals: Organisations learn sensitivity for differences. In: Cuadra CB, Cattacin S (Hrsg.) Migration and health difference sensitivity from an organisational perspective. Malmö, Malmö University, 2007, 42–63.
19. Kliche T, Weidner F, Bartig S et al. Migration, Gesundheit und Prävention – Wissenschaftliche Grundlagen und praktische Handlungshilfen. In: Kliche T, Weidner F, Bartig S, et al. (Hrsg.) Migration, Gesundheit und Prävention – Wissenschaftliche Grundlagen und praktische Handlungshilfen. Köln, Bundeszentrale für gesundheitliche Aufklärung, 2018, 57–70.
20. Trummer U, Novak-Zezula S. Diversitätsmanagement in Ambulanzen. Aktuelle Herausforderungen und Lösungen aus Mitarbeitersicht. ZFPG 2017; 3:19–27.
21. Curtis E, Jones R, Tipene-Leach D et al. Why cultural safety rather than cultural competency is required to achieve health equity: a literature review and recommended definition. Int J Equity Health 2019; 18:174.
22. Carter M, Simmonds S, Haggie H et al. Literature and environmental scan of cultural safety in medical training. New Zealand, Te ORA and the Council of Medical Colleges, 2023.
23. Brascoupé S, Waters C. Cultural safety – exploring the applicability of the concept of cultural safety to aboriginal health and community wellness. Int J Indig Health 2009; 5:6–41.
24. Papps E, Ramsden I. Cultural safety in nursing: the New Zealand experience. Int J Qual Health Care 1996; 8:491–497.
25. Smye V, Josewski V, Kendall E. Cultural safety: An overview. Ottawa, Mental Health Commission of Canada, 2010.

# Recht so? – Klinische Ethik und die Jurisprudenz

# 7

Gunnar Duttge

## Inhaltsverzeichnis




**Zusammenfassung**

Das „Selbstbestimmungsrecht“ des Patienten hat heute ein besonderes Gewicht, ist aber auch durch Voraussetzungen bedingt, die im geltenden Recht fortlaufend ausbuchstabiert werden. Von besonderer praktischer Relevanz für den klinischen Alltag sind die Regeln zur Stellvertretung (Gesundheitsvollmacht, Betreuung, Ehegattenvertretung), sei es zwecks Interpretation einer Patientenverfügung oder allgemein des mutmaßlichen Patientenwillens. Die zentrale Vorfrage und Rahmengebung hierfür bildet die ärztlich-medizinische Indikation. Für das Szenario eines laufenden Suizidgeschehens gelten *de jure* grundsätzlich dieselben Grundsätze wie bei



G. Duttge (✉)
Institut für Kriminalwissenschaften und Zentrum für Medizinrecht,
Georg-August-Universität, Göttingen, Deutschland
E-Mail: lduttge@gwdg.de







A. Michalsen und U. Janssens (Hrsg.), *Klinische Ethik in der Intensivmedizin,*
https://doi.org/10.1007/978-3-662-72378-4_7

„Normalpatienten“: Auch hier ist daher die Rettungspflicht durch das „Recht auf selbstbestimmtes Sterben“ begrenzt.

## 7.1 Recht als „besondere Ethik“

Innerhalb der normativen Disziplinen, die sich allesamt mit der Kantischen Grundfrage „Was soll ich tun?“ [1] befassen, kommt dem Recht in mehrfacher Hinsicht eine Sonderstellung zu: Es beansprucht unabhängig von der Kritisierbarkeit seiner positiv-rechtlichen Festlegungen bei Vermeidung von justizförmlichen Verfahren und gegebenenfalls Sanktionen unbedingte Befolgung, solange die Regelungen *de jure* gelten: Er ist das (bis auf Weiteres) „wirklich Maßgebliche“ [2]. Zwar bestehen im Verhältnis zur Medizin- und insbesondere standesrechtlichen Ethik thematisch und nicht selten auch konkret inhaltlich weitreichende Überlappungen (z. B. zur ärztlichen Schweigepflicht oder zum Respekt gegenüber der Patientenautonomie); die ethische Reflexion im Prinzipiellen wie auch die daraus generierten Vorschläge für konkrete Konfliktlösungen ändern aber nichts am hier und jetzt geltenden (autonomen) Recht, mag dieses auch noch so begründet kritikwürdig erscheinen.

Sein Selbstverständnis ist es dabei, ärztlichem Handeln und Entscheiden einen ordnenden Rahmen sowie Orientierung innerhalb eines fachlichen Spielraums des „Vertretbaren“ zu geben [3], nicht aber fachlich begründetes Handeln mit einem Übermaß an „Verrechtlichung“ [4] zu strangulieren. Schon der zunehmend detailversessene Gesetzgeber, nicht minder aber eine nicht immer konsistente Rechtsprechung geben jedoch mitunter ein ganz anderes Bild ab. Das Ideal des Rechts ist es weiterhin, in der komplexen Gemengelage von ärztlichem Expertenwissen (zum Wohle des Patienten) und höchstpersönlicher Betroffenheit des in hochgradiger Abhängigkeit existentiell Bedürftigen Regeln bereitzustellen, die zwischen den divergierenden Interessen und Richtigkeitsvorstellungen ausbalancieren und zudem von hinreichender Klarheit und Laienverständlichkeit („Rechtssicherheit“) sind: Nicht nur manche innerjuristischen Widersprüche, sondern ebenso die fortlaufende Dynamik neuer Regelungen und Judikate (in ihrer stets fraglichen Generalisierbarkeit) zeigen, dass die Rechtsrealität nur der Versuch einer Annäherung ist.

In neuerer Zeit scheint sich der Regelungsgeber, insbesondere in Bereichen besonderer gesellschaftlicher Konfliktträchtigkeit, zunehmend zu scheuen, überhaupt noch materielle Festlegungen zu treffen, sondern weicht in Sorge vor einer brüchigen Akzeptanz seiner Vorgaben („Rechtsgehorsam“) in einer pluralistischen und zunehmend multikulturellen Gesellschaft auf Prozeduralisierungen („Form und Verfahren“) aus [5]: Durch ein solches „Outsourcing“ an die jeweils konkret Beteiligten ist es diesen ermöglicht, aber auch aufoktroyiert, im Konfliktfall selbst den nötigen „Konsens“ herbeizuführen, dabei aber nicht die wertbezogenen Prinzipien und Regelungsabsichten des Gesetzgebers aus dem Blick zu verlieren. Ein paradigmatisches Beispiel hierfür bildet der Verzicht auf eine regelhafte betreuungsgerichtliche Genehmigung bei therapiebegrenzenden Entscheidungen nahe dem Lebensende (§ 1829 Abs. 4 BGB): Es obliegt dann jedoch den Ärzten, die stellvertreterseitige Behauptung eines mutmaßlichen Sterbewillens kritisch zu begutachten und u. U. einen Dissens zu provozieren, um das Stellvertreterhandeln gerichtlich überprüfen zu lassen. Es liegt auf der Hand, dass eine solche Privatisierung und Dezentralisierung der Abläufe die Verlässlichkeit des Rechts im Sinne seiner regelhaften Voraussehbarkeit für alle schwächt und das Risiko sachfremder Einflüsse erhöht.

## 7.2 Das Selbstbestimmungsrecht des Patienten

Die Idee eines selbstbestimmten Lebens und Entscheidens in eigenen Angelegenheiten ist innerhalb der deutschen Rechtsordnung fest verankert. Die „Subjektstellung" einer jeden Person, wurzelnd in der Menschenwürdegarantie des Art. 1 Abs. 1 GG, impliziert einen Respekt- und Achtungsanspruch mit „praktischer Autorität" [6], und zwar unabhängig von den Vernunftvorstellungen anderer: Deren bevormundende „Weisungen" darf der einzelne daher jederzeit zurückweisen. Im Arzt-Patienten-Verhältnis gelten keine Besonderheiten: Solange der Patient einsichts- und urteilsfähig ist (d. h. „Wesen, Bedeutung und Tragweite" des jeweiligen Heileingriffs verstehen kann [7]), darf er jedes Therapieangebot – gerade wenn es seine körperliche Integrität (Art. 2 Abs. 2 S. 1 GG) tangiert – ablehnen, selbst wenn die offerierte Behandlung vital indiziert ist [8]. Wie das Bundesverfassungsgericht (BVerfG) inzwischen mehrfach betont hat, entziehen sich individuelle Sterbewünsche einer Beurteilung nach Maßstäben objektiver Vernünftigkeit [9]. Diese Einsicht bildet heute gleichsam den Endpunkt eines historischen Kampfes gegen den ärztlichen Paternalismus.

Die Basisannahme dieses Grundverständnisses ist die Erwartung eines therapeutischen Zusammenfindens zweier verschiedener Expertisen: So sehr es ausschließlich Sache der professionellen ärztlichen Erkenntnis ist, über die medizinische Indikation und über die fachliche Vorzugswürdigkeit der in Betracht kommenden Therapieoptionen zu befinden, so sehr ist der Patient alleiniger Experte seiner höchstpersönlichen Wertvorstellungen. Nur er kann sachkundig beurteilen, ob eine (Intensiv-)Therapie bzw. Therapieoption um der eventuellen Lebensverlängerung willen überhaupt bzw. noch ertragbar oder aber unerträglich ist. Rechtssystematisch bildet die ärztliche Indikation daher nur eine von zwei selbstständigen Bedingungen für die Zulässigkeit bzw. Gebotenheit einer (intensiv-)medizinischen (Weiter-)Behandlung („Zwei-Säulen-Modell" [10]). Dieses Recht zur Selbstbestimmung bleibt auch dann erhalten, wenn der jeweilige Patient in der aktuellen Situation nicht mehr über die notwendige Einsichts- und Urteilsfähigkeit verfügt (Rechtsgedanke des § 130 Abs. 2 BGB [11]). Dann bedarf es anderer Ausdrucksformen des Patientenwillens, und es obliegt die Ausübung des Patientenrechts einem anderen, i. d. R. einem (patientenseitig, gerichtlich oder gesetzlich) berufenen Stellvertreter.

## 7.3 Die Stellvertreter: Rolle, Befugnisse und Kontrolle

Weil der mutmaßliche Patientenwille im Falle einer abweichenden ärztlichen Überzeugung aufgrund der ärztlichen Fürsorgepflicht und Expertenstellung unschwer übergangen werden könnte, überantwortet das geltende Recht die Deutungsbefugnis über das patientenseitig mutmaßlich Gewollte nur in akuten Notfallsituationen dem behandelnden Arzt – und auch das nur subsidiär, soweit und solange keine vorrangig berufene Person vor Ort handlungs- und entscheidungsfähig ist. Dann wird die Entscheidung in aller Regel zugunsten der lebensrettenden Maßnahmen ausfallen („*in dubio pro vita*"), weil es an Tatsachen und Belegen für einen eventuellen gegenteiligen Patientenwillen meist fehlen wird. Eben dies ist aber erforderlich, um den mutmaßlich-individuellen Patientenwillen realitätsnah konkretisieren zu können: Hierzu gibt das Gesetz der Praxis nur vage Anhaltspunkte an die Hand (vgl. § 1827 Abs. 2 S. 3 BGB), wie die „ethischen und religiösen Überzeugungen" des Betroffenen, seine „sonstigen persönlichen Wertvorstellungen" und seine „früheren Äußerungen" (soweit nicht in Form einer Patientenverfügung verfasst). Insbesondere zu letzteren, aber auch zu sonstigen Indizien, für die stets „konkrete Anhaltspunkte" (§ 1827 Abs. 2 S. 2 BGB) vorliegen müssen, werden wohl nur – allenfalls – nahe Vertrauenspersonen überhaupt Kenntnis haben und zu einer Deutung imstande sein. Mit dieser ausdrücklichen Bezugnahme des Gesetzes auf den individuellen Patienten ist die frühere Sichtweise überholt, wonach auch „objektive Kriterien" wie insbesondere dasjenige, was als „gemeinhin vernünftig" oder „normal" gilt, Bedeutung erlangen könnten [12]; im Lichte des Selbstbestimmungsrechts kann eine Standardisierung nur am Ende eines sorgfältigen Ermittlungs- und Prüfprozesses stehen, wenn sich auch dann das *Non-liquet* über den mutmaßlichen Lebens- oder Sterbewillen nicht auflösen lässt.

Weil Vertrauenspersonen noch am ehesten in der Lage sein sollten, die Werthaltungen und Wünsche des Betroffenen zu vermitteln, gelten sie aus rechtlicher Sicht als die geeigneteren Repräsentanten des Patientenwillens. Dies gilt insbesondere dann, wenn sie vom Patienten durch eine (eigenhändig unterschriebene: § 126 BGB) Gesundheitsvollmacht ausdrücklich dazu ermächtigt wurden (§§ 1814 Abs. 3 Nr. 1, 1820 BGB). In diesem Fall ist die auf den autonomen Patientenwillen zurückführbare Legitimationskette am stärksten. Stehen freilich Entscheidungen in Frage, bei denen die Einwilligung oder Nichteinwilligung in den ärztlichen Eingriff die Gefahr des Versterbens oder einer schweren und länger währenden Schädigung begründet, so ist der Bevollmächtigte hierzu nur dann befugt, wenn die Vollmacht „diese Maßnahmen ausdrücklich umfasst" (§ 1820 Abs. 2 Nr. 1 i.V.m. § 1829 Abs. 1, 2 BGB). Mit anderen Worten: Es genügt die allgemeine Gesundheitsvollmacht nicht, wenn der Stellvertreter unter Verweis auf einen entgegenstehenden Patientenwillen vital indizierte Intensivmedizin ablehnt und so ein Sterbenlassen des Patienten ermöglichen will. In einem solchen Fall ist für diesen Patienten – sofern nicht das gesetzliche Ehegattenvertretungsrecht die Vakanz überbrückt (s. u.) – beim zuständigen Betreuungsgericht die Bestellung eines (an sich gegenüber einem Bevollmächtigten nachrangigen, vgl. § 1814 Abs. 3 BGB) Betreuers anzuregen [13].

Hat der Patient keine Vertrauensperson bevollmächtigt oder reicht die Vollmacht nicht zur Legitimation der anstehenden Therapie(-begrenzungs-)Entscheidung aus, so war bis zum 1.1.2023 für einen betreuungsbedürftigen Patienten (§ 1814 Abs. 1 BGB: krankheitsbedingte Unmöglichkeit, die eigenen rechtlichen Angelegenheiten selbst zu besorgen) die Bestellung eines Betreuers durch das zuständige Gericht zwingend notwendig. Obgleich gegenüber der Vollmacht grundsätzlich subsidiär (vgl. § 1816 Abs. 3 S. 2 Nr. 1 BGB), kommt trotz bereits bestehender Bevollmächtigung die Einsetzung eines Kontrollbetreuers in Betracht, wenn der Vollmachtinhaber „aufgrund einer Krankheit oder Behinderung nicht mehr in der Lage ist, seine Rechte gegenüber dem Bevollmächtigten auszuüben“ oder konkrete Anhaltspunkte darauf hindeuten, „dass der Bevollmächtigte die Angelegenheiten des Vollmachtgebers nicht entsprechend […] dem erklärten oder mutmaßlichen Willen des Vollmachtgebers besorgt“ (§ 1820 Abs. 3 Nr. 1 und 2 BGB). Ein Kontrollbetreuer hat dieselben rechtlichen Befugnisse wie der (handlungsunfähige) Vollmachtgeber (Patient), darf also vom Inhaber der Vollmacht Auskünfte und Rechenschaft verlangen, diesem Weisungen erteilen und sogar die erteilte Vollmacht widerrufen (vgl. § 1815 Abs. 3 BGB). Er hat außerdem das Recht, von den an sich zur Verschwiegenheit verpflichteten Ärzten Auskünfte über das medizinische Behandlungsgeschehen zu verlangen [14]. In Eilfällen („dringender Gefahr“) kann auch das Betreuungsgericht selbst anordnen, dass der Bevollmächtigte die ihm erteilte Vollmacht nicht ausüben darf („Suspendierung“) und die Vollmachtsurkunde an den Betreuer (soweit bereits vorhanden) herauszugeben hat (§ 1820 Abs. 4 S. 1 Nr. 1 BGB).

Seit 1.1.2023 können Betreuungsgerichte eine Betreuerbestellung zurückweisen, sofern der einwilligungsunfähige Patient bereits kraft Gesetzes durch einen Ehegatten vertreten ist (vgl. § 1358 BGB). Eigentlich gegenüber einem Betreuer nachrangig (§ 1358 Abs. 3 Nr. 3 BGB) und nur zur Überbrückung der Zeitspanne nach einem Akutereignis oder einer medizinischen Notlage bis zur Installierung eines ordentlichen Stellvertreters durch das Betreuungsgericht gedacht („Notvertretungsrecht“) [15], [16], [17], hat der Gesetzgeber keine Regelung getroffen, ob und ggf. unter welchen Voraussetzungen bereits vor Ablauf der (generellen) 6-Monats-Frist (§ 1358 Abs. 3 Nr. 4 BGB) ein Antrag auf Einsetzen eines Betreuers erfolgreich sein könnte. In Betracht wird dies wohl nur dann kommen, wenn sich der zur Stellvertretung berechtigte Ehegatte verweigert (da keine Pflicht zur Übernahme der Aufgabe) oder sich aufgrund konkreter Ereignisse als ungeeignet oder gar missbräuchlich agierend erweist. Denn auch Ehegatten trifft die Verpflichtung, bei Ausübung ihrer Vertretungsbefugnis den mutmaßlichen Patientenwillen (einschließlich einer eventuellen Patientenverfügung) zu beachten (vgl. § 1358 Abs. 6 BGB). Das Gesetz sieht zwar ebenso wenig wie beim Bevollmächtigten eine präventive Eignungskontrolle vor, aber für Ehegatten gibt es mangels gesetzlichen Verweises auf die Regelung des § 1820 Abs. 3, 4 BGB auch keine Möglichkeit, einen „Kontrollbetreuer“ zu installieren. Es bleibt daher nur, das dem Patientenwillen und ggf. auch dem Patientenwohl (eklatant) zuwiderlaufende Agieren abzuwarten, um auf dieser Basis die Einsetzung eines Betreuers (ggf. im Eilverfahren) zu beantragen [18].

Bei erstmaliger Geltendmachung des Vertretungsrechts durch einen Ehegatten („Ehegattennotvertretungsrecht“) verlangt das Gesetz vom (behandelnden) Arzt die Aushändigung einer „schriftlichen Bestätigung“ eben dieses Rechts (mit Datumsangabe, § 1358 Abs. 4 BGB). Hiermit soll sich der Ehegatte dann im weiteren Verlauf gegenüber allen mit der Behandlung betrauten Personen und gegenüber allen Kranken- und Pflegeeinrichtungen „ausweisen“ können. Allerdings kommt diesem Dokument nach dem Willen des Gesetzgebers keine konstitutive Legitimations- oder auch nur Vermutungswirkung zu, denn das Bestehen des Vertretungsrechts bemisst sich allein nach dem Gesetz [19]. Des Weiteren erschöpft sich der Prüfaufwand des behandelnden Arztes auf die Feststellung des sog. „Betreuungsfalles“ (§ 1358 Abs. 1 BGB: Unfähigkeit zur rechtlichen Besorgung der Gesundheitsangelegenheiten „aufgrund von Bewusstlosigkeit oder Krankheit“) sowie des Ehegattenstatus; dass die Ausschlussgründe des Abs. 3 nicht vorliegen (Getrenntleben der Eheleute; bereits existierende Betreuer; Überschreiten der 6-Monats-Frist bzgl. desselben Krankheitsfalles [20]), muss er sich nur vom vertretungswilligen Ehegatten in Schriftform versichern lassen (§ 1358 Abs. 4 S. 1 Nr. 3b BGB). Auch in Bezug auf eine eventuell bereits erteilte Vorsorgevollmacht ging es dem Gesetzgeber um eine „unkomplizierte“ Regelung [21], so dass es insoweit allein auf die (Nicht-)Kenntnis des Arztes (wie des Ehegatten) ankommt (§ 1358 Abs. 3 Nr. 2 b BGB). Dem behandelnden Arzt ist inzwischen aber die Befugnis eröffnet, (in Zweifelsfällen) Einsicht in das Zentrale Vorsorgeregister zu nehmen (§§ 78 ff. BNotG). Der Gesetzgeber erwartet jedoch, dass der vertretungswillige Ehegatte als Basis für die abverlangte „schriftliche Versicherung“ die gesetzlichen Ausschlussgründe als solche bei Bedarf vom Ärzteteam oder von Verwaltungsmitarbeitern der Klinik näher erläutert bekommt [22].

Für alle drei Stellvertretertypen gilt: Es ist zwischen dem Außen- und dem Innenverhältnis strikt zu unterscheiden [23]. Als von Rechts wegen berufener „verlängerter Arm“ nehmen sie im Rahmen ihres „rechtlichen Könnens“ gegenüber dem Behandlungsteam dieselbe Rechtsstellung mitsamt allen Befugnissen in Anspruch, wie sie auch den vertretenen Patienten selbst zustünden. Diesen gegenüber ist ihr „rechtliches Dürfen“ jedoch auf den jeweiligen (mutmaßlichen) Patientenwillen bezogen und hierdurch begrenzt, eingeschlossen eine eventuell vorliegende Patientenverfügung. Das gilt auch für Ehegatten (vgl. § 1358 Abs. 6 i.V.m. § 1827 Abs. 1, 2 BGB) und sollte diesen im Bedarfsfall entsprechend vermittelt werden.

## 7.4 Die Patientenverfügung: zwischen Ideal und Realität

Auch bezüglich der Handhabung einer Patientenverfügung hat der Gesetzgeber „*checks and balances*“ vorgegeben: Zwar obliegt nicht allein die Durchsetzung, sondern schon die Interpretation des Verfügten primär dem jeweiligen Stellvertreter (vgl. § 1827 Abs. 1 S. 2 BGB: „Ausdruck und Geltung“); jedoch liegt es in der Verantwortung des Arztes, sich bei ernstlichen Zweifeln an den Schlussfolgerungen des Stellvertreters zu verweigern, mit der Folge einer betreuungsgerichtlichen Überprüfung und letztlich

Entscheidung des Dissenses (§ 1829 Abs. 2 BGB). Nach jüngerer Rechtsprechung des Bundesgerichtshofs (BGH) darf das Betreuungsgericht sogar zum Zwecke allein einer rechtssicheren Rückendeckung mittels Herbeiführung eines „künstlichen Dissenses“ angerufen werden: „Das Verfahren bietet einen justizförmigen Rahmen, innerhalb dessen die rechtlichen Grenzen des Betreuerhandelns geklärt […] werden [können]. Dies vermittelt der Entscheidung des Betreuers damit eine Legitimität“, die geeignet ist, alle Beteiligten zu entlasten [24]. Allerdings wird eine eventuelle Genehmigung zur Therapiebegrenzung („Sterbenlassen“) erst zwei Wochen nach Bekanntgabe des Gerichtsbeschlusses wirksam (§ 287 Abs. 3 FamFG): Was innerhalb dieser Zwei-Wochen-Frist erlaubt oder nicht mehr erlaubt ist, gilt derzeit als ungeklärt [25].

Auch ansonsten haben sich die mit dem Instrument der Patientenverfügung einhergehenden Hoffnungen auf Rechtssicherheit nicht erfüllt [26]: Denn deren Anwendbarkeit hängt zentral von einer hinreichenden Bestimmtheit des darin Verfügten ab. Je allgemeiner, pauschaler und damit deutungsoffener die Patientenverfügung verfasst ist, umso weniger taugt sie ohne Einholung ergänzender Informationen als Grundlage für die anstehende Entscheidung. Das Bestimmtheitserfordernis (vgl. § 1827 Abs. 1 S. 1 BGB) gilt sowohl hinsichtlich der jeweiligen Krankheitssituation („Im Endstadium einer unheilbaren, tödlich verlaufenden Krankheit …“) als auch in Bezug auf die Rechtsfolgenseite. So hat es der BGH als eine zu unbestimmte Formulierung angesehen, wenn es beispielsweise heißt, dass bei Eintritt eines „schweren Hirnschadens“ keine „lebensverlängernden Maßnahmen“ (gemeint für den Verzicht auf künstliche Ernährung mittels PEG-Sonde) mehr erwünscht seien [27]. Zwar betont der BGH, dass die Bestimmtheitsanforderungen „nicht überspannt“ werden dürften, weil niemand seine eigene Biographie voraussehen könne; gleichwohl müsse das vom Patienten Gemeinte aus dem Dokument selbst, durch „Auslegung“ des sprachlich Fixierten [28], mit hinreichender Verlässlichkeit entnommen werden können. Außerhalb der Urkunde liegende Umstände (wie z. B. mündliche Zusatzäußerungen des Patienten im Vorfeld gegenüber seinem familiären Umfeld) dürfen daher nur dann berücksichtigt werden, wenn „der einschlägige Wille des Erklärenden … [in der Patientenverfügung] einen wenn auch nur unvollkommenen oder andeutungsweisen Ausdruck gefunden hat“ [29].

Ebenso wenig gibt es bislang Rechtssicherheit zu Fragen rund um einen eventuellen Widerruf der Patientenverfügung: Zum einen könnten Patienten mit Demenz oder mit schwer belastenden psychiatrischen Beeinträchtigungen – wenngleich aus unterschiedlicher Motivation (zwecks Unbeachtlichkeit eines „natürlichen“ Lebenswillens oder mit der antizipierten Zustimmung in Zwangsmaßnahmen) – ein Interesse daran haben, dass ihre Vorausverfügung unwiderrufbar ist. Ob eine solche sogenannte „Odysseus-Verfügung“ bereits nach geltendem Recht wirksam ist, liegt bisher aber jenseits der näheren juristischen Befassung [30]. Zum anderen fragt es sich, ob der Patient im Falle eines eventuellen Willens zum Widerruf noch immer einwilligungsfähig sein muss. Das Gesetz verzichtet für diesen *actus contrarius* auf die Schriftform (vgl. § 1827 Abs. 1 S. 3 BGB), aber auch auf jedwede positive Benennung der Wirksamkeitsvoraussetzungen. Forderte man – der juristischen Logik entsprechend – die konkret-individuelle Feststellung hinreichender Einwilligungsfähigkeit, so hätte dies vermutlich die weitreichende praktische Irrelevanz der Widerrufsoption im klinischen Alltag zur Folge. Patienten müssten dann an ihrer früheren Willensbekundung auch dann festgehalten werden, wenn sie hieran in der Entscheidungssituation überhaupt nicht mehr festgehalten werden wollen. Beschränkte man sich deshalb aber auf die Feststellung bloß „hinreichend eindeutiger Gesten" [31] in einem Zustand weithin reduzierter Autonomiebefähigung, so würde dadurch die Gefahr erhöht, dass die externe (und unter Umständen interessengesteuerte) Zuschreibung einer Widerrufserklärung die vorliegende Patientenverfügung weitreichend unterläuft und letztlich *ad absurdum* führt. Auch deshalb ist die Patientenverfügung für alle Beteiligten keine rechtssichere Schablone, sondern nurmehr – aber immerhin – ein bedeutsames Mittel und triftiger Anlass der näheren Kommunikation.

## 7.5 Indikation und Therapieziel: Wer hat aus Sicht des Rechts zu entscheiden?

Das in Recht und Ethik der Medizin nach wie vor anerkannte „Zwei-Säulen-Modell" (7.2) impliziert, dass mit Hilfe des Selbstbestimmungsrechts kein unprofessionelles ärztliches Handeln erzwungen werden kann. Vielmehr ist für ein Entscheiden auf Patientenseite erst dann Raum, wenn für die betreffende Therapieoption überhaupt (noch) eine „Indikation" gestellt werden kann (vgl. § 1828 Abs. 1 S. 1 BGB [32]). Der hiermit in Bezug genommene Bewertungsakt erfordert – bezogen auf den betreffenden individuellen Krankheitsfall – eine medizinisch fundierte und realistische Einschätzung, dass der Einsatz einer bestimmten (intensivmedizinischen) Behandlungsmethode noch einen medizinischen Nutzen für diesen Patienten bewirken kann. Weil die Indikationsstellung ganz wesentlich klinisches Fach- und Erfahrungswissen sowie prognostisches Einschätzungsvermögen erfordert, lässt sich nicht ernstlich bestreiten, dass die Zuständigkeit hierfür allein beim (behandelnden) Arzt (oder Behandlungsteam) liegt.

Eine regelmäßige Re-Evaluation des Therapieziels und seiner Erreichbarkeit ist schlechthin unverzichtbar, soll nicht die Gefahr einer „Übertherapie" sehenden Auges in Kauf genommen werden. Dass diese Gefahr gerade auch auf Intensivstationen zum klinischen Alltag zählt, lässt sich mittlerweile nicht mehr ernstlich bestreiten [33]. Eine typische Fallkonstellation war auch schon Gegenstand einer Schadensersatzklage: Zugrunde lag dieser der Fall eines am dementiellen Syndrom (in fortgeschrittenem Stadium) leidenden Pflegeheimbewohners, der über viele Monate hinweg wie selbstverständlich weiter parenteral ernährt wurde, ungeachtet sukzessiver (massiver) Verschlechterung seines Zustandes. Bis zu seinem Versterben auf der Intensivstation stellte niemand die fortwährende Eskalation der lebenserhaltenden Maßnahmen in Frage; vielmehr nahm die Versorgung mehr und mehr Züge eines blinden Automatismus an. Dagegen sprechen die einschlägigen Leitlinien bei dem Zusammentreffen von schwerer, progredienter Grunderkrankung und fortgeschrittener Demenz von einem „kritischen Indikationsgebiet" [34], so dass auch der erstinstanzlich befragte Gutachter die Indikation (für den weiteren Einsatz der PEG-

Sonde) als „zweifelhaft“ beurteilte. Sowohl das LG München I [35] als auch das OLG München [36] haben demzufolge eine ärztliche „Konsultationspflicht“ (unter Verweis auf § 1828 Abs. 1 S. 2 BGB) bejaht. Vor dem BGH scheiterte der Schadensersatzanspruch (wegen „sinnloser Verlängerung des Leidens“) allein aufgrund des Umstands, dass die Verfassungsordnung – so der VI. Zivilsenat – es verbiete, das Weiterleben(-Müssen) als ersatzfähigen „Schaden“ aufzufassen: „Die Bewertung der vorhandenen oder erreichbaren Lebensqualität [...] ist allein dem Patienten [bzw. seinem Vertreter] vorbehalten; das Urteil über den Wert menschlichen Lebens steht keinem Dritten zu“ [37].

Ganz in diesem Sinne unterscheidet das Positionspapier der Sektion Ethik der DIVI zu den „Grenzen der Sinnhaftigkeit von Intensivmedizin“ [38] zwischen einer „Wertrationalität“ und der „Zweckrationalität“ einer Therapieoption: Letztere beschreibt die Eignung der jeweiligen Behandlungsmaßnahme, ein bestimmtes Ziel überhaupt noch erreichen zu *können*, erstere hingegen jenen Bewertungsakt, der besagt, ob ein potentielles Therapieziel noch angestrebt werden *soll*. Eben dies hängt unter anderen von den jeweiligen subjektiven Werthaltungen, persönlichen Lebensentwürfen und weltanschaulichen Bindungen ab und kann daher nur vom Patienten selbst beurteilt werden, während die fachliche „Sinnhaftigkeit“ dem ärztlichen Behandler zur prognostischen Beurteilung aufgegeben ist. Auf Basis dieser Differenzierung meinte unlängst das LG Kiel, dass bei dahingehendem Willen des Patienten bzw. des Stellvertreters auch die „bloße Lebenserhaltung ohne Aussicht auf Heilung oder auch nur Besserung des Zustandes ein mögliches Therapieziel darstellen“ könne [39]. Dies verkennt jedoch, dass § 1828 Abs. 1 S. 2 BGB von einer gemeinsamen Therapieentscheidung innerhalb des Rahmens ärztlicher Vertretbarkeit (vgl. S. 1) spricht und § 630a Abs. 2 BGB bzgl. der gebotenen Wahrung der „allgemein anerkannten fachlichen Standards“ keine einseitige Disponibilität auf Seiten des Patienten qua „Selbstbestimmung“ vorsieht. Ganz im Gegenteil muss jeder Arzt dem Patientenwunsch nach unärztlichem Handeln widerstehen, wozu auch die Aufrechterhaltung lebenserhaltender Maßnahmen ohne jedweden medizinischen Nutzen zählt. Dem Patienten ist unbestritten auch ein „Recht zur Unvernunft“ gegeben, nicht aber dem zwingend auf das Patientenwohl verpflichteten medizinischen Experten, der immer nur als Rollenträger einer integren, vertrauensstiftenden Krankenversorgung in Erscheinung treten darf. Vorausgesetzt ist damit aber die Erwartung, dass in die Indikationsstellung keine sachwidrigen Faktoren einfließen und die Entscheidung auf Basis der fachwissenschaftlich-klinischen *leges artis* hinreichend plausibel begründet – und transparent kommunizierbar – ist [40].

## 7.6 Ärztliche Hilfe zum Suizid

Infolgedessen besteht in Ausübung der ärztlichen Rolle auch keinerlei Berechtigung, sich als Gehilfe bei der Verwirklichung des „Grundrechts auf selbstbestimmte Selbsttötung“ zu betätigen, solange dies nicht als Teil des ärztlichen Aufgabenbereichs innerhalb der Ärzteschaft Akzeptanz gefunden hat. Denn das BVerfG setzt auf beiden Seiten des Suizidgeschehens Freiwilligkeit voraus – und für einen „freiverantwortlichen" Entschluss beim Sterbewilligen ein hohes Anforderungsniveau: Verlangt ist neben einer allgemeinen „Mündigkeit" und „Freiheit von Täuschung und Zwang" insbesondere die Fähigkeit zur realitätsbezogenen Abwägung des Für und Wider auf umfassender Informationsbasis und einen Willen zum Tode von „gewisser Dauerhaftigkeit und inneren Festigkeit" [41]. Wer also nicht sorgsam die biographischen und medizinischen Details des Vorgeschehens evaluiert, sondern seine Augen vor möglichen Ambivalenzen und Wahrnehmungsfehlern auf Seiten des Suizidwilligen um der kurzfristigen Wegbereitung willen verschließt, riskiert seine strafrechtliche Verurteilung wegen Totschlags in mittelbarer Täterschaft (§§ 212, 25 Abs. 1 Alt. 2 StGB [42]).

Eine besondere Herausforderung sind Rettungsversuche bei laufendem Suizidgeschehen. Die frühere Rechtsprechung, wonach ab Eintritt der Bewusstlosigkeit eine unbedingte Pflicht zur Lebensrettung infolge sogenannten „Tatherrschaftswechsels" gelte, ist heute überholt. Vielmehr suspendiert ein selbstbestimmtes, freiverantwortliches Ingangsetzen des Geschehens auch im weiteren Verlauf die ärztliche Garantenpflicht [43]. Allerdings wird in einer Akutsituation eine auch nur halbwegs verlässliche Feststellung der notwendigen Freiverantwortlichkeit in der Regel nicht möglich sein; hier das Leben pflichtgemäß zu retten, wird durch nachträgliche Informationen, die das Suizidgeschehen in anderem Lichte zeigen, nicht in Frage gestellt. Das entbindet aber nicht, vor Ort alle greifbaren Umstände zu einem eventuellen Sterbewunsch aufzunehmen: Sprechen überzeugende Hinweise ausnahmsweise für einen reflektierten und wohlüberlegt ins Werk gesetzten Suizidversuch, sind Rettungsmaßnahmen zu unterlassen bzw. einzustellen [43].

## 7.7 Zusammenfassung: Eine aufgeklärte Haltung zum Recht

Die große Herausforderung im Spannungsfeld zwischen Klinischer Ethik und Jurisprudenz besteht darin, das geltende Recht weder zu ignorieren noch zum alleinigen Maßstab in defensivmedizinischer Sorge vor eigener Haftung zu erklären. Weder der absolutistische „Napoleon" noch der ängstliche „Rechtssklave" sind heute angemessene Haltungen (auch gegenüber Juristen). Vielmehr bedarf es einer fortwährenden Aufmerksamkeit für die ständig aktuellen Rechtsentwicklungen und deren Gründe als Rahmen, der mitunter scharfe „rote Linien", häufiger jedoch erhebliche Handlungsspielräume vorsieht. Der „gute Arzt" im 21. Jahrhundert kennt die zentralen rechtlichen Weichenstellungen, ohne sich von seiner genuin ärztlichen Aufgabe in profunder medizinischer Sachkunde abbringen zu lassen.

## Literatur

1. Kant I. Kritik der reinen Vernunft. 1787, A 805/B 833.
2. Ryffel H. Rechts- und Staatsphilosophie. Anthropologie des Politischen. Neuwied und Berlin, Luchterhand, 1969, 231 f.

3. Schreiber HL. Notwendigkeit und Grenzen einer rechtlichen Regelung ärztlicher Tätigkeit. Chirurg 1980; 51:411–413.
4. Wieland W. Strukturwandel der Medizin und ärztliche Ethik. Heidelberg, Universitätsverlag Carl Winter, 1986, 74 ff.
5. Duttge G. Chancen und Risiken einer Prozeduralisierung des Medizin(straf)rechts. In: Sinn A et al. (Hrsg.) Festschrift für Makoto Ida. Heidelberg, C.F. Müller, 2026, 215–227.
6. Seidel C. Personale Autonomie als praktische Autorität. Dtsch Zeitschr Phil 2011; 59:897–915.
7. BGH, Beschluss v. 21.05.1981 – 4 StR 225/81 – NStZ 1981, 351.
8. Anerkannt spätestens seit dem Jahr 1957: BGH, Urteil v. 28.11.1957 – 4 StR 525/57 – BGHSt 11, 111 ff. (114); grundlegend auch BVerfG, Beschluss v. 25.07.1979 – 2 BvR 878/74 – BVerfGE 52, 131 ff. (173 f.).
9. Zuletzt BVerfG, Beschluss v. 31.01.2025 – 2 BvR 1290/24 -, Rz. 26.
10. Dutzmann J, Duttge G, Michalsen A et al. Indikation als unverzichtbare Grundlage ärztlichen Handelns. MedR 2025; 43:253-257.
11. BGH, Beschluss v. 17.03.2003 – XII ZB 2/03 – BGHZ 154, 205 ff.
12. Im Grundsatz bereits BGH, Urteil v. 13.09.1994 – 1 StR 357/94 – BGHSt 40, 257 ff. („Kemptener Fall").
13. Duttge G. Vorsorgeplanung am Lebensende aus juristischer Sicht. Dtsch Med Wochenschr 2023; 148:1347-1351.
14. Spickhoff A. Kommentierung zu § 1815 BGB. In: Spickhoff A (Hrsg.) Medizinrecht. Kommentar (4. Aufl.). München, Beck, 2022, § 1815 Rn. 9.
15. Bundestagsdrucksache 19/24445, S. 2, 125, 155 f., 166, 179, 232.
16. Duttge G. Notvertretungsrecht in der Intensivmedizin. Dtsch Med Wochenschr 2022; 147:1464-1468.
17. Dutzmann J, Michalsen J, Duttge G et al. Ehegattennotvertretungsrecht. Eine Handreichung der Sektion Ethik der Deutschen Interdisziplinären Vereinigung für Intensiv- und Notfallmedizin e.V. (DIVI). Dtsch Med Wochenschr 2023; 148:499–502.
18. Gietl A. Keine Betreuung bei Ehegattenvertretungsrecht. Anmerkung zu AG Frankfurt/Main, Beschl. v. 15.01.2023 – 43 XVII 178/23. NZFam 2023; 10:238.
19. Dutta A. Handlungsbefugnisse von Ehegatten in Angelegenheiten der Gesundheitssorge – ein weiterer Versuch für einen neuen § 1358 BGB. FamRZ 2020; 67:1881-1884.
20. Kemper R. Die große Reform: Das Notvertretungsrecht für Ehegatten kommt. FamRB 2021; 20:260-268.
21. Bundestagsdrucksache 19/24445, S. 181.
22. Bundestagsdrucksache 19/24445, S. 183.
23. Z.B. Burchardt M. Vertretung handlungsunfähiger volljähriger Patienten durch Angehörige. Göttingen, Universitätsverlag, 2010.
24. BGH, Beschl. v. 17.09.2014 – XII ZB 202/13 – BGHZ 202, 226 (234).
25. Zum Problem näher: Simon A, Duttge G. Zwangsbehandlung kraft Betreuungsrechts? Zur Legitimationsproblematik des § 287 III FamFG. ZRP 2015; 48:176–178.
26. Dazu näher Duttge G. Rechtssicherheit von End-of-Life-Decisions. Intensiv- und Notfallbehandlung 2019; 44:77–85.
27. BGH, Beschluss v. 06.07.2016 – XII ZB 61/16 – BGHZ 211, 67 (82 ff.).
28. Zur Unverzichtbarkeit einer „Auslegung" jeder Patientenverfügung bereits Lipp V. Rechtliche Grundlagen der Entscheidung über den Einsatz lebenserhaltender Maßnahmen. In: Kettler D, Simon A, Duttge G et al. (Hrsg.) Selbstbestimmung am Lebensende. Göttingen, Universitätsverlag, 2006, 89ff.
29. BGH, Beschluss v. 14.11.2018 – XII ZB 107/18 – Neue Jurist Wochenschr 2019; 72:600–603).

30. Siehe aber Duttge G. Die Odysseus-Verfügung: Selbstverständlicher Ausdruck von Selbstbestimmung oder illegitime Selbstentmündigung? In: Gedächtnisschrift für Gerald Spindler. München, Beck, 2026, 157–166.
31. So z.B. der Nationale Ethikrat. Stellungnahme: Patientenverfügung. 2005, 34.
32. Vor Inkrafttreten des § 1828 (bzw. § 1901b [a.F.]) BGB auch schon BGH, Beschluss v. 17.03.2003 – XII ZB 2/03 – BGHZ 154, 205 (224 f.).
33. Michalsen A., Neitzke G, Dutzmann J et al. Überversorgung in der Intensivmedizin: erkennen, benennen, vermeiden. Positionspapier der Sektion Ethik der DIVI und der Sektion Ethik der DGIIN. Med Klin Intensivmed Notfmed 2021; 116:281–294.
34. Löser C. Unter- und Mangelernährung im Krankenhaus. Dtsch Ärtzebl 2010; 107:A911-A917.
35. Landgericht München I, Urteil v. 28.11.2016 – 9 O 5246/14 – MedR 2017; 35:889–892.
36. Oberlandesgericht München, Urteil v. 21.12.2017 – 1 U 454/17 – MedR 2018; 36:317–326.
37. Bundesgerichtshof, Beschluss v. 04.02.2019 – VI ZR 13/18 – BGHZ 221, 352 (357).
38. Neitzke G, Burchardi H, Janssens U et al. Grenzen der Sinnhaftigkeit von Intensivmedizin. Positionspapier der Sektion Ethik der DIVI. Med Klin Intensivmed Notfmed 2016; 111:486–492.
39. Landgericht Kiel, Beschluss v. 31.05.2024 – 8 O 25/24 [unveröffentlicht].
40. Dazu näher Duttge G. Die medizinische Indikation im rechtsfreien Raum? In: Duttge G, Steuer M, Tadaki M (Hrsg.) Menschenwürde und Selbstbestimmung in der medizinischen Versorgung am Lebensende. Tübingen, Mohr Siebeck, 2022,147–170.
41. BVerfG, Urteil v. 26.02.2020 – 2 BvR 2347/15 – BVerfGE 153, 182 ff.
42. Zuletzt BGH, Beschluss v. 29.01.2025 – 4 StR 265/24 – MedR 2025, 919 ff.
43. BGH, Urteil v. 03.07.2019 – 5 StR 393/18 – BGHSt 64, 135 (142 ff.).

# Gemeinsam stark – Shared decision-making

# 8

Jochen Dutzmann, Maria Brauchle und Andrej Michalsen

## Inhaltsverzeichnis




J. Dutzmann (✉)
Klinik für Innere Medizin III – Kardiologie, Angiologie und Internistische Intensivmedizin, Universitätsklinikum Halle (Saale), Halle (Saale), Deutschland
E-Mail: jochen.dutzmann@uk-halle.de

M. Brauchle
Pflegeschule Vorarlberg, Feldkirch, Österreich
E-Mail: maria.brauchle@lkhf.at

A. Michalsen
Klinik für Anästhesiologie, Intensivmedizin, Notfallmedizin und Schmerztherapie, Klinikum Konstanz, Konstanz, Deutschland
E-Mail: andrejmichalsen@hotmail.de







A. Michalsen und U. Janssens (Hrsg.), *Klinische Ethik in der Intensivmedizin*,
https://doi.org/10.1007/978-3-662-72378-4_8

**Zusammenfassung**

In der Intensivmedizin treffen medizinische und ethische Herausforderungen in besonderer Weise aufeinander. *Shared decision-making* (SDM) ermöglicht dabei eine partizipative Entscheidungsfindung, sowohl im interprofessionellen Team als auch im Dialog mit Patienten und Zugehörigen. Der Beitrag beleuchtet die theoretischen Grundlagen, Herausforderungen und strukturellen Voraussetzungen eines gelingenden SDM im intensivmedizinischen Setting und zeigt praxisnahe Handlungsempfehlungen auf.

**Fallbeispiel**

Ein 72-jähriger Patient wird nach einem Herz-Kreislauf-Stillstand bewusstlos auf die Intensivstation aufgenommen. Er hat keine Patientenverfügung verfasst und keine Vorsorgevollmacht erteilt. Bei Aufnahme besteht weiterhin die Notwendigkeit einer hoch dosierten Katecholamintherapie. In den folgenden Stunden zeigt sich ein ausgeprägtes Post-Reanimations-Syndrom.

Im interprofessionellen Behandlungsteam besteht Unsicherheit, ob eine Therapie mit kurativem Ansatz und unter Verwendung organunterstützender Therapiemaßnahmen dem Willen des Patienten entspricht oder ob bereits indikatorisch, also aus medizinischer Sicht, eine Therapielimitierung erfolgen sollte, unabhängig vom Patientenwillen. In einer strukturierten Teamkonferenz werden die (vor allem neurologische) Prognose, medizinische Optionen, Einschätzungen des Behandlungsteams und klinisch-ethische Bewertungen gemeinsam abgewogen. Auf Basis eines Konsenses im Team wird entschieden, im Sinne eines „*time-limited trial*" (TLT) zunächst für fünf Tage eine organunterstützende Therapie durchzuführen.

Im Rahmen eines strukturierten Angehörigengesprächs mit der Ehefrau und dem erwachsenen Sohn werden die klinische Situation, mögliche Verläufe und therapeutische Optionen transparent erläutert. Die Angehörigen werden eingeladen, über Werte und Wünsche des Patienten zu sprechen. Auf dieser Grundlage – interprofessionell abgestimmt und wertebasiert geführt – erfolgt die gemeinsame Entscheidung, auf weitere invasive Maßnahmen, wie beispielsweise eine Dialyse-Therapie, zu verzichten und das Therapieziel bei ausbleibender Besserung im Laufe des TLT hin zu einer palliativen Versorgung zu verändern. ◄

## 8.1 Einleitung

In der Intensivmedizin müssen häufig komplexe medizinische Entscheidungen getroffen werden, manchmal auch unter Zeitdruck, die nicht nur medizinische, sondern auch emotionale und mitunter existentielle Aspekte berühren. In solchen Situationen ist der Entscheidungsprozess im Behandlungsteam daher nicht nur eine klinische, sondern auch eine ethische Herausforderung.

*Shared decision-making* (SDM), die gemeinsame Entscheidungsfindung, hat sich in vielen Bereichen der Medizin als zentrales Prinzip guter klinischer Praxis etabliert. In seiner originären Bedeutung meint SDM nicht nur einen Informationsaustausch zwischen Behandlungsteam und Patient, sondern einen dialogischen Aushandlungsprozess, der klinische Evidenz mit den Präferenzen des Patienten verbindet [1, 2]. In der Intensivmedizin gewinnt SDM besondere Bedeutung: Einerseits wegen der häufig eingeschränkten Kommunikationsfähigkeit der Patienten, andererseits wegen der hohen Tragweite vieler therapeutischer Maßnahmen. Glyn Elwyn und Kollegen definieren SDM als „*an approach where clinicians and patients share the best available evidence when faced with the task of making decisions, and where patients are supported to consider options, to achieve informed preferences*" [3]. Damit wird der wechselseitige Charakter der gemeinsamen Entscheidungsfindung auf Basis des sogenannten „Zwei-Säulen-Modells" aus medizinischer Evidenz und Expertise einerseits und patientenseitiger Zustimmung andererseits hervorgehoben. SDM betrifft dabei nicht nur das Verhältnis zwischen Arzt und Patient, sondern auch die Zusammenarbeit im interprofessionellen Behandlungsteam [4].

Entscheidungen über Art und Umfang intensivmedizinischer Maßnahmen berühren immer auch Werte, Zielvorstellungen und Präferenzen – sowohl auf Seiten der Patienten und ihrer Zugehörigen als auch im Team selbst. Sie haben damit nicht nur unmittelbare Auswirkungen auf den weiteren Behandlungsverlauf, sondern auch auf das emotionale Erleben aller Beteiligten. Gerade in diesem Spannungsfeld sind eine gelingende Kommunikation mit Patienten und Zugehörigen (s. ausführlich Kap. 9), eingespielte interprofessionelle Behandlungsteams und ein gutes ethisches Klima auf der Intensivstation entscheidend für eine qualitativ hochwertige Versorgung [5]. Diese wird jedoch noch oft durch prognostische Unsicherheit, unterschiedliche Einschätzungen zur Angemessenheit von Behandlungsmaßnahmen, mangelndes Wissen über Patientenpräferenzen und ein schlechtes Arbeitsumfeld erschwert [6–8].

Im Folgenden wird dargestellt, wie SDM auf der Intensivstation sowohl im interprofessionellen Team als auch im Dialog mit Patienten und Zugehörigen gelingen kann – und welche Voraussetzungen dazu erfüllt sein müssen.

## 8.2 *Shared decision-making* im interprofessionellen Behandlungsteam

### 8.2.1 Definition und Relevanz

Obwohl SDM als partizipativer Entscheidungsprozess im Kontext der Arzt-Patienten-Beziehung entwickelt worden ist, wurde das Konzept in den letzten Jahren zunehmend auf die interprofessionelle Zusammenarbeit im Gesundheitswesen übertragen [4]. Klinische

Entscheidungsfindung auf Intensivstationen ist geprägt durch deutlich strukturierte Abläufe, hohe Verantwortung und ein interprofessionelles Teamgefüge, das historisch und kulturell durch ärztliche Entscheidungshoheit dominiert ist. Obwohl viele Prozesse auf formalisierte Zusammenarbeit angewiesen sind, bestehen weiterhin ausgeprägte Hierarchien – sowohl zwischen als auch innerhalb einzelner Berufsgruppen, also zwischen Pflegekräften und Ärzten, zwischen Assistenz- und Oberärzten und bei den Pflegekräften. Diese Hierarchien beeinflussen maßgeblich, wer wann, wie und mit welcher Verbindlichkeit in Entscheidungsprozesse eingebunden wird [9].

Interprofessionelles SDM (IP-SDM) als Entscheidungsunterstützungsprozess berücksichtigt nun insbesondere die verschiedenen komplementären Perspektiven und Kompetenzen der beteiligten Berufsgruppen und strebt eine konsentierte Anwendung oder Weiterführung diagnostischer und therapeutischer Maßnahmen unter Berücksichtigung des Patientenwillens an [10]. Die Einbindung mehrerer Gesundheitsberufe eröffnet dabei nicht nur fachlich breitere Entscheidungsgrundlagen, sondern ermöglicht auch eine multiperspektivische Annäherung an komplexe Fragestellungen – insbesondere dann, wenn medizinische Evidenz, Patientenwille und situative Umstände in einem Spannungsfeld stehen.

Gerade in der Intensivmedizin, die von prognostischer Unsicherheit, zeitkritischen Abläufen und eingeschränkter Kommunikationsfähigkeit vieler Patienten geprägt ist, kann ein adäquates IP-SDM wesentlich zur Versorgungsqualität beitragen. Zwar ist die derzeitige Evidenzlage zur Implementierung von IP-SDM auf Intensivstationen limitiert und die Studienqualität gering [10, 11]. Es kann aber immerhin als sehr wahrscheinlich gelten, dass IP-SDM nicht nur mit höherer Patientenzufriedenheit und verbesserter Entscheidungsqualität, sondern auch mit geringerer emotionaler Belastung und größerer Teamkohärenz assoziiert ist [10, 12, 13].

Darüber hinaus bietet IP-SDM einen strukturierten Rahmen für eine Entscheidungsfindung in medizinisch und/oder ethisch komplexen Situationen – etwa bei der Frage nach der Fortführung oder Begrenzung lebensverlängernder intensivmedizinischer Maßnahmen. Gerade in diesen Konstellationen kann SDM dazu beitragen, Verantwortung zu teilen, implizite Machtverhältnisse transparent zu machen und Unsicherheiten im Team offen zu verhandeln. Damit wirkt es auch dem Risiko der Entstehung oder Aggravierung von *moral distress* entgegen (s. ausführlich Kap. 10). Dies ist ein wichtiger Aspekt, da *moral distress* insbesondere auf Intensivstationen regelmäßig zu psychischer Belastung, innerem Rückzug oder Resignation im Behandlungsteam führen kann, insbesondere bei Pflegekräften oder noch unerfahrenen Ärzten, wenn sie die Konsequenzen von Entscheidungen mittragen müssen, ohne am Prozess der Entscheidungsfindung beteiligt gewesen zu sein [7, 14]. Insofern ist SDM nicht nur ein Ausdruck partizipativer Patientenorientierung, sondern zugleich eine Voraussetzung für professionelle Integrität und Teamresilienz in einem klinisch und ethisch hochdynamischen Versorgungsfeld.

### 8.2.2 Gelingen eines *interprofessional shared decision-making*

Die praktische Umsetzung von IP-SDM wird zusätzlich durch strukturelle und kommunikative Hürden erschwert: Zeitdruck, parallele Arbeitsprozesse, das Schichtsystem sowie fehlende Übergaberoutinen können dazu führen, dass wichtige Informationen und Perspektiven unbeachtet bleiben. Gerade in prognostisch unsicheren oder ethisch herausfordernden Situationen kommt es häufig zu informellen Entscheidungen, die im Nachhinein nicht mehr konsentiert sind [15]. Auch der sogenannte „*silent dissent*" – also ein inneres oder unausgesprochenes Nicht-Einverstandensein mit einer getroffenen Entscheidung – stellt in diesem Zusammenhang eine relevante Herausforderung dar [14]. IP-SDM ist dabei freilich nicht bei jeder Entschlussfassung in der Intensivmedizin notwendig, sondern nur bei Entscheidungen erheblicher Tragweite, wie zum Beispiel hinsichtlich Therapieintensivierungen oder -limitierungen oder Therapiezieländerungen [16].

Die Förderung eines flachen Hierarchieverständnisses, klarer Entscheidungsstrukturen und expliziter Kommunikationsräume (z. B. tägliche interprofessionelle Fallbesprechungen oder strukturierte Debriefings) gelten als zentraler Hebel zur Verbesserung des klinischen Alltags auf der Intensivstation. Studien zeigen, dass ein positives ethisches Klima und wahrgenommene Mitsprachemöglichkeiten eng mit der Versorgungsqualität und der Stabilität multiprofessioneller Teams verknüpft sind [17].

## 8.3 *Shared decision-making* mit Patienten und Zugehörigen

### 8.3.1 Definition und Relevanz

Intensivstationen stehen sinnbildlich für Krisen, Grenzerfahrungen und Unsicherheit. Für Patienten bedeutet der Aufenthalt meist einen abrupten Verlust von Autonomie, Orientierung und Kommunikation. Für Zugehörige ist er oft mit Angst, Ohnmacht und der Herausforderung verbunden, unter emotionalem Druck Entscheidungen mittragen oder sogar stellvertretend treffen zu sollen. Diese Ausnahmesituation bildet den Hintergrund, vor dem SDM mit Patienten und Zugehörigen in der Intensivmedizin stattfindet – und stellt seine Umsetzung vor besondere Herausforderungen.

SDM als Entscheidungsfindungsprozess auf Basis klinischer Expertise, wissenschaftlicher Evidenz und insbesondere individueller Werte und Präferenzen der betroffenen Patienten stellt in der Intensivmedizin eine besondere Herausforderung dar, da viele Patienten zum Zeitpunkt kritischer Entscheidungen nicht einwilligungsfähig sind. Damit verschiebt sich der Fokus der Entscheidungsfindung häufig vom unmittelbaren Arzt-Patienten-Verhältnis hin zur Kommunikation mit Bevollmächtigten oder Zugehörigen [15, 18] (s. ausführlich Kap. 4, 7 und 9).

Die Ermittlung des mutmaßlichen Patientenwillens stützt sich dabei idealerweise auf Vorausverfügungen oder frühere Gespräche, häufig muss hierzu jedoch auf die Einschätzung von Personen aus dem sozialen Umfeld zurückgegriffen werden. Die Rolle der Zugehörigen ist dabei ambivalent: Einerseits sind sie zentrale Gesprächspartner und Informationsgeber für das Behandlungsteam, andererseits sind sie selbst emotional tief betroffen und in einem Zustand erhöhter psychischer Vulnerabilität [19–22]. Gerade in dieser Konstellation ist es essentiell, Entscheidungen nicht paternalistisch zu treffen, sondern die Patienten und ihre Zugehörigen behutsam, strukturiert und transparent in den Entscheidungsprozess einzubinden.

Die Relevanz partizipativer Entscheidungsfindung in der Intensivmedizin ergibt sich aus der Tragweite vieler, insbesondere organsystemunterstützender Maßnahmen – vornehmlich im Hinblick auf Lebensverlängerung, Lebensqualität und gegebenenfalls auch ein drohendes Versterben. Studien zeigen, dass eine gut strukturierte Einbindung von Patienten und Zugehörigen mit einer verbesserten Wahrnehmung der Kommunikation, höherem Vertrauen in das Behandlungsteam und mitunter geringerer emotionaler Belastung assoziiert ist [23–25]. Das sogenannte *„post-intensive care syndrome"* bzw. das *„post-intensive-care syndrome – family"* sind weniger ausgeprägt [26]. Umgekehrt zeigen Studien, dass mangelhafte Kommunikation, unklare Erwartungen und fehlende Mitsprache bei Zugehörigen häufig zu Schuldgefühlen, posttraumatischer Belastung oder komplexen Trauerverläufen führen können [18, 20, 27]. SDM mit Patienten und Zugehörigen verlangt daher nicht nur medizinische und kommunikative Kompetenz, sondern auch klinisch-ethische Sensibilität für Fragen der Selbstbestimmung, Fürsorge und gemeinschaftlichen Verantwortung bei grundsätzlich nicht auflösbarer prognostischer Unsicherheit. SDM ist also nicht nur ein Ausdruck ethisch reflektierter Patientenorientierung, sondern auch ein Instrument präventiver Fürsorge mit Wirkung über den Akutverlauf hinaus.

### 8.3.2 Gelingen eines *Shared decision-making* mit Patienten und Zugehörigen

Vor dem Hintergrund der besonderen Belastungs- und Kommunikationsdynamik auf einer Intensivstation stellt sich die Frage, unter welchen Bedingungen ein adäquates SDM mit Patienten und Zugehörigen in der Intensivmedizin tatsächlich gelingen kann, welche strukturellen, kommunikativen und kulturellen Voraussetzungen also erfüllt sein müssen und welche Rolle individuelle Haltungen und institutionelle Rahmenbedingungen dabei spielen.

Strukturell sind klare Prozesse und ausreichende Zeiträume für die interprofessionelle Kommunikation mit Patienten und/oder ihren Zugehörigen festzulegen bzw. zu ermöglichen. Zentrale Bedeutung kommt dabei dem Qualitätsindikator VIII / Intensivmedizin der DIVI zu, der prozessual verankerte und dokumentierte Gespräche mit Zugehörigen innerhalb der ersten 72 h nach Aufnahme der Patienten auf der Intensivstation fordert –

und darüber hinaus regelmäßige Gesprächsangebote empfiehlt [28]. Dieser Indikator betont nicht nur die Bedeutung frühzeitiger Kommunikation, sondern versteht Zugehörige ausdrücklich als wesentliche Partner in Entscheidungsprozessen. Durch strukturierte und wiederholte Gespräche können medizinische Sachverhalte verständlich erläutert, Behandlungsziele reflektiert und die Werte und Wünsche der Patienten erhoben werden. Studien zeigen, dass eine solche Gesprächsführung das Stressniveau von Zugehörigen signifikant senken und die Qualität getroffener Entscheidungen verbessern kann [23, 24].

Für eine gelingende Kommunikation sind eine empathische Haltung, aktives Zuhören und Transparenz zentrale Voraussetzungen (s. ausführlich Kap. 9). Eine offene und dialogorientierte Gesprächsführung fördert Vertrauen und Beteiligung. Dabei sollte vermieden werden, dass medizinisches Fachpersonal in einen paternalistischen Habitus zurückfällt, insbesondere wenn die Zugehörigen emotional stark belastet sind oder mit der Komplexität der Situation überfordert wirken [20, 22]. Hilfreich kann dabei das VALUE-Konzept sein, das mittlerweile ein bewährter Ansatz zur strukturierten Gesprächsführung mit kritisch kranken Patienten und/oder deren Zugehörigen ist [29, 30]. Dieses Konzept bietet eine strukturierte Orientierung für empathische und partizipative Gespräche mit Angehörigen. Die fünf Prinzipien – (1) ***v**alue family statements*, (2) ***a**cknowledge emotions*, (3) ***l**isten actively*, (4) ***u**nderstand the patient as a person* und (5) ***e**licit questions* – zielen auf Wertschätzung, aktives Zuhören, biographische Kontextualisierung und Transparenz.

Inhaltlich deckt sich VALUE stark mit den Grundprinzipien des SDM: Respekt, Beteiligung und geteilte Verantwortung. Studien zeigen, dass VALUE-basierte Gespräche das Belastungserleben der Angehörigen mindern und ihre Zufriedenheit mit der Versorgung erhöhen können – ohne die klinischen Behandlungsergebnisse zu verschlechtern [30]. Damit ergänzt VALUE als praxisnahe Gesprächsstruktur die Umsetzung von SDM im intensivmedizinischen Alltag.

Im Hinblick auf die „Stationskultur“ muss SDM in der gesamten Organisation verankert sein. Zugehörige werden als legitime Partner im Entscheidungsfindungsprozess anerkannt. Damit wird auch explizit vorausgesetzt, dass Zugehörige aktiv mit eingebunden und psychosozial unterstützt werden. Um SDM in einer Organisation leben zu können, müssen auch ethische Fallbesprechungen, interdisziplinäre Konsile und die Schulung der Mitarbeiter im Umgang mit schwierigen Entscheidungssituationen stattfinden [31].

## 8.4 Ethisches Klima

Das ethische Klima einer Intensivstation beschreibt übergreifend die Qualität der gemeinsamen Auseinandersetzung mit normativen Fragestellungen im klinischen Alltag [32]. Es umfasst die Wahrnehmung von Kommunikationskultur, Entscheidungsprozessen, Teaminteraktionen und moralischer Unterstützung. In diesem Verständnis ist das ethische Klima keine abstrakte Kategorie, sondern prägt unmittelbar die Art und Weise, wie

Entscheidungen vorbereitet, getroffen und mitgetragen werden – und beeinflusst somit auch die Qualität eines gelingenden SDM.

Ein gutes ethisches Klima ermöglicht offene Diskussionen, fördert gegenseitigen Respekt zwischen den Berufsgruppen, bezieht nicht-ärztliche Berufsgruppen aktiv in Entscheidungen ein und bietet Raum für Unsicherheit und Dissens – etwa durch strukturierte interprofessionelle Reflexionsformate, ethische Fallbesprechungen und eben IP-SDM und SDM mit Patienten und Zugehörigen [1, 10, 33]. Es ist oft mit einer geringeren Wahrnehmung unangemessener Therapie, einer besseren Teamkohärenz, weniger *moral distress* und einer geringeren „*intention to leave*" assoziiert [5].

Das ethische Klima auf der Intensivstation ist also nicht nur ein Ausdruck institutioneller Haltung, sondern eine zentrale Voraussetzung dafür, dass SDM überhaupt gelingen kann – sowohl im interprofessionellen Team als auch im Dialog mit Patienten und Zugehörigen. Es beeinflusst, ob Entscheidungen offen diskutiert, gemeinsam getragen und im Sinne der Betroffenen gefällt werden – und ist damit eine unverzichtbare Ressource für klinische Entscheidungsqualität, Teamstabilität und eine verantwortungsvolle, team- und zugleich patientenorientierte Intensivmedizin.

## 8.5 Zusammenfassung

*Shared decision-making* (SDM) ist ein zentrales Prinzip klinisch-ethischer Entscheidungsfindung in der Intensivmedizin. Es beschreibt einen dialogischen Prozess, in dem medizinische Expertise, klinische Evidenz und individuelle Werte gemeinsam abgewogen werden. In der Praxis umfasst SDM sowohl die interprofessionelle Zusammenarbeit im Behandlungsteam als auch die Einbindung von Patienten und Zugehörigen – letztere häufig stellvertretend aufgrund fehlender Kommunikationsfähigkeit der Patienten selbst.

Im interprofessionellen Team fördert SDM eine multiperspektivische Entscheidungsfindung und wirkt dem Risiko von *moral distress* entgegen, insbesondere wenn flache Hierarchien, transparente Kommunikation und ein gutes ethisches Klima gegeben sind. Gleichzeitig stärkt SDM die Teamkohärenz und die Versorgungsqualität, gerade in komplexen oder prognostisch unsicheren Situationen.

Die Kommunikation mit Zugehörigen erfordert besondere Sorgfalt, da sie unter hoher emotionaler Belastung stattfindet. Strukturelle Rahmenbedingungen wie regelmäßige, dokumentierte Gespräche, Kommunikationsleitlinien (z. B. das VALUE-Konzept) und eine empathische Haltung sind hierfür essentiell. SDM mit Angehörigen bedeutet dabei nicht die Delegation von Verantwortung, sondern die Ermöglichung gemeinsamer Entscheidungen auf Basis des mutmaßlichen Patientenwillens.

Schließlich ist das ethische Klima der Intensivstation ein zentraler Ermöglichungsfaktor für gelingendes SDM. Es prägt die Art und Weise, wie normativ aufgeladene und von individuellen Werten unterlegte Entscheidungen getroffen und getragen werden – und ist damit nicht nur Ausdruck institutioneller Haltung, sondern Fundament für partizipative, patientenorientierte und resiliente Intensivmedizin.

## Literatur

1. Kon AA, Davidson JE, Morrison W et al. Shared decision-making in ICUs: An American College of Critical Care Medicine and American Thoracic Society policy statement. Crit Care Med 2016; 44:188-201.
2. Elwyn G, Frosch D, Thomson R et al. Shared decision-making: a model for clinical practice. J Gen Intern Med 2012; 27:1361-1367.
3. Elwyn G, Laitner S, Coulter A et al. Implementing shared decision making in the NHS. BMJ 2010; 341:c5146.
4. Légaré F, Stacey D, Pouliot S et al. Interprofessionalism and shared decision-making in primary care: a stepwise approach towards a new model. J Interprof Care 2011; 25:18-25.
5. Van den Bulcke B, Metaxa V, Reyners AD et al. Ethical climate and intention to leave among critical care clinicians: an observational study in 68 intensive care units in Europe and the USA. Intensive Care Med 2020; 46:46-56.
6. Benoit DD, Jensen HI, Malmgren J et al. Outcome in patients perceived as receiving excessive care across different ethical climates: a prospective study in 68 intensive care units in Europe and the USA. Intensive Care Med 2018; 44:1039-1049.
7. Dzeng E, Curtis JR. Understanding ethical climate, moral distress, and burnout: a novel tool and a conceptual framework. BMJ Qual Saf 2018; 27:766-770.
8. Moss M, Good VS, Gozal D et al. An official critical care societies collaborative statement: Burnout syndrome in critical care healthcare professionals: A call for action. Crit Care Med 2016; 44:1414-1421.
9. Bouchez T, Cagnon C, Hamouche G et al. Interprofessional clinical decision-making process in health: A scoping review. J Adv Nurs 2024; 80:884-907.
10. Michalsen A, Long AC, DeKeyser-Ganz F et al. Interprofessional shared decision-making in the ICU: a systematic review and recommendations from an expert panel. Crit Care Med 2019; 47:1258-1266.
11. Kesecioglu J, Rusinova K, Alampi D et al. European Society of Intensive Care Medicine guidelines on end of life and palliative care in the intensive care unit. Intensive Care Med 2024; 50:1740-1766.
12. Lown BA, Kryworuchko J, Bieber C et al. Continuing professional development for interprofessional teams supporting patients in healthcare decision making. J Interprof Care 2011; 25:401-408.
13. Zwarenstein M, Goldman J, Reeves S. Interprofessional collaboration: effects of practice-based interventions on professional practice and healthcare outcomes. Cochrane Database Syst Rev 2009; (3):CD000072.
14. Bruce CR, Miller SM, Zimmerman JL. A qualitative study exploring moral distress in the ICU team: the importance of unit functionality and intrateam dynamics. Crit Care Med 2015; 43:823-831.
15. White DB, Braddock CH 3rd, Bereknyei S et al. Toward shared decision making at the end of life in intensive care units: opportunities for improvement. Arch Intern Med 2007; 167:461-467.
16. DeKeyser Ganz F, Engelberg R, Torres N et al. Development of a model of interprofessional shared clinical decision making in the ICU: a mixed methods study. Crit Care Med 2016; 44:188-201.
17. Silverman H, Wilson T, Tisherman S et al. Ethical decision-making climate, moral distress, and intention to leave among ICU professionals in a tertiary academic hospital center. BMC Med Ethics 2022; 23:45.

18. McDonagh JR, Elliott TB, Engelberg RA et al. Family satisfaction with family conferences about end-of-life care in the intensive care unit: increased proportion of family speech is associated with increased satisfaction. Crit Care Med 2004; 32:1484-1488.
19. Sui W, Gong X, Qiao X et al. Family members' perceptions of surrogate decision-making in the intensive care unit: A systematic review. Int J Nurs Stud 2023; 137:104391.
20. Azoulay E, Pochard F, Kentish-Barnes N et al. Risk of post-traumatic stress symptoms in family members of intensive care unit patients. Am J Respir Crit Care Med 2005; 171:987-994.
21. Azoulay E, Chaize M, Kentish-Barnes N. Involvement of ICU families in decisions: fine-tuning the partnership. Ann Intensive Care 2014; 4:37.
22. Wendler D, Rid A. Systematic review: the effect on surrogates of making treatment decisions for others. Ann Intern Med 2011; 154:336-346.
23. White DB, Angus DC, Shields AM et al. A randomized trial of a family-support intervention in intensive care units. N Engl J Med 2018; 378:2365-2375.
24. Curtis JR, Treece PD, Nielsen EL et al. Randomized trial of communication facilitators to reduce family distress and intensity of end-of-life care. Am J Respir Crit Care Med 2016; 193:154-162.
25. Azoulay E, Kentish-Barnes N, Boulanger C et al. Family centeredness of care: a cross-sectional study in intensive care units part of the European Society of Intensive Care Medicine. Ann Intensive Care 2024; 14:77.
26. Preiser JC, Herridge M, Auoulay E (eds.). Post-intensive care syndrome. Berlin, Springer, 2020.
27. Kentish-Barnes N, Chaize M, Seegers V et al. Complicated grief after death of a relative in the intensive care unit. Eur Respir J 2015; 45:1341-1352.
28. Kumpf O, Assenheimer M, Bloos F et al. Intensivmedizinische Qualitätsindikatoren für Deutschland – 4. Auflage 2022. Anästh Intensivmed 2023; 64:333–354.
29. Curtis JR, White DB. Practical guidance for evidence-based ICU family conferences. Chest 2008; 134:835-843.
30. Lautrette A, Darmon M, Megarbane B et al. A communication strategy and brochure for relatives of patients dying in the ICU. N Engl J Med 2007; 356:469-478.
31. Herrmann B. Ethische Fallbesprechungen in der interprofessionellen Entscheidungsfindung. In: Riedel A, Lehmeyer S (Hrsg.). Ethik im Gesundheitswesen. Berlin, Springer, 2023, 887-898.
32. Van den Bulcke B, Jensen HI. Ethical climate and proportionate care. In: Michalsen A, Kesecioglu J, Sadovnikoff N (eds.). Ethics in intensive care medicine. Berlin, Springer, 2023, 121-130.
33. Van den Bulcke B, Piers R, Jensen HI et al. Ethical decision-making climate in the ICU: theoretical framework and validation. BMJ Qual Saf 2018; 27:781–789.

# Gesprächskompetenz gefragt – Kommunikation im Team und mit den Patienten

9

Anna-Henrikje Seidlein, Volker Huge und Stefan Meier

## Inhaltsverzeichnis




A.-H. Seidlein (✉)
Institut für Ethik und Geschichte der Medizin, Universitätsmedizin Greifswald, Greifswald, Deutschland
E-Mail: anna-henrikje.seidlein@med.uni-greifswald.de

V. Huge
Zentrum für Intensivmedizin und Anaesthesie, Schön Klinik Bad Aibling Harthausen, Bad Aibling, Deutschland
E-Mail: vhuge@schoen-klinik.de

S. Meier
Klinik für Anästhesiologie, Universitätsklinikum Düsseldorf, Düsseldorf, Deutschland
E-Mail: meier@med.uni-duesseldorf.de







A. Michalsen und U. Janssens (Hrsg.), *Klinische Ethik in der Intensivmedizin,*
https://doi.org/10.1007/978-3-662-72378-4_9

**Zusammenfassung**

In dem dynamischen Umfeld der Intensivstation ist eine gelingende Kommunikation – sowohl mit den Patienten und ihren Angehörigen als auch im interprofessionellen Team – essentiell. Sie zeichnet sich zum einen durch eine verständliche Sprache sowie eine empathische und personenzentrierte Grundhaltung und zum anderen durch die Anwendung situationsspezifisch angemessener Instrumente aus. Ethische Werte bzw. Prinzipien wie Respekt vor der Autonomie, Fürsorge und Nicht-Schaden lassen sich durch gute Kommunikation verwirklichen. Gelingende Kommunikation achtet die Autonomie der Beteiligten, indem ein Rahmen geschaffen wird, der ihnen die Möglichkeit zum Ausdruck ihrer Selbstbestimmung gibt. Sie werden ermutigt, ihre Perspektive einzubringen – ggf. mit Unterstützung durch Dritte und/oder Hilfsmittel. Effektive Kommunikation trägt außerdem maßgeblich dazu bei, aus potentiellen Missverständnissen und Fehlinformationen resultierenden Schaden zu vermeiden. Darüber hinaus ist sie tragendes Element fürsorglicher Beziehungen, da rechtzeitiger, ehrlicher Informationsaustausch das Vertrauen und gegenseitige Verständnis fördert und so *moral distress* bei allen Involvierten reduzieren kann. Diese Faktoren machen Kommunikation zu einem wesentlichen Indikator für ethische Versorgungsqualität auf der Intensivstation. Um Kommunikation bewusst und verantwortungsvoll zu gestalten, sind neben der Schaffung optimaler Voraussetzungen auf Prozess- und Strukturebene ein umfassender (auch interprofessioneller) Kompetenzerwerb sowie eine ehrliche (Selbst-)Reflexion in der Praxis über die eigenen Motive und Gesprächsziele unverzichtbar.

## 9.1 Einleitung: Kommunikation als zentrale Kompetenz und ethische Herausforderung in der Intensivmedizin

### 9.1.1 Theoretische Grundlagen der Kommunikation

Kommunikation beschreibt den Austausch von Gedanken, Gefühlen oder Bedeutungen zwischen Individuen oder Gruppen von Individuen. Dabei findet Kommunikation immer nicht nur verbal, sondern zu einem erheblichen Maße auch nonverbal durch Gestik, Mimik und Körperhaltung statt. Vielfach wird Kommunikation als eine Abfolge von gesendeten und empfangenen Signalen verstanden, indem Informationen zwischen den Kommunikationspartnern wechselseitig ausgetauscht werden. Diese Form des Austausches von Botschaften wird von F. Schulz von Thun [1] in unterschiedliche Verstehens- oder Bedeutungsebenen unterteilt. Nach seinen Vorstellungen beinhaltet jede gesendete Nachricht stets vier Botschaften: Sie vermittelt nicht nur sachliche Informationen, sondern offenbart auch etwas über den Sender selbst, signalisiert die Beziehung zum Empfänger und enthält zudem einen Appell, also eine mitgesendete Handlungsaufforderung an den Empfänger. So wird Kommunikation als vielschichtiger Prozess verstanden, in dem stets Sachinhalt, Selbstoffenbarung, Beziehungshinweis und Appell simultan transportiert werden. Die Herausforderung in der Kommunikation besteht nach diesem Modell darin, dass Sender und Empfänger diese unterschiedlichen Ebenen unterschiedlich gewichten und es so zu Missverständnissen kommen kann.

**Hinweis**
Die Nachricht eines behandelnden Arztes: „Der Zustand ihrer Mutter ist kritisch“ könnte als Sachinformation über den körperlichen Zustand der Patientin gemeint sein. Sie könnte jedoch auch als eine Selbstoffenbarung gesehen werden und bedeuten: „Wir sind am Ende unserer therapeutischen Möglichkeiten“. Auf einer Beziehungsebene könnte sie als Hinweis verstanden werden: „Unsere Zuständigkeit für ihre Mutter wird bald enden“, und sie könnte schließlich den Appell enthalten: „Wir müssen über eine Änderung der Therapieziele nachdenken“.

Die Stärke dieses Kommunikationsmodells liegt in der Erkenntnis, dass Kommunikation vielschichtig und komplex ist und dass es nicht nur um die reine Informationsübertragung geht, sondern auch um Beziehungen, Gefühle und Handlungsaufforderungen. Die zentrale Schwäche dieses Kommunikationsmodells besteht darin, dass es Kommunikation als linearen Prozess vom Sender zum Empfänger darstellt. Dabei wird unterstellt, dass die Kommunikationspartner unabhängig voneinander agieren. Sie lässt außer Acht, dass es immer eine wechselseitige Beeinflussung gibt. Selbst wenn eine Person alle vier Ebenen der Kommunikation nach Schulz von Thun optimal beachtet und deutlich macht, können dennoch Missverständnisse entstehen. Das liegt daran, dass der Empfänger die Botschaft immer durch seine eigene, subjektive Wahrnehmung interpretiert. Der Empfänger ist der übermittelten Nachricht nicht passiv ausgeliefert, sondern interpretiert sie aktiv auf Grundlage seiner eigenen Wahrnehmung und Erfahrungen. Er bleibt frei in der Bedeutung, die er der Botschaft beimisst, und in der Art und Weise, wie er darauf reagiert. Ebenso wie der Sender einer Nachricht dieser eine Bedeutung zuschreibt, tut der Empfänger dies in gleicher, unabhängiger Weise [2]. Zudem bezieht der Sender bei der Formulierung seiner Botschaft bereits erwartete Reaktionen des Empfängers mit ein, was die Gestaltung und den Ausdruck der Nachricht maßgeblich beeinflusst.[1]

Diese andere, konstruktivistisch-systemische Sichtweise, die Kommunikation in prozesshafter und zirkulärer Weise beschreibt, findet sich bei P. Watzlawick [3]. Zentral

[1]Wenn zum Beispiel die Annahme besteht, ein Angehöriger könne nach der Mitteilung einer schlechten Prognose wütend werden, bleibt offen, worauf sich diese Wut tatsächlich beziehen könnte. Was aber in jedem Fall geschehen wird, ist, dass diese mögliche Wutreaktion zurückwirkt auf denjenigen, der die Botschaft ausspricht und den Verlauf der Kommunikation beeinflusst. Möglicherweise wird der Sprecher der Botschaft nun vorsichtiger agieren, weil er denkt, er könnte Zielscheibe dieser Wut sein. Unter Umständen wird er deshalb schon präemptiv die Botschaft modifizieren, damit er sich weniger in der Gefahr sieht, angegriffen zu werden. Dieses Phänomen wird in der Systemtheorie als „zirkuläre Kausalität“ [2] bezeichnet.

für diese Denkweise ist die Annahme, dass jeder Mensch seine eigene Realität auf Basis persönlicher Erfahrungen, Einstellungen und Überzeugungen konstruiert. Diese subjektive Wahrnehmung prägt nicht nur jede Kommunikation, sondern wird zugleich auch durch sie verändert.

Nach Watzlawick wird Kommunikation durch fünf Axiome beschrieben (siehe Box „Hintergrund"). Auch er macht deutlich, dass der Beziehungsaspekt einer Botschaft immer mit dem Inhaltsaspekt verbunden ist, stellt aber heraus, dass die subjektiv erlebte Art und Weise, wie die Kommunikationspartner sich selbst und den anderen sehen, die Kommunikation entscheidend beeinflusst. Für die Kommunikation im medizinischen Kontext, sowohl innerhalb des Behandlungsteams als auch zwischen dem Behandlungsteam und den Patienten bzw. deren Angehörigen, scheinen zwei Axiome von besonderer Bedeutung: Zum einen gilt, dass Kommunikation als ein fortlaufender Prozess zu verstehen ist, in dem die verschiedenen Teilnehmer den Ablauf der Kommunikationsprozesse aus unterschiedlichen Perspektiven sehen. Diese unterschiedliche Wahrnehmung von Ursache und Wirkung kann so zu Missverständnissen führen.

Zum anderen gilt gerade für Arzt-Patienten-Beziehungen,[2] dass sie in der Regel nicht symmetrisch sind. In klinischen Situationen entsteht komplementäre Kommunikation unter anderem durch das Ungleichgewicht an Fachwissen zwischen medizinischem Personal und medizinischen Laien wie Patienten oder Angehörigen. Zusätzlich wirken sich die hierarchischen Rollen und damit verbundenen Machtverhältnisse aus, die im Gesundheitswesen häufig bestehen. Auch die unterschiedliche persönliche und emotionale Betroffenheit – etwa durch die direkte Nähe zum Schicksal eines schwer kranken Menschen – beeinflusst die Kommunikation und führt zu asymmetrischen Gesprächssituationen. Diese Punkte können Verstehen und Konsensfindung im Gespräch erschweren und benötigen daher großes Augenmerk in jedem Gespräch.

**Hintergrund**

**„Man kann nicht nicht kommunizieren."** [3] Jede menschliche Handlung, auch Schweigen oder Nicht-Handeln, wird als Kommunikation verstanden.

**„Jede Kommunikation hat einen Inhalts- und einen Beziehungsaspekt, wobei letzterer den ersten bestimmt."** [3] Jede Nachricht enthält Informationen (Inhalt) und drückt gleichzeitig etwas über die Beziehung zwischen den Kommunikationspartnern aus. Die Beziehungsbotschaft bestimmt, wie der Inhalt verstanden wird.

**„Die Natur einer Beziehung ist durch die Interpunktion der Kommunikationsabläufe seitens der Partner bedingt."** [3] Kommunikation wird von den Beteiligten durch ihre Interpretation von Ursachen und Wirkungen strukturiert (die „Interpunktion"). Es gibt keine klare Ursache-Wirkung-Dynamik, sondern wechselseitige Einflussnahme.

**„Menschliche Kommunikation bedient sich digitaler und analoger Modalitäten."** [3] In der Kommunikation werden sowohl sprachliche (digitale) als auch nonverbale

[2] Analoges gilt für andere professionelle Gesundheitsfachpersonen.

(analoge) Ausdrucksformen verwendet. Die digitale Kommunikation umfasst die Worte, die wir verwenden, während die analoge Kommunikation die Mimik, Gestik und den Tonfall betrifft.

**„Kommunikation ist entweder symmetrisch oder komplementär, je nachdem, ob die Beziehung zwischen den Partnern auf Gleichheit oder Unterschiedlichkeit beruht.“** [3] In symmetrischer Kommunikation sind die Partner gleichgestellt, in komplementärer Kommunikation haben sie unterschiedliche Rollen und Hierarchien.

### 9.1.2 Ziele und Bedeutung von Kommunikation

Kommunikation im intensivmedizinischen Kontext hat unterschiedliche Adressaten und Zielsetzungen. Neben Informationsgewinnung und Informationsaustausch ist die Entwicklung und Erhaltung einer tragfähigen Beziehung zwischen den Behandlungsteams, den Patienten und ihren Angehörigen sowie innerhalb der Behandlungsteams ein wichtiges Ziel. Kommunikation darf dabei nicht zu einem Mittel werden, um Gesprächsteilnehmende mit Hilfe elaborierter Fertigkeiten von etwas zu überzeugen, was von einer Partei gewünscht oder als richtig erachtet wird. Unter ethischen Gesichtspunkten nämlich sollte Kommunikation dazu dienen, eine Verständigung über individuelle Sichtweisen der beteiligten Kommunikationspartner herzustellen.

Die Bedeutung von Kommunikation in der Intensivmedizin kann kaum überschätzt werden und ist untrennbar mit den ethischen Werten verbunden, für die Ärzte [4], Pflegekräfte [5] und weitere Mitglieder des interprofessionellen Teams einstehen. Somit ist Kommunikation auch Ausdruck geteilter ethischer Werte innerhalb interprofessioneller Teams, die u. a. Nicht-Schaden, Autonomie und Fürsorge umfassen. Innerhalb des komplexen Handlungs- und Wirkgefüges einer Intensivstation (ICU) wird die Kommunikation jedoch noch einmal vor besondere Herausforderungen gestellt, die ein außerordentliches Maß an interprofessioneller und interdisziplinärer Kooperation erfordern. Diese ergeben sich insbesondere aus den Spezifika von Intensivtherapie und der hohen Komplexität der Behandlungssituationen (z. B. Dynamik, Zeit- bzw. Handlungsdruck bei kritischer Erkrankung) sowie aus den hohen emotionalen und körperlichen Anforderungen und Belastungen. Die strukturellen Rahmenbedingungen im Gesundheitswesen und in klinischen Einrichtungen – etwa der Mangel an qualifiziertem Fachpersonal, kontinuierlicher Zeitdruck oder ein häufiger Wechsel im Behandlungsteam – haben einen wesentlichen Einfluss auf die Qualität der Kommunikation. Unter diesen erschwerten Arbeitsbedingungen wird die Umsetzung zentraler ethischer Prinzipien wie Respekt, Fürsorge und Autonomie im kommunikativen Alltag zu einer besonderen Herausforderung. Umso mehr erfordert dies eine reflektierte Auseinandersetzung sowie gezielte Maßnahmen, um ethisch fundierte Kommunikation auch unter belastenden Umständen sicherzustellen.

## 9.2 Kommunikation unter Berücksichtigung des Respekts vor Autonomie

Auch „kritisch kranke Patienten haben das Recht, sich mitzuteilen und an ihrer Behandlung zu partizipieren“ [6]. Sie sind jedoch in einer besonders vulnerablen Position, da ihr Bewusstseinszustand und/oder die Beatmung es nicht immer zulassen, dass sie verbal mit ihrem Umfeld kommunizieren, um ihrer Selbstbestimmung Ausdruck zu verleihen. Neben möglicherweise schriftlich vorab verfügten Willensäußerungen ist das Team auf der ICU fortwährend darauf angewiesen, die Willensäußerungen der Patienten wahrzunehmen und zu deuten, um ihrer Autonomie angemessen auch in „alltäglichen, kleinen Entscheidungen“ Rechnung zu tragen [7]. Die Vulnerabilität wird noch einmal potenziert durch die „absolute Abhängigkeit der Patienten von der korrekten Interpretation der beabsichtigten Botschaft“ [8]. Strategien zur Ermöglichung und Unterstützung der Kommunikation mit Patienten auf der ICU beginnen bereits mit einfach umzusetzenden Maßnahmen zur Optimierung der Umgebung [9]. Darüber hinaus können Kommunikationshilfsmittel – so auch durch künstliche Intelligenz gestützte Verfahren – die Verständigung unterstützen, sind jedoch ihrerseits wiederum mit Fallstricken und Limitationen behaftet [10]. Familienangehörige sind aufgrund ihres gemeinsamen Erfahrungs- und Lebenshorizonts mit dem Patienten häufig in der Lage, nonverbale Signale und Verhaltensänderungen besonders sensibel und zutreffend zu interpretieren. Dieses implizite Verständnis basiert auf gewachsenen Beziehungsmustern und vertrauten Kommunikationsstrukturen. An- und Zugehörige sollten daher als Vermittler eine zentrale Rolle einnehmen können [11] – eine Position, die auch in den Empfehlungen zur „*family-centered care*“ zum Ausdruck kommt [12]. Ungeachtet ihres potentiell hilfreichen Beitrags unterliegt die vermittelnde Rolle von Familienangehörigen dennoch einem Interpretationsbias, der durch ihre eigenen Wünsche, Erwartungen und normativen Wertvorstellungen beeinflusst sein kann. Dies kann die objektive Wahrnehmung und Weitergabe von Äußerungen oder Bedürfnissen des Patienten verfälschen und sollte in der professionellen Kommunikation stets mitberücksichtigt werden. Für eine den Bedürfnissen und Fähigkeiten der Patienten entsprechende Kommunikation, die zu einer für die Betroffenen bedeutsamen Verbesserung führt, bedarf es z. B. Schulungen für die Teammitglieder in Bezug auf Hilfsmittel für die unterstützte und alternative Kommunikation sowie der Anwendung validierter Algorithmen zur Kommunikationsbewertung [13].

Innerhalb des Teams ist eine offene und wertschätzende Kommunikation, die die Perspektiven aller Teammitglieder einbindet, essentiell (s. ausführlich Kap. 8). Nur durch die Anerkennung der jeweiligen fachlichen Kompetenzen und Verantwortlichkeiten gelingt es, die professionelle Autonomie der Teammitglieder zu wahren und zu stärken. Dies bildet die Grundlage für eine interprofessionelle Teamkultur, die nicht nur das individuelle Wohlbefinden fördert, sondern gleichzeitig zur Prävention von Übertherapie beiträgt [14]. Denn: Ethische Fragen können nicht nur besser im Team bearbeitet werden, sondern oftmals ist *moral distress* der Teammitglieder das Resultat einer mangelhaften interprofessionellen Kommunikation [15].

Die Integration verschiedener Tools, wie bspw. das „VALUE TEAM"-Mnemonic [16] oder „SIN-BARRSS" [17], können Teammitglieder in der Wahrnehmung ihrer professionellen Autonomie und Verantwortung stärken und die Entwicklung einer solchen (Führungs-)Kultur unterstützen, in der hierarchische Zwänge oder professionelles Silodenken[3] die Kommunikation nicht (mehr) behindern. Darüber hinaus kann interprofessionelles Lernen (auch zu ethischen Themen und Problemstellungen [19]) die Einstellung einander gegenüber positiv beeinflussen und den gegenseitigen Respekt stärken [20], was sich positiv auf die Kommunikationsqualität im Alltag auswirken kann. Teamtrainings und strukturierte, multidisziplinäre Auswertung der gemeinsamen Schichten, in denen die je eigenen professionellen Aufträge und Perspektiven sichtbar gemacht und wieder zusammengeführt werden, sind daher zentrale Interventionen zur Kommunikationsverbesserung [21].

**Hinweis**

Der Respekt vor der Autonomie des Gesprächspartners erfordert es, ihm in der Kommunikation aktiv Raum zu geben, seine eigene Perspektive einzubringen. Nur so kann ein gleichberechtigter Dialog gestaltet werden, der die Individualität und Selbstbestimmung des Gegenübers anerkennt. Konkret bedeutet dies, in der Kommunikation mit Patienten und deren Angehörigen eine patienten- und angehörigenorientierte Sichtweise einzunehmen. Professionelle Kommunikation im Team erfordert es, die Perspektiven verschiedener Hierarchieebenen und Berufsgruppen systematisch zu erheben und in den Entscheidungsprozess einzubeziehen. Nur so können unterschiedliche Fachkompetenzen wirkungsvoll genutzt und gemeinsame Lösungen entwickelt werden. Diese Haltung sollte sich auch in einer Kongruenz zwischen verbaler, nonverbaler (z. B. Mimik, Gestik) und paraverbaler (z. B. Tonfall) Kommunikation widerspiegeln.

## 9.3 Kommunikation mit dem Patienten (und seinen Angehörigen) als Ausdruck von Fürsorge

Die Teammitglieder auf einer ICU sind aufgrund ihres professionellen Auftrags verpflichtet, das Wohl der Patienten und ihrer Angehörigen verantwortungsvoll und engagiert zu fördern. Dieses professionsethische Selbstverständnis bildet die Grundlage für ihr tägliches Handeln und die Zusammenarbeit im Team. In der existentiellen (Krisen-) Situation auf einer ICU bedeutet dies zuerst einmal, grundsätzlich eine einfühlsame Haltung einzunehmen, die sich auch im Kommunikationsverhalten zeigt (vgl. dazu auch

[3] Silodenken meint das Verharren in bzw. die Fixierung auf die eigenen Arbeitsbereiche und Themen, die sich in Beschränkung und Abgrenzung zeigen. Vgl. dazu auch [18].

den Diskurs um „*compassionate care*“ [22, 23]). Regelmäßig proaktiv und ehrlich zu kommunizieren, um Vertrauen aufzubauen ebenso wie sich um Perspektivwechsel zu bemühen, sind weitere Schlüsselelemente [24]. Ziel ist eine patientenzentrierte Kommunikation, bei der in Abhängigkeit von der spezifischen Situation und ihrem Kontext sehr unterschiedliche Kommunikationspraktiken (z. B. auch Humor oder Schweigen) angemessen sein können, die sich jedoch immer durch aktives Zuhören, Geduld und eine wertschätzende Haltung auszeichnen [25]. Die Integration der Sichtweisen und Sorgen von Patienten und Angehörigen in die Gespräche kann nicht nur das Verständnis fördern, sondern auch Ängste abbauen und das Vertrauen in das Behandlungsteam stärken. Patienten und Angehörige sind auf verständliche und ehrliche Informationen angewiesen. Gerade angesichts der grundsätzlich bestehenden (prognostischen) Unsicherheit sind Transparenz und klare Sprache für ein realistisches Bild wichtig, ebenso wie Sensibilität für die Vermeidung von Fachjargon und Ausdrucksweisen, die potentiell negative Auswirkungen (z. B. Stigmatisierung) auf die Betroffenen haben [26, 27]. Deshalb bedeutet gute Kommunikation auch, die komplexen medizinischen Sachverhalte so zu vermitteln, dass ein Verstehen für Laien in einer solchen Ausnahmesituation ermöglicht wird. Broschüren, Flyer [28] und Erklärvideos können dies erleichtern und unterstützen.

Eine gezielte Verbesserung der Kommunikationsqualität in der klinischen Versorgung trägt nicht nur zur höheren Zufriedenheit aller Beteiligten bei, sondern wirkt sich nachweislich positiv auf patienten- und familienbezogene Behandlungsergebnisse aus. Insbesondere lassen sich durch eine empathische und strukturierte Kommunikation relevante Fortschritte im Bereich der psychischen Gesundheit von Patienten und ihren Angehörigen erzielen [29]. Darüber hinaus kann eine gute Kommunikation auch die Verweildauer auf der ICU verkürzen und Kosten senken [29].

Die Erfüllung der professionellen Fürsorgepflicht erfordert auch das Bewusstsein, dass kommunikative Beeinflussung (z. B. Überredung oder Drohung) zu ungewollter Bevormundung oder gar zu der Wahrnehmung informellen Zwangs führen kann [30].

## 9.4 Kommunikation als Schlüssel zur Schadensvermeidung

„Letztendlich besteht die wichtigste Kommunikationsstrategie für eine effektive intensivmedizinische Behandlung darin, sich um die Perspektiven und Erfahrungen der anderen Mitglieder des interprofessionellen Teams zu bemühen.“ [31] Direkte Kommunikation (präzise, klar und offen) ist entscheidend für erfolgreiche interprofessionelle Zusammenarbeit, die wiederum für eine sichere und qualitativ hochwertige Patientenversorgung unerlässlich ist [32]. Dies gilt nicht nur für Notfallsituationen, in denen Unklarheiten sofort gravierende Folgen haben können, sondern auch für den Alltag, in dem mangelhafte Kommunikation zu Medikationsfehlern oder Übertherapie führen kann. Ein besonderes Augenmerk ist hierbei auf Schnittstellen, wie Schichtübergaben und Verlegungen, zu legen, in denen Brüche in der Informationsweitergabe entstehen können [33]. Eine sichere intra- und interprofessionelle Kommunikation ist dabei nicht nur eine Frage der Effizienz, sondern stellt auch einen ethischen Imperativ dar. Sie erfordert eine Umgebung, in dem Teammitglieder unabhängig von Hierarchien ihre Bedenken offen äußern können. Ein solches gutes ethisches Klima fördert nicht nur die Patientensicherheit, sondern stärkt auch das Vertrauen innerhalb des Teams [34].

Für die Angehörigen sind empathische und zugleich transparente Gespräche notwendig, um zusätzliches Leid zu vermeiden, das beispielsweise aus einer unklaren Kommunikation über mögliche Behandlungsszenarien resultiert. Familienmitglieder von Patienten, die so schwer erkrankt sind, dass sie wahrscheinlich versterben, können sich so (frühzeitig) darauf einstellen, die Schwere der Erkrankung anzunehmen, und ein Bewusstsein dafür entwickeln, dass das mögliche Lebensende miteinbezieht [35]. Auch bei einer vom Team wahrgenommenen Diskrepanz zwischen den Patientenpräferenzen und den Vorstellungen der gesetzlichen Stellvertreter ist kommunikatives Geschick notwendig. In solchen Fällen kann das Hinzuziehen eines ethischen Beratungsgremiums zur Schadensvermeidung hilfreich sein [36].

## 9.5 Kommunikation als Ausdruck von intra- und interprofessioneller Selbstsorge

Gute Kommunikation auf der ICU dient nicht nur der sicheren Patientenversorgung, sondern auch der intra- und interprofessionellen Selbstsorge. Eine offene und respektvolle Teamkommunikation stellt einen wichtigen Faktor in der Prävention und Bewältigung von *moral distress* (moralischer Belastungserfahrungen[4]) dar [38]. Dies gilt insbesondere in Situationen, in denen Pflegekräfte oder Ärzte das Gefühl haben, gegen ihre moralischen Überzeugungen handeln zu müssen und ihre Bedenken im Team nicht angemessen wahrgenommen oder berücksichtigt werden. Gerade in interdisziplinären und interprofessionellen Teams ermöglicht ein konstruktiver Austausch, schwierige Entscheidungen gemeinsam zu tragen und Spannungen frühzeitig aufzufangen. Gute Kommunikation fördert so die psychische Gesundheit der Mitarbeiter und letztlich den Verbleib im Team, der Organisation und der Profession.

Ethische Reflexionsräume – beispielsweise im Rahmen von Supervisionen oder interprofessionellen (ethischen) Fallbesprechungen – schaffen Gelegenheiten zur Selbstreflexion und stärken die (moralische) Resilienz der Beteiligten. Sie ermöglichen es, eigene Werte und Unsicherheiten bewusst wahrzunehmen und in Beziehung zur beruflichen Praxis zu setzen. Auch regelmäßige Debriefings nach außergewöhn-

[4] „Moralisches Belastungserleben wird während oder im Rückblick auf eine Situation erfahren, in der ethische Werte, Prinzipien und moralische Verpflichtungen nicht realisiert werden können bzw. nicht im Einklang mit diesen gehandelt werden kann. In der Folge wird die moralische Integrität der Person verletzt und moralisches Belastungserleben in seinen unterschiedlichen Qualitäten erlebt." [37]

lich belastenden Situationen bieten Raum für emotionale Entlastung und gemeinsame Verarbeitung und fördern ein geteiltes Verantwortungsgefühl im Team. Gerade bei Meinungsverschiedenheiten zwischen Ärzten und Pflegekräften sollte Kommunikation darauf hinwirken, Perspektivenvielfalt zuzulassen und die gemeinsame Verantwortung in den Blick zu nehmen. Ziel ist nicht unbedingt Konsens, sondern gegenseitiges Verständnis und die Entwicklung tragfähiger Lösungen – dies nicht nur im Sinne des Wohls von Patienten und Angehörigen, sondern auch für die Gesundheit der einzelnen im Team und ihre Funktionalität als gesamtes Team.

**Fallbeispiel**

Ein 30-jähriger Hobbyfußballer erleidet während des Trainings einen Myokardinfarkt. Nach initial komplikationsloser Therapie kommt es kurz vor der Entlassung aus dem Krankenhaus auf der Normalstation zu einem unbeobachteten Herzstillstand. Nach 90-minütiger Reanimation wird eine veno-arterielle ECMO (Extrakorporale Membranoxygenierung) implantiert und der Kreislauf wiederhergestellt. Nach kardialer Stabilisation und Explantation der ECMO erfolgt die Verlegung auf eine neurologische ICU mit Frührehabilitation. Die Prognose hinsichtlich des neurologischen Behandlungsergebnisses ist ungünstig. Das Behandlungsteam schätzt, dass der Patient aufgrund der durchgemachten schwersten zerebralen Hypoxie dauerhaft bewusstlos bleiben wird. Bei sämtlichen pflegerischen und therapeutischen Maßnahmen zeigt er ausgeprägte vegetative Stressreaktionen, gezielte Reaktionen sind nicht erkennbar. Es besteht Konsens im Behandlungsteam, dass auch nach Entlassung eine 24-stündige intensivpflegerische Betreuung erforderlich sein wird.

Da der Patient sich nicht äußern kann, werden ausführliche Gespräche mit den Eltern (gesetzliche Stellvertreter), der Schwester sowie der Verlobten des Patienten über die Prognose der Erkrankung geführt und es wird versucht, den mutmaßlichen Behandlungswillen des Patienten zu eruieren. Im Verlauf dieser Einzelgespräche mit den Angehörigen treten familiäre Konfliktlinien zutage: Während der Vater und die Verlobte betonen, dass eine Weiterführung und ggf. auch erneute Ausweitung intensivmedizinischer Maßnahmen dem mutmaßlichen Willen des Patienten entsprächen, äußert die Mutter zunächst Zweifel. Die Schwester bezieht keine eindeutige Position. Das Behandlungsteam nimmt diese Dynamiken wahr und erkennt, dass der so rekonstruierte Wille durch familiäre Bedürfnisse und Deutungen überlagert ist. Daraufhin initiiert der Oberarzt ein Familiengespräch unter Hinzuziehen der Stationspsychologin, um diese Widersprüche aufzulösen. Darin wird deutlich mit Hilfe der verschiedenen Perspektiven der Anwesenden herausgearbeitet, welcher Status erreicht werden müsste, um den Vorstellungen von Lebensqualität des Patienten Genüge tun zu können. Da nach wie vor unklar ist, ob der Patient ein solches Behandlungsergebnis erreichen kann, fordert das Team angesichts der Unsicherheit, wie ethisch angemessen weiter zu verfahren ist, eine Klinische Ethikberatung an.

Im Ergebnis wird im Konsens ein zeitlich begrenzter Therapieversuch mit klar definierten Evaluationskriterien festgelegt. Es wird vereinbart, dass bei ausbleibender neurologischer Verbesserung innerhalb der 14-tägigen Frist eine Therapiezieländerung von kurativ auf palliativ erfolgt. ◀

## 9.6 Zusammenfassung

In der Intensivmedizin ist gelingende Kommunikation essentiell, um unter den Bedingungen klinischer und ethischer Komplexität tragfähige Entscheidungen treffen zu können. Dabei ist Kommunikation kein bloßer Informationsaustausch, sondern ein vielschichtiger Prozess, der die asymmetrischen Strukturen zwischen Behandlungsteam, Patienten und Angehörigen ebenso berücksichtigen muss wie die individuellen Perspektiven aller Beteiligten. Voraussetzung für gelingende Kommunikation sind transparente strukturelle Rahmenbedingungen und eine bewusste Reflexion über Macht, Sprache und Beziehung im alltäglichen Tun. Die Förderung kommunikativer Kompetenz im Hinblick auf die verschiedenen Akteure und Bedürfnisse, d. h. sowohl intra- und interprofessionell als auch patienten- und angehörigenzentriert, ist daher fortwährend geboten.

## Literatur


1. Schulz von Thun F. Miteinander reden: 1 – Störungen und Klärungen (48. Aufl.). Reinbek bei Hamburg, Rowohlt, 2010.
2. Simon F. Einführung in Systemtheorie und Konstruktivismus (9. Aufl.). Heidelberg, Carl-Auer Verlag, 2020.
3. Watzlawick P, Beavin J, Jackson D. Menschliche Kommunikation. Formen, Störungen, Paradoxien. Bern, Huber, 2020.
4. Montgomery FU, Parsa-Parsi RW, Wiesing U. Das Genfer Gelöbnis des Weltärztebunds. Ethik Med 2018; 30:67-69.
5. International Council of Nurses (ICN). ICN-Ethikkodex für Pflegende. Geneva, International Council of Nurses, 2021.
6. Johnson E, Heyns T, Nilsson S. Nurses' perspectives on alternative communication strategies use in critical care units. Nurs Crit Care 2022; 27:120-129.
7. Karlsen MMW, Happ MB, Finset A et al. Patient involvement in micro-decisions in intensive care. Patient Educ Couns 2020; 103:2252-2259.
8. Karlsen MMW, Holm A, Kvande ME et al. Communication with mechanically ventilated patients in intensive care units: A concept analysis. J Adv Nurs 2023; 79:563-580.
9. Freeman-Sanderson A, Istanboulian L, Rose L. Communication with the critically ill patient: A nexus between patient needs, communication partner skills and the ICU environment. Intensive Crit Care Nurs 2025; 88:103962.
10. Mielke K, Frerichs W, Cöllen K et al. Perspective on patient-centered communication: a focus group study investigating the experiences and needs of nursing professionals. BMC Nurs 2024; 23:822.

11. Nyhagen R, Egerod I, Rustøen T et al. Unidentified communication challenges in the intensive care unit: A qualitative study using multiple triangulations. Austr Crit Care 2023; 36:215-222.
12. Hwang DY, Oczkowski SJW, Lewis K et al. Society of Critical Care Medicine guidelines on family-centered care for adult ICUs: 2024. Crit Care Med 2025; 53:e465-e482.
13. Kuruppu NR, Chaboyer W, Abayadeera A et al. Augmentative and alternative communication tools for mechanically ventilated patients in intensive care units: A scoping review. Austr Crit Care 2023; 36:1095-1109.
14. Schwarzkopf D, Bloos F, Meißner W et al. Perceptions of quality of interprofessional collaboration, staff well-being and nonbeneficial treatment: A comparison between nurses and physicians in intensive and palliative care. Healthcare 2024; 12:602.
15. Seidlein AH. Interprofessionelle Zusammenarbeit und Entscheidungsfindung auf der Intensivstation: Die Situation von Pflegefachpersonen und Ärzt:innen. In: Riedel A, Lehmeyer S (Hrsg.) Ethik im Gesundheitswesen. Berlin, Heidelberg, Springer, 2020, 1-18.
16. Curtis JR, White DB. Practical guidance for evidence-based ICU family conferences. Chest 2008; 134:835-843.
17. Merriman C, Freeth D. SIN-BARRSS – developing a mnemonic to support nurses' participation in interprofessional ward rounds in intensive care: An appreciative inquiry for quality improvement. Intensive Crit Care Nurs 2024; 81:103609.
18. Kellish A. Rethinking silos: A vision of transparency and collaboration. J Nurs Manag 2025; 56:54.
19. Seidlein AH, Salloch S. Ethische Fragen im Gesundheitswesen als Gegenstand interprofessionellen Lernens: Überblick zur Situation in Deutschland und Projektbericht. Ethik Med 2022; 34:373-386.
20. Saragih ID, Hsiao C-T, Fann W-C et al. Impacts of interprofessional education on collaborative practice of healthcare professionals: A systematic review and meta-analysis. Nurse Educ Today 2024; 136:106136.
21. Wang YY, Wan QQ, Lin F et al. Interventions to improve communication between nurses and physicians in the intensive care unit: An integrative literature review. Int J Nurs Sci 2018; 5:81-88.
22. Latchia M, Mavromati L, Kyprianou T. Compassionate critical care: A "3C" model. In: Samoutis A, Samoutis G, Stylianou N et al. (eds.) The art and science of compassionate care: A practical guide. Berlin,Springer, 2023, 61-68.
23. Curtis JR, Levy MM. Providing compassionate care in the ICU. Am J Respir Crit Care Med 2022; 205:990-991.
24. Gunnlaugsdóttir T, Jónasdóttir RJ, Björnsdóttir K et al. How can family members of patients in the intensive care unit be supported? A systematic review of qualitative reviews, meta-synthesis, and novel recommendations for nursing care. Int J Nurs Stud Adv 2024; 7:100251.
25. Kwame A, Petrucka PM. A literature-based study of patient-centered care and communication in nurse-patient interactions: barriers, facilitators, and the way forward. BMC Nurs 2021; 20:158.
26. Riestra Guiance I, Wallace L, Varga K et al. Communication in the ICU: An unintended nocebo effect? J Patient Exp 2024; 11:23743735241272148.
27. Shaw D, Manara A, Dalle Ave AL. The ethics of semantics in medicine. J Med Ethics 2022; 48:1026.
28. Robin S, Labarriere C, Sechaud G et al. Information pamphlet given to relatives during the end-of-life decision in the ICU: An assessor-blinded, randomized controlled trial. Chest 2021; 159:2301-2308.

29. Reifarth E, Garcia Borrega J, Kochanek M. How to communicate with family members of the critically ill in the intensive care unit: A scoping review. Intensive Crit Care Nurs 2023; 74:103328.
30. Seidlein AH, Jöbges S. Influencing the critically ill patient? A qualitative study with teams in German intensive care. Front Anesthesiol 2025; 4:1460909.
31. Rock LK, Morse KJ, Eppich W et al. Transforming team culture: A case study from critical care. Chest 2023; 163:1448-1457.
32. Xyrichis A, Rose L. Interprofessional collaboration in the intensive care unit: Power sharing is key (but are we up to it?). Intensive Crit Care Nurs 2024; 80:103536.
33. Ahn J-W, Jang H-Y, Son Y-J. Critical care nurses' communication challenges during handovers: A systematic review and qualitative meta-synthesis. J Nurs Manag 2021; 29:623-634.
34. Van den Bulcke B, Metaxa V, Reyners AK et al. Ethical climate and intention to leave among critical care clinicians: an observational study in 68 intensive care units across Europe and the United States. Intensive Care Med 2020; 46:46-56.
35. Krawczyk M, Gallagher R. Communicating prognostic uncertainty in potential end-of-life contexts: experiences of family members. BMC Palliat Care 2016; 15:59.
36. Semler LR, Robinson EM, Cremens MC et al. An end-of-life ethics consult in the ICU: Who has the final say – the patient or the family? Chest 2025; 167:825-830.
37. Riedel A, Seidlein AH. Moralisches Belastungserleben. Bonn, socialnet, 2024. zuletzt zugegriffen: 12.04.2025 https://www.socialnet.de/lexikon/29976
38. Jonathan MC, Warren K, Lydia D. Repairing moral injury takes a team: what clinicians can learn from combat veterans. J Med Ethics 2023; 49:361.

# Notwendige Grenzziehungen – Therapielimitierungen

10

Andrej Michalsen, Jochen Dutzmann und Andreas Hillert

## Inhaltsverzeichnis



A. Michalsen (✉)
Klinik für Anästhesiologie, Intensivmedizin, Notfallmedizin und Schmerztherapie, Klinikum Konstanz, Konstanz, Deutschland
E-Mail: andrejmichalsen@hotmail.de

J. Dutzmann
Klinik für Innere Medizin III – Kardiologie, Angiologie und Internistische Intensivmedizin, Universitätsklinikum Halle (Saale), Halle (Saale), Deutschland
E-Mail: jochen.dutzmann@uk-halle.de

A. Hillert
Fachzentrum Psychosomatik und Psychotherapie, Schön Klinik Roseneck, Prien am Chiemsee, Deutschland
E-Mail: ahillert@schoen-klinik.de



A. Michalsen und U. Janssens (Hrsg.), *Klinische Ethik in der Intensivmedizin*,
https://doi.org/10.1007/978-3-662-72378-4_10

**Zusammenfassung**

Entscheidungen über den Behandlungsumfang und die Anwendung oder Fortführung lebensverlängernder Maßnahmen in der Intensivmedizin können bisweilen unzweideutig sein: Der Patient wird entweder sicher von solchen Therapiemaßnahmen profitieren oder sicher nicht. Für viele schwer kranke oder verletzte Patienten ist die Abwägung zwischen vorhersehbarem Nutzen und unerwünschtem Leid jedoch nicht so klar, insbesondere wenn solche Entscheidungen bei dürftiger Informationslage und unter Zeitdruck gefasst werden müssen. Selbst wenn der Nutzen lebensverlängernder Maßnahmen bei Behandlungsbeginn unbestritten ist, können deren Nebenwirkungen und Belastungen (eventuell bei protrahierter Anwendung) oder unvorhergesehene Komplikationen im Behandlungsverlauf das Verhältnis von Nutzen und Schaden während der Behandlung auf einer Intensivstation erheblich verändern. Zugleich muss die patientenseitige Einwilligung in eine intensivmedizinische Behandlung regelmäßig reevaluiert werden. Schließlich bleibt eine prognostische (Rest-) Unsicherheit grundsätzlich Teil der Behandlungsrealität. Insofern kann das multiprofessionelle intensivmedizinische Team mit schwierigen medizinischen, kommunikativen, klinisch-ethischen und rechtlichen Herausforderungen konfrontiert werden, wenn Therapielimitierungen und Therapiezieländerungen erwogen und durchgeführt werden müssen. Dieses Kapitel beschreibt die argumentativen Grundlagen, den Entscheidungsprozess und die Möglichkeiten zur praktischen Umsetzung.

## 10.1 Einleitung

Medizinische Forschung, technologischer Fortschritt und vielfältige Kompetenzen innerhalb der Behandlungsteams ermöglichen auf modernen Intensivstationen (ICUs) scheinbar unbegrenzte Behandlungsmöglichkeiten für schwer kranke oder verletzte Patienten. Nicht zuletzt führen gestiegene Erwartungen und Anspruchshaltungen in der Bevölkerung in den letzten Jahren beinahe weltweit zu einer erheblichen Ausweitung der Inanspruchnahme diagnostischer und therapeutischer intensivmedizinischer Ressourcen, insbesondere bei alten und/oder vielfach vorerkrankten Patienten [1–4]. Allerdings versterben weltweit etwa 15–30 % der auf ICUs behandelten Patienten, sehr häufig, weil lebensverlängernde Maßnahmen, angelsächsisch „*life-sustaining therapies*“ (LSTs), nicht (oder nicht mehr) indiziert sind oder nicht (oder nicht mehr) als angemessen bewertet werden [4–6].

In den vergangenen 10 bis 20 Jahren hat die Limitierung von LSTs weltweit zugenommen [5, 7]. Eine angemessene palliativmedizinische Versorgung und eine einfühlsame Sterbebegleitung rücken heute zunehmend in den Fokus – im Gegensatz zur „fortgesetzten medizinischen Sterbeverhinderung“. In der weltweiten ETHICUS 2-Studie fand sich zwischen 1999 und 2016 ein Anstieg des Nicht-Beginns („*withholding*“) und der Beendigung („*withdrawing*“) von LSTs (13 % auf 44 % bzw. 9 % auf 36 %) [5].

Trotz der Übereinstimmung hinsichtlich vieler Prinzipien der *end-of-life care* unter den verschiedenen Professionen im Gesundheitswesen weltweit bestehen gerade im Hinblick auf Therapielimitierungen erhebliche Unsicherheiten fort [7–9]. Ziel bleibt eine Ausrichtung von Therapieziel und -umfang am medizinisch sinnvoll Möglichen unter Berücksichtigung des Willens und der Präferenzen der Patienten.

In diesem Kapitel werden als Voraussetzung für eine transparente und zielorientierte Vorgehensweise der Limitierung von LSTs deren Grundlagen, der Entscheidungsprozess sowie die Prinzipien ihrer Umsetzung beschrieben.

## 10.2 Wesentliche Formen der Therapielimitierung – „*withholding*" und „*withdrawing*"

Westliche ethische Überzeugungen und zahlreiche Rechtsordnungen teilen die Einschätzung, dass es keinen Unterschied zwischen *withholding* und *withdrawing* gibt und dass beide mit der gleichen Begründung angewendet werden können [10]. Allerdings stimmen nicht alle Kliniker mit dieser Einschätzung überein: Viele empfinden einen moralischen Unterschied zwischen dem „aktiven Beenden" einer lebenserhaltenden Behandlung („*pulling the plug*") und dem Unterlassen einer solchen Behandlung mit der Überzeugung, der Grunderkrankung ihren „natürlichen Verlauf" zu lassen [10]. Sowohl medizinische Teams als auch Patienten und Angehörige empfinden es häufig als leichter, prinzipielle „Zurückhaltung" emotional zu akzeptieren als „aktiven Rückzug". Es ist wichtig, diese Gefühle zu berücksichtigen, wenn über Limitierungsentscheidungen gesprochen wird. Allerdings entspricht *withdrawing* nicht der sogenannten „aktiven Sterbehilfe"; dieser Terminus ist inzwischen auch verlassen. Auf internationaler Ebene betrachten insbesondere Intensivmediziner im Nahen Osten und in Asien die beiden Formen als ethisch unterschiedlich, was sich in der geringeren Häufigkeit von *withdrawing* im Vergleich zur *withholding* in diesen Regionen widerspiegelt [5, 7, 10].

Auf die absichtsvolle Tötung von Patienten, die ja auch eine – allerdings radikale – Therapielimitierung darstellt, wird nicht eingegangen; sie fällt statistisch nicht ins Gewicht, so verwerflich sie auch ist [5].

## 10.3 Gründe für die Limitierung lebensverlängernder Therapiemaßnahmen

Grundsätzlich erfolgt die Behandlung auf einer ICU mit der kurativen Zielsetzung, bedrohte oder versagende Organsysteme der Patienten zu unterstützen, um ihr Leben zu retten oder zumindest ihr Leiden zu lindern. Dadurch können die Patienten – regelhaft nach Weiterbehandlungen in anderen Einrichtungen – in vielen Fällen ihren gesundheitlichen *status quo ante* wiedererlangen und/oder mit einer für sie akzeptablen Lebensqualität selbstständig weiterleben. Trotz der Unterschiede in Rechtssystemen, gesellschaftlichen Normen und persönlichen Werten besteht weitgehende Einigkeit darüber, dass alle Maßnahmen, die zur Erreichung dieses Ziels ergriffen werden, auf zwei Fundamenten ruhen müssen („Zwei-Säulen-Modell"): einer medizinischen Indikation und dem Einverständnis des Patienten [11–13] (s. ausführlich Kap. 3 und 4).

Die Tragfähigkeit dieser beiden Fundamente wird allerdings zunehmend einer mitunter schwierigen Prüfung unterzogen. In den alternden Gesellschaften des 21. Jahrhunderts – insbesondere in Industrieländern oder Regionen mit wohlhabenden Subpopulationen – ist die Zahl der (sehr) alten und/oder sehr kranken Patienten, die zur Behandlung auf Intensivstationen aufgenommen werden, erheblich gestiegen [1–3, 14]. Zwar sollte weder das chronologische Alter noch eine vorbestehende Gebrechlichkeit noch ein schwerer Krankheitsverlauf allein als ausreichender Auslöser dienen, um eine Therapielimitierung zu erwägen [11, 13, 14]. In Kombination mit den zur akuten Aufnahme führenden Beschwerden und/oder aufgrund rezidivierender Exazerbationen können diese Bedingungen jedoch dazu führen, dass die Beharrungskräfte des Lebens erheblich eingeschränkt sind. In der Folge gelingt es trotz des technologischen Fortschritts und der modernen Behandlungsmöglichkeiten oft nicht, ein kuratives Therapieziel mit hinreichender Wahrscheinlichkeit zu erreichen.

Dieser medizinischen Bewertung stehen vielfach vehement vorgetragene Wünsche und Forderungen von Patienten und/oder ihren Zugehörigen gegenüber, die das Maß dessen, was in ihrem gesellschaftlichen Umfeld oder Gesundheitssystem üblicherweise als akzeptabel gilt, klar überschreiten. In vielen Fällen können Behandlungsansprüche medizinisch nicht oder nicht mehr begründet werden, weil es sich im individuellen Fall um nicht-indizierte oder nicht-angemessene Maßnahmen handelt: Nicht alle Behandlungsmodalitäten sind bei einem Patienten indiziert, nur weil sie technisch machbar und verfügbar sind [11–13, 15]. Der Versuch, die ärztliche Indikationshoheit zu unterminieren, ist jedenfalls in aller Klarheit zurückzuweisen [11] (s. ausführlich Kap. 3).

Da zudem die Ressourcen im Gesundheitswesen begrenzt sind, gefährdet eine unreflektierte und unangemessene Inanspruchnahme, insbesondere aufgrund zunehmender Übertherapie, ihre gerechte Verteilung, gerade in einem solidarisch finanzierten Gesundheitssystem [16]. Die in diesem Zusammenhang von einigen Ärzten immer noch gerne herangezogene „*rule of rescue*" muss sehr kritisch bewertet werden [16].

Schließlich können Krisen im Gesundheitswesen, wie z. B. Naturkatastrophen, Pandemien oder militärische Auseinandersetzungen, die Notwendigkeit einer Begrenzung der LSTs hervorrufen, da der Bedarf an geschultem Personal, Arzneimitteln und/oder bestimmten Ausrüstungsgegenständen und Geräten das verfügbare oder jedenfalls rechtzeitig verfügbare Hilfsangebot übersteigen kann [17, 18] (s. ausführlich Kap. 15).

Zusammenfassend sind LSTs nicht durchzuführen oder zu beenden, wenn eine medizinische Indikation nicht (oder nicht mehr) gegeben ist oder wenn der Patient nicht einwilligt bzw. seine Einwilligung im Lauf der Behandlung widerruft – das heißt, wenn die verwendeten LSTs nicht (mehr) zur Erreichung des bisherigen Therapieziels dienen können und damit nicht (mehr) angemessen sind. Regelhaft müssen das Therapieziel dann vom kurativen Ansatz zur *end-of-life care* geändert und das Sterben zugelassen werden [10, 11, 13, 16, 19].

## 10.4 Vorausschauende gesundheitliche Versorgungsplanung (Advance Care Planning)

Nach deutschem Rechtsverständnis kann jedermann im Voraus rechtsgültig festlegen, welche medizinischen Maßnahmen er wünscht oder ablehnt für den Fall, dass er vorübergehend oder dauerhaft seine eigenen Geschäfte nicht mehr besorgen kann. Dazu stehen als formale Instrumente im wesentlichen Vorsorgevollmacht und Patientenverfügung zur Verfügung. Dem jeweiligen (juristischen) Vertreter obliegt es dann, den Willen des Patienten „zum Ausdruck und zur Geltung zu bringen" (s. ausführlich Kap. 7). Die vorausschauende gesundheitliche Versorgungsplanung – auch als *Advance Care Planning (ACP)* bezeichnet – stellt ein Unterstützungskonzept für (zukünftige) Patienten dar. Sie ist als systematischer Gesprächsprozess zu verstehen, der Erwachsenen in jedem Lebensalter – unabhängig vom Vorliegen oder von Art und Umfang einer Erkrankung – ermöglicht, ihre eigenen Wertvorstellungen, Lebensziele und (Behandlungs-)Präferenzen mit Hilfe zertifizierter Gesprächsbegleiter zu formulieren und zu dokumentieren [20, 21]. Die Gesprächsbegleiter können als konstante Dialogpartner wirken, sodass auch Änderungswünsche hinsichtlich der Versorgungsplanung rasch Berücksichtigung finden können. Dieser Gesprächs- und Beratungsprozess steht mit der Bezeichnung „Gesundheitliche Versorgungsplanung für die letzte Lebensphase" grundsätzlich allen gesetzlich krankenversicherten Bewohnern von stationären Pflegeeinrichtungen zu (§ 132 g SGB V). Insgesamt soll sichergestellt werden, dass erwünschte Behandlungen, soweit indiziert, durchgeführt werden, dass zugleich aber ungewünschte medizinische (Behandlungs-)Maßnahmen unterbleiben oder beendet werden.

## 10.5 Juristische Vorgaben

Rechtsordnungen variieren weltweit, und die gesetzlichen Vorgaben zur Begrenzung von LSTs können – neben der Bereitschaft der jeweiligen Institutionen und Kliniker zu ihrer Umsetzung – nicht nur von Land zu Land, sondern auch innerhalb von Ländern oder Geltungsbereichen unterschiedlich sein. Grundsätzlich ist das Recht jedes Menschen auf Selbstbestimmung zu achten, und kein Patient kann – von ganz wenigen Ausnahmen abgesehen – gezwungen werden, sich einer Behandlung zu unterziehen, wie indiziert sie auch sein mag. Häufig kommt es jedoch zu Konflikten, wenn die medizinische Indikation und die individuellen Behandlungswünsche des Patienten nicht in Einklang gebracht werden können. Eine Reflexion über die gesetzlichen Bestimmungen zur Limitierung von LSTs findet sich in Kap. 7.

## 10.6 Time-limited Trials

Allen (intensiv-)medizinischen Maßnahmen ist eine mehr oder weniger ausgeprägte prognostische Unsicherheit inhärent, die das Behandlungsteam anerkennen und kommunizieren muss. Häufig können die Teams nicht zu jedem Behandlungszeitpunkt mit hinlänglicher Gewissheit beurteilen, ob der potentielle Nutzen der Behandlungsmaßnahmen die damit verbundenen Belastungen überwiegt. Zugleich können Patienten und/oder ihre Zugehörigen von den Krankheiten oder Verletzungen, mit denen sie konfrontiert sind, überfordert sein, sodass sie – mindestens vorübergehend – keine durchdachten Einschätzungen hinsichtlich eines patientenseitig angemessenen Behandlungsumfangs treffen können. Es wäre allerdings nicht gerechtfertigt, potentiell nützliche Maßnahmen nur deshalb nicht einzuleiten (*withholding*), weil ihre eventuell im Verlauf notwendige Beendigung (*withdrawing*) dann nicht durchführbar oder ethisch nicht statthaft sein könnte. Eine solcherart falsche Nicht-Behandlung kann allerdings dadurch vermieden werden, dass gerade bei sehr ernster Prognose eine Behandlung durch- oder weitergeführt wird, die zeitlich und gegebenenfalls auch ihrem Umfang nach begrenzt, aber dennoch zielkonkordant ist [10, 22–24].

Entsprechend wird unter einem *time-limited trial (TLT)* (wörtlich: zeitlich begrenzter Behandlungsversuch) weithin eine verbindliche Übereinkunft zwischen dem Behandlungsteam und dem Patienten (bzw. dem juristischen Stellvertreter) hinsichtlich eines Behandlungskonzepts verstanden, bei dem innerhalb eines zuvor festgelegten Zeitraums bestimmte Behandlungsmaßnahmen – meist LSTs – mit dem bisherigen Therapieziel durch- oder fortgeführt werden [22–24]. Dadurch reduziert sich in vielen Fällen die prognostische Unsicherheit, sodass die Behandlungsteams besser einschätzen können, ob dieses bisherige Therapieziel überhaupt noch erreicht werden kann. Ein TLT ist damit regelhaft ein letzter Behandlungsversuch bei ausgesprochen kritischer Prognose [23, 25].

Ein TLT ist **kein** geeignetes Instrument, um Zeit zur Eruierung des Patientenwillens zu gewähren – dies muss bereits frühzeitig im Behandlungsverlauf erfolgen [26]. Ein TLT ist ausdrücklich auch **keine** Option, wenn ein Therapiezielwechsel indikatorisch erforderlich ist, der Patient und/oder seine Zugehörigen aber auf Fortführung der bisherigen Therapiemodalitäten bestehen. Ist eine medizinische Maßnahme aufgrund einer fehlenden Indikation nicht (mehr) angemessen, ist für das Selbstbestimmungsrecht von vornherein kein Raum (mehr) [10, 11, 13] (s. ausführlich Kap. 3).

Nach Ablauf des festgelegten Zeitraums wird das bisherige, also meist kurative Behandlungsziel fortgesetzt, wenn der Patient positiv auf die Therapie angesprochen hat; anderenfalls muss das Therapieziel regelhaft auf reine Symptomkontrolle und Sterbebegleitung umgestellt werden (s. 10.8). Ein „positives Ansprechen" muss auf überprüfbaren, transparenten Kriterien beruhen. Scores sind im Regelfall nicht hilfreich, da diese kein patientenindividuelles Outcome abbilden. Insbesondere besteht die Gefahr, sich auf Einzelbefunde oder minimale Zustandsänderungen zu fokussieren und das übergeordnete Therapieziel aus den Augen zu verlieren.

Es bleibt schwierig, einen angemessenen Zeitraum für ein TLT festzulegen. Grundsätzlich sollte ein Zeitraum in Betracht gezogen werden, innerhalb dessen die in Frage stehenden (lebensverlängernden) Maßnahmen erfahrungsgemäß wirksam werden können. Üblicherweise werden dafür wenige Tage angenommen, allerdings sollte der Zeitraum bei neurologischen Erkrankungen oder Schädigungen regelhaft verlängert werden [22–24, 27].

## 10.7 Therapielimitierungen: Herausforderungen und Ertrag

Grundsätzlich umfasst eine Therapielimitierung *withholding* oder *withdrawing* aller oder bestimmter LSTs aus medizinischen oder einwilligungsbezogenen Gründen. Um zu einer Einschränkungsentscheidung zu gelangen, sind eine adäquate medizinische Indikationsstellung und eine aufrichtige Prognostizierung trotz prognostischer Unsicherheit von herausragender Bedeutung – zugleich aber mitunter eine beträchtliche Herausforderung [10–13, 25] (s. ausführlich Kap. 3).

Weitere Herausforderungen, die allerdings regelhaft unterschätzt werden, sind die Kommunikation und die gemeinsame Entscheidungsfindung, sowohl innerhalb des Teams als auch zwischen dem Team und dem Patienten und/oder seiner Familie. Alle Teammitglieder sind von ihren jeweiligen sozialen, kulturellen, religiösen und politischen Wertesystemen geprägt und agieren mit ihrer persönlichen Erfahrung und Fachkenntnis. Das gilt gleichermaßen für Patienten und ihre Zugehörigen. In einigen Ländern, insbesondere im Mittelmeerraum, im Nahen Osten und in Asien, müssen nicht nur die persönlichen Werte der Patienten, sondern auch die Werte der Familie als Ganzes berücksichtigt werden, da das Wohl der Patienten in den größeren Kontext der Familie oder des Clans eingebettet ist [5, 28, 29]. Viele moderne Gesellschaften sind durch erheblich unterschiedliche prägende Einflüsse auch im Hinblick auf die Gesundheitsversorgung gekennzeichnet („*cultural diversity*"), sodass Meinungsverschiedenheiten und Konflikte daher geradezu „vorprogrammiert" sind. Von großer Bedeutung ist daher der grundlegende Prozess des „*shared decision-making*" (partizipative Entscheidungsfindung), sowohl interprofessionell als auch mit den Patienten, ihren Zugehörigen und gegebenenfalls den gesetzlichen Vertretern [10, 11, 13, 28–32]. Die genannten Herausforderungen werden in den Kapiteln 6, 8 und 9 ausführlich behandelt.

Schließlich ist eine wichtige Grundlage für das *shared decision-making* auch im Zusammenhang mit Therapielimitierungen die Kenntnis des Patientenwillens, dessen Ermittlung ebenfalls herausfordernd sein kann. Für einen Großteil der Intensivpatienten, die sich nicht (mehr) persönlich und direkt äußern können, ist eine Vorausverfügung für Entscheidungen am Lebensende nicht formuliert oder nicht zugänglich. Daher sind die Zugehörigen und juristisch die gesetzlichen Vertreter gefordert, mögliche Behandlungs- oder Einschränkungsoptionen entsprechend den (mutmaßlichen) Wünschen des Patienten zum Ausdruck und zur Geltung zu bringen. Selbst wenn eine Patientenverfügung vorliegt, stellt es für das Behandlungsteam eine Herausforderung dar, deren Bedeutung richtig einzuordnen. Es bleibt oft unklar, ob der darin vorformulierte Wille tatsächlich auf die aktuelle Lebens- und Behandlungssituation (auf der ICU) zutrifft. Allerdings werden wohl immer noch Patientenverfügungen nicht ordnungsgemäß geprüft oder verworfen, obwohl sie in Deutschland rechtlich bindend sind (§ 1827 Abs 1 BGB) (s. ausführlich Kap. 4 und 7). Jedenfalls geht es immer um das Ausmaß der Behandlung, das ein einzelner Patient für eine gegebene Überlebenswahrscheinlichkeit und erwartete Lebensqualität bereit wäre, auf sich zu nehmen – nicht die Familie oder ein stellvertretender Entscheidungsträger.

## 10.8 Limitierungsentscheidungen: Höchstpersönliche Dimensionen

Limitierungen intensivmedizinischer Maßnahmen resultieren, wie dargelegt, aus den jeweils begrenzten faktischen Möglichkeiten, häufig also wegen Personal- und Materialmangels. Hinzu kommen ethische Erwägungen und juristische Vorgaben, die den Therapieumfang mitbestimmen. Nicht zuletzt ergeben sich Limitierungen „*at the bedside*" aus den Möglichkeiten und Grenzen der ärztlichen und pflegerischen Kliniker.

Wie jedem Teammitglied psychologisch und selbstreflexiv bekannt, werden komplexe und im kritischen Augenblick zu entscheidende Fragen nicht immer nach „rein sachlicher" Abwägung aller relevanten Aspekte, sondern oft auch ein Stück weit „aus dem Bauch heraus" getroffen. Ohne unser weniger systematisch und nicht zuletzt emotional gewichtetes und strukturiertes Erfahrungswissen lassen sich viele „brenzlige" Situationen *de facto* nicht lösen. Notfälle und Entscheidungen an den Grenzen der Medizin lassen sich nur annäherungsweise auf mathematische Gleichungen reduzieren. Erfreulicherweise waren die intuitiv getroffenen Entscheidungen – es so zu tun (oder zu lassen), wie es umgesetzt wurde – auch im Nachhinein oftmals alternativlos und richtig. Auf eben dieser Grundlage hat sich unser Erfahrungswissen geformt. Mitunter waren es aber auch, retrospektiv so rational und objektiv wie möglich betrachtet, falsche Entscheidungen – mit allen juristischen, vor allem aber auch psychischen, ethisch-moralischen Konsequenzen für die handelnden, in der Verantwortung stehenden Personen.

Das hier skizzierte Spannungsfeld ist allseits offen. Auf der einen Seite geht es um „*moral distress*", also darum, durch hierarchische Anweisungen, materielle Gegebenheiten und Vorgaben patientenferner Entscheider, etwa von Klinikträgern und Krankenkassen, zu Handlungen „genötigt" zu sein, die nicht den eigenen moralisch-ethischen Ansprüchen entsprechen [33]. Auf der anderen Seite geht es um den Umgang mit den eigenen Grenzen, sowohl fachlich als auch im Hinblick auf den emotionalen Umgang mit den im Rahmen der intensivmedizinischen Tätigkeit erfahrenen Schicksale. Dabei wiederum besteht ein weites Gefühlsspektrum, sozusagen von Gleichgültigkeit (bis zu hin zu Zynismus) über Mitgefühl bis zur Traumatisierung [34].

Überlastungen durch die berufliche Tätigkeit können, wesentlich in Abhängigkeit von den eigenen Persönlichkeitsmerkmalen und dem Arbeitsumfeld, zu somatischen und psychischen Überlastungsreaktionen führen und wirken, zumal seit Einführung des Burnout-Begriffes, nicht selten selbstverstärkend. Allerdings bezeichnet „Burnout" zum einen keine Diagnose, sondern ein subjektives Störungsmodell [35, 36]. Zum anderen sind Intensivmediziner (z. B. im Unterschied zu Lehrkräften) eher als „Macher" sozialisiert, denen es im Umgang mit sich selbst, aber auch innerhalb ihrer Berufsgruppe mitunter schwerfällt, die emotionalen Qualitäten an den Grenzen der eigenen Möglichkeiten, zwischen Hilflosigkeit, Schicksal und Schuld, offen zu reflektieren und zu kommunizieren. Erst in den letzten Jahren wurde dies auch von Intensivmedizinern selbst als Herausforderung erkannt und nach Lösungen gesucht [37, 38]. Unter anderem wurden Peer-Support-Angebote geschaffen: Hier bieten sich speziell geschulte, intensivmedizinisch erfahrene Kolleginnen und Kollegen als Ansprech- und Reflexionspartner an, wenn es in und nach Krisensituationen (aber auch präventiv) um den emotionalen Umgang mit Grenzerfahrungen und Überlastungsphänomenen geht [39, 40]. *Peer support*, Supervision und ähnliche Angebote werden in der Intensivmedizin aktuell zunehmend – aber noch nicht überall – so offen angenommen, wie es mit Blick auf die psychische Gesundheit der in der Intensivmedizin Tätigen und die Stärkung ihrer Resilienz angemessen und nötig wäre.

**Fallbeispiel**

Ein 67-jähriger männlicher Patient wird Stunden nach Implantation einer Hüftgelenkendoprothese leblos in seinem Bett auf der orthopädischen Allgemeinstation aufgefunden. Nach rund zwanzigminütiger kardiopulmonaler Reanimation wird ein Spontankreislauf erreicht, und es erfolgt die Verlegung des Patienten auf die anästhesiologische Intensivstation. In den ersten Tagen zeigt sich das klinische Bild eines schweren Postreanimationssyndroms mit hohem Katecholamin- und Volumenbedarf sowie schließlich dialysepflichtigem Nierenversagen. Während das intensivmedizinische Behandlungsteam aufgrund der Auffindesituation und des schweren Postreanimationssyndroms eine schlechte Prognose befürchtet und vorschlägt, gemeinsam eine Therapiezieländerung zu erwägen, insistiert der Operateur auf eine Weiterbehandlung. Zur Schaffung prognostischer Sicherheit wird ein *time-limited trial* bis zum Vorliegen von Hinweisen für das erwartbare neurologische Outcome vereinbart. Am dritten intensivmedizinischen Behandlungstag zeigt sich laborchemisch und computertomographisch eine hohe Wahrscheinlichkeit für eine hypoxisch-ischämische Enzephalopathie. Eine vorliegende Patientenverfügung, in der erweiterte intensivmedizinische Maßnahmen für den Fall, dass sich der Patient im „unmittelbaren Sterbeprozess" befinde, ausgeschlossen werden, scheint zwar nicht auf die aktuelle Situation anwendbar. Die vorsorgebevollmächtigte Ehefrau des Patienten betont jedoch gegenüber dem gesamten Behandlungsteam, dass dem Patienten ein selbstbestimmtes Leben, in dem er sich sportlich betätigen und Fernreisen machen könne, so wichtig sei, dass jegliche Form von absehbarer Pflegebedürftigkeit sicherlich nicht in seinem Sinne und das Therapieziel damit zu ändern sei. Weitere

Zugehörige würden sich nicht verabschieden wollen, sondern den Patienten so in Erinnerung behalten, wie sie ihn in der Häuslichkeit erlebt hätten. Der Operateur fügt sich schließlich dem Wunsch des Patienten. Nach ausreichend Zeit zur Verabschiedung werden in Anwesenheit der Ehefrau Katecholamin- und Dialysetherapie beendet, und es erfolgt eine terminale Extubation. Eine intravenöse Therapie mit Scopolamin wird zur Therapie der „Rasselatmung" eingesetzt, ebenso eine symptomadaptierte Therapie mit Morphin via Perfusor wegen Dyspnoe. Hierunter gelingt eine würdevolle Sterbebegleitung bis zum Tod des Patienten, der kurze Zeit nach Implementierung der *end-of-life care* eintritt. ◀

## 10.9 Handhabung von Therapielimitierungen

### 10.9.1 *Shared decision-making* und Kommunikation

Der Prozess der Entscheidungsfindung zur Begrenzung von LSTs muss auf ethischen Grundlagen beruhen, fundiert und transparent begründet sein und grundsätzlich mittels *shared decision-making* getroffen werden. Die Verwendung eines Argumentations- und Gesprächsrasters, einschließlich proaktiver Kommunikation und gemeinsamer Entscheidungsfindung, mag für das Behandlungsteam und die Patienten bzw. ihre Zugehörigen hilfreich sein, um potentiell unlösbare behandlungsbezogene Konflikte zu vermeiden oder zumindest abzumildern [15, 30–32, 41, 42] (vgl. ausführlich Kap. 8 und 9). Dazu wurden unterschiedliche Modelle vorgeschlagen, ohne dass sich insgesamt eine wissenschaftliche Evidenz für die Umsetzung einer zuvor festgelegten Strategie finden ließ [8]. Jedenfalls müssen die sich aus einer Limitierungsentscheidung ergebenden Behandlungsschritte klar kommuniziert, medizinisch fachgerecht umgesetzt und akkurat dokumentiert werden [10, 13, 30, 41, 43].

Im Rahmen der Symptomkontrolle soll das Team so gut wie möglich sicherstellen, dass eventuell auftretende Symptome, wie insbesondere Angstzustände, Atemnot und Schmerzen, in der letzten Lebensphase des Patienten kontrolliert und gelindert werden, sodass ein würdevolles Sterben ermöglicht wird [8, 10, 12, 44–46]. Bei Bedarf sollte auch spirituelle und soziale Unterstützung durch Geistliche und Sozialarbeiter angeboten werden. Studien zeigen, dass eine qualitativ hochwertige Betreuung am Lebensende signifikant mit einer geringeren Rate an Angstzuständen und depressiven Symptomen von Familien sowie mit Kommunikationsverbesserungen insgesamt verbunden ist [47, 48]. Es kann hilfreich sein, den Zugehörigen weitgehende Besuchsmöglichkeiten einzuräumen, auch weil ihre Wahrnehmung des Patientenzustands dazu beitragen kann, frühe Anzeichen von Beschwerlichkeit und Unruhe zu erkennen. Möglicherweise kann auch das Auftreten eines *Post-Intensive Care Syndrome – Family* verhindert oder in seiner Ausprägung abgemildert werden [41, 49].

### 10.9.2 Limitierung von LSTs und Symptomkontrolle

*Withholding* oder *withdrawing* bedeuten ausdrücklich nicht einen „Behandlungsabbruch“. Dieser Begriff ist – obschon in einer Entscheidung des Bundesgerichtshofs verwendet (BGH, Urteil vom 25.06.2010, 2 StR 454/09) – negativ konnotiert. Vielmehr werden nach einer Therapiezieländerung hin zur *end-of-life care* die lebensverlängernden Therapiemaßnahmen beendet. Nachfolgend sind die Linderung der Symptome und die Anwesenheit des behandelnden Teams am Krankenbett, falls erforderlich, sowie die psychosoziale Unterstützung von Patienten und Zugehörigen die wesentlichen Behandlungsinhalte [10, 12, 41, 44, 45, 49]. Bemerkenswert ist, dass die Begrenzung der LSTs nicht immer bedeutet, dass der Patient in unmittelbarem zeitlichen Zusammenhang sterben wird. In der weltweiten ETHICUS-2-Studie fanden sich Überlebensraten bis zur Entlassung aus dem Krankenhaus von 28 % nach *withholding* und 12 % nach *withdrawing* von LSTs, während andere Studien Überlebensraten zwischen 8 bzw. 31 % aufzeigten [5].

Die Umsetzung der Limitierung von LSTs kann aufgrund gesetzlicher Vorgaben und soziokultureller Besonderheiten unterschiedlich sein. Die Verwendung eines festgelegten Protokolls, das an die Bedingungen der jeweiligen Intensivstation angepasst ist, erscheint ratsam [8]. Einerseits sollen grundsätzlich alle Medikamente und Verfahren, die das neue therapeutische Ziel der Symptomkontrolle nicht unterstützen, abgesetzt werden. Ein schrittweises Ausschleichen von Medikamenten, wie Vasopressoren oder Antibiotika, ist in der Regel nicht erforderlich. Andererseits sollen Medikamente, die zur Symptomkontrolle beitragen, neu angeordnet oder ihre Dosis erhöht werden, bis die beabsichtigte Wirkung erreicht ist. Insofern gibt es keine objektive „Höchstdosis“ für Analgetika oder Anxiolytika (Abb. 10.1) [10, 30, 44–46]. Ob die Patienten „terminal extubiert“ werden sollen oder ob nur die Einstellungen des Beatmungsgeräts an „normale Umgebungsbedingungen“ (in der Regel FiO2 = 0,21, PEEP = 3–4 cm $H_2O$) angepasst werden müssen, bleibt umstritten. Es hat sich gezeigt, dass es hinsichtlich posttraumatischer Belastungssymptome bei Zugehörigen keinen Unterschied zwischen den beiden Methoden gibt. Die „terminale Extubation“ war mit einer geringeren Belastung der Pflegekräfte und mehr Atemwegsobstruktionen und „Rasseln“ bei den Patienten verbunden. Höchstwahrscheinlich sollten die Verfahren auf der Grundlage der Erfahrung und des *best practice* des jeweiligen Intensivteams festgelegt werden, und zwar so, dass der Komfort und die Würde des Patienten erhalten bleiben [10, 44–46, 50–52].

Der Entzug von Flüssigkeit und Nahrung während der *end-of-life care* wird bisher nicht einheitlich bewertet. Grundsätzlich sollte ein wacher Patient Flüssigkeit und Nahrung oral nach seinem Wunsch erhalten. Da es keine medizinische Notwendigkeit für eine Kalorienzufuhr am Lebensende gibt, soll in allen anderen Fällen Flüssigkeit nur verabreicht werden, wenn es zur Symptomkontrolle erforderlich ist, während die Zufuhr von Nahrung beendet werden soll [10, 53], solange gesetzliche Vorgaben dem nicht entgegenstehen.

Schmerzen, Dyspnoe, Durst, Angst und Agitation sind häufige Symptome in der letzten Lebensphase intensivmedizinischer Patienten [10, 44, 54, 55]. Sofern Patienten dazu in der Lage sind, können Numerische Rating-Skalen (üblicherweise von 0 bis 10) zur Einschätzung der Symptomschwere genutzt werden [56]. Im häufigeren Fall der patientenseitig eingeschränkten Möglichkeit zur Kommunikation (üblicherweise mindestens aufgrund einer Intubation) besteht selten die Möglichkeit, einfache „Ja/Nein"-Fragen zu nutzen. Oft werden dann indirekte Zeichen herangezogen, wie Grimassieren, bestimmte Vitalparameter oder das Atemmuster [57, 58]. Validierte Instrumente wie die *Behavioral Pain Scale*, das *Critical Care Pain Observation Tool* oder die *Respiratory Distress Observation Scale* können bei der Objektivierung und Dokumentation der Symptome helfen, sollten jedoch aufgrund der lediglich indirekten Symptomevaluation mit Vorsicht interpretiert werden [10, 57].

Das medikamentöse Management von Schmerzen und Dyspnoe unterscheidet sich nicht wesentlich von der palliativmedizinischen Therapie bei Patienten außerhalb der Intensivstation: Zur Schmerzkontrolle werden meist Opioide in individualisierter Dosierung genutzt, die zu Beginn schnell mit kleinen Dosen schrittweise titriert werden sollten; zur kontinuierlichen Analgesie eignen sich vor allem Morphin oder Fentanyl, ebenso Sufentanil oder Remifentanil (vgl. auch Kap. 11) [10, 57]. Für die Pharmakotherapie der Dyspnoe können ebenfalls Opioide (insbesondere Morphin und Fentanyl) oder Benzodiazepine (vor allem Lorazepam oder Midazolam) verwendet werden [10, 57]. Der ausgeprägte anxiolytische Effekt der Letztgenannten hilft daneben bei der Therapie der die Dyspnoe häufig begleitenden Angst und Unruhe (Abb. 10.1).

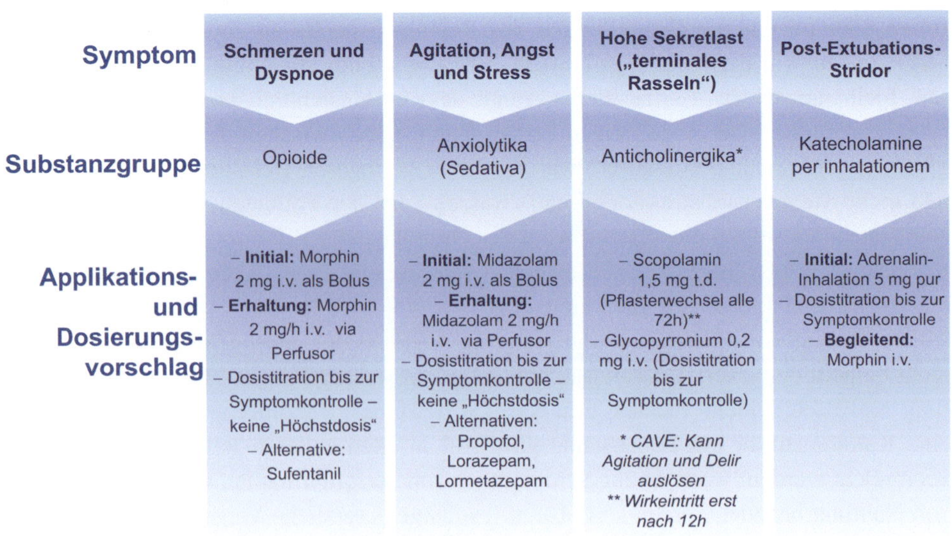


**Abb. 10.1** Substanzen zur Symptomlinderung

Die sogenannte „terminale Rasselatmung" bezeichnet ein rasselndes in- und exspiratorisches Atemgeräusch, das durch eine verminderte Schluckreaktion und eine nachfolgende Hin- und Herbewegung von dadurch vor der Stimmritze verbleibendem Sekret verursacht wird. Rasselatmung ist nicht mit Atemnot gleichzusetzen und stellt für den Sterbenden häufig keine Belastung dar, während es für die Zugehörigen sehr verunsichernd sein kann, sodass das Team sie entsprechend aufklären sollte. Da tracheales Absaugen häufig zu einer zusätzlichen Belastung führt und das Rasseln oft innerhalb kurzer Zeit wieder auftritt, sollte bei Sterbenden ohne Tracheostoma oder Endotrachealtubus auf Absaugen verzichtet werden. Die Beendigung parenteraler Flüssigkeitszufuhr mag ebenso wie eine Oberkörperhochlage des Patienten zu einer verminderten Rasselatmung führen, wenngleich Evidenz hierfür fehlt. Zudem können Anticholinergika (z. B. Scopalamin oder Glycopyrronium) im Off-Label-Use zur Beeinflussung von Rasselatmung eingesetzt werden.

Am Lebensende können auch Schlafstörungen und Delir auftreten, die in diesem Kapitel allerdings nicht weiter behandelt werden [59, 60].

Insgesamt führen Symptomüberlagerungen und eine häufig lediglich indirekt mögliche Symptomdiskrimination und -bewertung in der Praxis nicht selten zu einer Kombination aus Morphin oder Fentanyl, Midazolam oder Lorazepam und Scopolamin, deren Dosierungen dann individuell festzulegen sind.

## 10.10 Zusammenfassung

Therapielimitierungen gehören zum klinischen Alltag der Intensivmedizin – und stellen Behandlungsteams zugleich vor große medizinische, ethische, kommunikative und auch juristische Herausforderungen. Während in klaren Fällen der Nutzen intensivmedizinischer Maßnahmen offensichtlich oder ausgeschlossen ist, dominieren häufig Unsicherheiten, und zwar zur Prognose ebenso wie zur Angemessenheit des weiteren Vorgehens. Therapielimitierungen sind als Teil des Behandlungsprozesses zu betrachten; sie bedeuten dabei weder einen Therapieabbruch noch das Ende von Fürsorge, sondern die bewusste Entscheidung, lebensverlängernde Maßnahmen nicht zu beginnen oder zu beenden, wenn sie nicht (mehr) indiziert oder patientenseitig nicht (mehr) gewollt sind. Grundlage jeder Therapielimitierung bleiben die medizinische Einschätzung und der Patientenwille, der idealerweise als Teil einer Vorausplanung formuliert wurde – zum Beispiel im Rahmen eines Advance Care Planning. Eine gemeinsame Entscheidungsfindung und eine adäquate Symptomkontrolle nach Therapiezielwechsel sind dabei ebenso essentiell wie der professionelle Umgang mit emotionaler Belastung, sowohl innerhalb des Behandlungsteams als auch bei den Patienten und ihren Zugehörigen. Therapielimitierungen markieren keine Niederlage des Behandlungsteams, sondern ermöglichen ein würdevolles Sterben ohne unnötiges Leiden im Einklang mit den Grenzen des medizinisch sinnvoll Machbaren und dem Willen und den Werten des Patienten.

## Literatur


1. Guidet B, Vallet H, Flaaten H et al. The trajectory of very old critically ill patients. Intensive Care Med 2024; 50:181–194.
2. Guidet B, de Lange DW, Boumendil A et al. The contribution of frailty, cognition, activity of daily life and comorbidities on outcome in acutely admitted patients over 80 years in European ICUs: the VIP2 study. Intensive Care Med 2020; 46:57–69.
3. Fleischmann-Struzek C, Mikolajetz A, Reinhart K et al. Hospitalisierung und Intensivtherapie am Lebensende. Dtsch Arztebl Int 2019; 116:653–660.
4. Vincent JL, Marshall JC, Namendys-Silva SA et al. Assessment of the worldwide burden of critical illness: the intensive care over nations (ICON) audit. Lancet Respir Med 2014; 2:380–386.
5. Avidan A, Sprung CL, Schefold J et al. Variations in end-of-life practices in intensive care units worldwide (Ethicus-2): a prospective observational study. Lancet Respir Med 2021; 9:1101–1110.
6. Mark N, Rayner SG, Lee NJ et al. Global variability in withholding and withdrawal of life-sustaining treatment in the intensive care unit: a systematic review. Intensive Care Med 2015; 41:1572–1585.
7. Sprung CL, Ricou B, Hartog CS et al. Changes in end-of-life practices in European intensive care units from 1999 to 2016. JAMA 2019; 322:1692–1704.
8. Kesecioglu J, Rusinova K, Alampi D et al. European Society of Intensive Care Medicine guidelines of end of life and palliative care in the intensive care unit. Intensive Care Med 2024; 50:1740–1766.
9. Sprung CL, Truog RD, Curtis JR et al. Seeking worldwide professional consensus on the principles of end-of-life care for the critically ill. The Consensus for Worldwide End-of-Life Practice for Patients in Intensive Care Units (WELPICUS) Study. Am J Respir Crit Care Med 2014; 190:855–866.
10. Michalsen A, Bakker J, Sprung CL et al. Principles and practice of limiting life-sustaining therapies. In: Michalsen A, Sadovnikoff N, Kesecioglu J (eds). Ethics in intensive care medicine. Berlin, Springer, 2023, 81–94.
11. Dutzmann J, Duttge G, Michalsen A et al. Indikation als unverzichtbare Grundlage ärztlichen Handelns. MedR 2025; 43:253–257.
12. Ely EW, Azoulay É, Sprung CL. Eight things we would never do regarding end-of-life care in the ICU. Intensive Care Med 2019; 45:1116–1118.
13. Neitzke G, Burchardi H, Duttge G et al. Grenzen der Sinnhaftigkeit von Intensivmedizin. Positionspapier der Sektion Ethik der DIVI. Med Klin Intensivmed Notfmed 2016; 111:486–492.
14. Beil M, Alberto L, Bourne RS et al. ESICM consensus-based recommendations for the management of very old patients in intensive care. Intensive Care Med 2025; 51:287–301.
15. Bosslet GT, Pope TM, Rubenfeld GD et al. An official ATS/AACN/ACCP/ESICM/ SCCM Policy Statement: responding to requests for potentially inappropriate treatments in intensive care units. Am J Respir Crit Care Med 2015; 191:1318–1330.
16. Michalsen A, Neitzke G, Dutzmann J et al. Überversorgung in der Intensivmedizin: erkennen, benennen, vermeiden. Med Klin Intensivmed Notfmed 2021; 116:281–294.
17. Heller AR, Wurmb T, Franke A, Awmf-Leitliniengruppe 87-148. Ärztliche Indikationsstellung in der klinischen Katastrophenmedizin und bei Gesundheitskrisen. Unfallchirurgie 2025; 128:660–674.

18. Bundesministerium der Verteidigung. Operationsplan Deutschland. Berlin, Territoriales Führungskommando der Bundeswehr, 2024 [Stand: 12.02.2025, zuletzt zugegriffen: 26.06.2025].
19. Rusinová K, Voigt L, Michalsen A. Navigating appropriateness of care in the ICU: A case-based application of the fourfold assessment. J Intensive Care Med 2025; 40:1096–1100.
20. Stanze H, Nauck F. Advance Care Planning bei Patienten mit onkologischen Erkrankungen. Onkologe 2020; 26:763–770.
21. Rietjens JAC, Sudore RL, Connolly M et al. Definition and recommendations for advance care planning: an international consensus supported by the European Association for Palliative Care. Lancet Oncol 2017; 18:e543–e551.
22. Rußwurm M. Befristete Therapieversuche in der Intensivmedizin. Dtsch Arztebl Int 2025; 122:180–185.
23. Jöbges S, Seidlein AH, Knochel K et al. Zeitlich begrenzter Therapieversuch („time-limited trial", TLT) auf der Intensivstation. Med Klin Intensivmed Notfmed 2024; 119:291–295.
24. Kruser JM, Nadig NR, Viglianti EM et al. Time-limited trials for patients with critical illness: A review of the literature. Chest 2024; 165:881–891.
25. Michalsen A, Mer M, Hoff R et al. Choices in uncertainty. In: Michalsen A, Sadvonikoff N, Kesecioglu J (eds.). Ethics in intensive care medicine. Berlin, Springer, 2023, 157–167.
26. Kumpf O, Assenheimer M, Bloos F et al. Intensivmedizinische Qualitätsindikatoren für Deutschland – 4. Auflage 2022. Anästh Intensivmed 2023; 64:333–354.
27. Alonso A, Rogge A, Schramm P et al. Handlungsempfehlung zeitlich begrenzter Therapieversuch in der Neurointensivmedizin. Anaesthesiologie 2025; 74:221–228.
28. Metaxa V, Ely EW, Mer M. The significance of cultural diversity. In: Michalsen A, Sadovnikoff N, Kesecioglu J (eds.). Ethics in intensive care medicine. Berlin, Springer, 2023, 57–68.
29. Trummer U. Diversity Kompetenz im Krankenhaus für Patienten und Mitarbeiter. In: Genkova P, Ringeisen T (Hrsg.). Handbuch Diversity Kompetenz: Perspektiven und Anwendungsfelder. Wiesbaden, Springer, 2016, 527–544.
30. Kerckhoffs MC, Senekal J, van Dijk D et al. Framework to support the process of decision-making on life-sustaining treatments in the ICU: results of a Delphi study. Crit Care Med 2020; 48:645–653.
31. Michalsen A, Long AC, DeKeyser-Ganz F et al. Interprofessional shared decision-making in the ICU: a systematic review and recommendations from an expert panel. Crit Care Med 2019; 47:1258–1266.
32. Kon AA, Davidson JE, Morrison W et al. Shared decision-making in ICUs: an American College of Critical Care Medicine and American Thoracic Society policy statement. Crit Care Med 2016; 44:188–201.
33. Morley G, Ives J, Bradbury-Jones C et al. What is 'moral distress'? A narrative synthesis of the literature. Nurs Ethics 2019; 26:646–662.
34. Nydoo P, Pillay BJ, Naicker T et al. The second victim phenomenon in health care: A literature review. Scand J Public Health 2020; 48:629–637.
35. Hillert A. Burnout: Hintergründe, Konzepte, Perspektiven. PSYCH up2date 2023; 17:277–294.
36. Michalsen A, Hillert A. Stressbewältigung und Burnout-Prophylaxe. In: Diemer M, Taube C, Rüggeberg JA et al. (Hrsg). Handbuch OP-Management (2. Aufl.). Berlin, Medizinisch Wissenschaftliche Verlagsgesellschaft, 2023, 435–441.
37. Hodkinson A, Zhou A, Johnson J et al. Associations of physician burnout with career engagement and quality of patient care: Systematic review and meta-analysis. BMJ 2022; 378:e070442.

38. Moss M, Good VS, Gozal D et al. An official critical care societies collaborative statement: Burnout syndrome in critical care health-care professionals. A call for action. Am J Resp Crit Care Med 2016; 194:106–113.
39. Angelstein S, Mühle U. Peer-Support: Stress und Traumata vorbeugen. Im OP 2022; 12:60–65.
40. Koll-Krüsmann M, Hinzmann D, Igl A et al. Psychosoziale Unterstützung im Gesundheitswesen: Der gemeinnützige Verein PSU-Akut – eine Schnittstelle zwischen kollegialer Unterstützung und Psychotherapie. Ärztl Psychother 2021; 16:87–92.
41. Hwang DY, Oczkowski SJW, Lewis K et al. Society of Critical Care guidelines on family-centered care for adult ICUs: 2024. Crit Care Med 2025; 53:e465–e482.
42. Curtis JR, White DB. Practical guidance for evidence-based ICU family conferences. Chest 2008; 134:835–843.
43. Neitzke G, Böll B, Burchardi H et al. Dokumentation der Therapiebegrenzung. Empfehlung der Sektion Ethik der Deutschen Interdisziplinären Vereinigung für Intensiv- und Notfallmedizin (DIVI) unter Mitarbeit der Sektion Ethik der Deutschen Gesellschaft für Internistische Intensivmedizin und Notfallmedizin (DGIIN). Med Klin Intensivmed Notfmed 2017; 112:527–530. [Erratum: Med Klin Intensivmed Notfmed 2017; 112:530.]
44. Tanaka Gutiez M, Efstathiou N, Innes R et al. End-of-life care in the intensive care unit. Anaesthesia 2023; 78:636–643.
45. Downar J, Delaney JW, Hawryluck L et al. Guidelines for the withdrawal of life-sustaining measures. Intensive Care Med 2016; 42:1002–1027.
46. Cook D, Rocker G. Dying with dignity in the intensive care unit. N Engl J Med 2014; 370:2506–2514.
47. White DB, Angus DC, Shields AM et al. A randomized trial of a family support intervention in intensive care units. N Engl J Med 2018; 378:2365–2375.
48. Davidson JE, Aslakson RA, Long AC et al. Guidelines for family-centered care in the neonatal, pediatric, and adult ICU. Crit Care Med 2017; 45:103–128.
49. Preiser JC, Herridge M, Azoulay É (eds.). Post-intensive care syndrome. Berlin, Springer, 2020.
50. Orr S, Efstathiou N, Baernholdt M et al. ICU clinicians' experience of terminal weaning and extubation. J Pain Symptom Manage 2022; 63:e521–e528.
51. Efstathiou N, Vanderspank-Wright B, Vandyk A et al. Terminal withdrawal of mechanical ventilation in adult intensive care units: A systematic review and narrative synthesis of perceptions, experiences and practices. Palliat Med 2020; 34:1140–1164.
52. Robert R, Le Gouge A, Kentish-Barnes N et al. Terminal weaning or immediate extubation for withdrawing mechanical ventilation in critically ill patients (the ARREVE observational study). Intensive Care Med 2017; 43:1793–1807.
53. Bower KL, Shilling DM, Bonnes SL et al. Ethical implications of nutrition therapy at the end of life. Curr Gastroenterol Rep 2023; 25:69–74.
54. Puntillo KA, Arai S, Cohen NH et al. Symptoms experienced by intensive care unit patients at high risk of dying. Crit Care Med 2010; 38:2155–2160.
55. Nelson JE, Meier DE, Oei EJ et al. Self-reported symptom experience of critically ill cancer patients receiving intensive care. Crit Care Med 2001; 29:277–282.
56. Jensen Hjermstad M, Fayers PM, Haugen DF et al. Studies comparing numerical rating scales, verbal rating scales, and visual analogue scales for assessment of pain intensity in adults: a systematic literature review. J Pain Symptom Manage 2011; 41:1073–1093.
57. Puntillo K, Nelson JE, Weissman D et al. Palliative care in the ICU: relief of pain, dyspnea, and thirst – a report from the IPAL-ICU Advisory Board. Intensive Care Med 2014; 40:235–248.

58. Herr K, Coyne PJ, Key T et al. Pain assessment in the nonverbal patient: position statement with clinical practice recommendations. Pain Manag Nurs 2006; 7:44–52.
59. Knauert MP, Ayas NT, Bosma KJ et al. Causes, consequences, and treatments of sleep and circadian disruption in the ICU: An official American Thoracic Society research statement. Am J Respir Crit Care Med 2023; 207:e49–e68.
60. Luetz A, Grunow JJ, Jörgeli R et al. Innovative ICU solutions to prevent and reduce delirium and post-intensive care unit syndrome. Semin Respir Crit Care Med 2019; 40:673–686.

# Lebensqualität in Grenzen – Palliativmedizin

# 11

Friedemann Nauck und Stefan Meier

## Inhaltsverzeichnis



**Zusammenfassung**

Die Entwicklung der Intensivmedizin ermöglicht vielfach das Überleben hochkomplex erkrankter, multimorbider oder älterer Patienten. Dennoch versterben Patienten während oder kurz nach der intensivmedizinischen Behandlung. Neben dem

F. Nauck (✉)
Klinik für Palliativmedizin, Georg-August-Universität Göttingen, Göttingen, Deutschland
E-Mail: friedemann.nauck@med.uni-goettingen.de

S. Meier
Klinik für Anästhesiologie, Universitätsklinikum Düsseldorf, Düsseldorf, Deutschland
E-Mail: meier@med.uni-duesseldorf.de



A. Michalsen und U. Janssens (Hrsg.), *Klinische Ethik in der Intensivmedizin*,
https://doi.org/10.1007/978-3-662-72378-4_11

Ziel des Überlebens gewinnt zunehmend das Ziel einer verbesserten Lebensqualität an Bedeutung. Das zeigt die Notwendigkeit auf, vermehrt über Lebensqualität und Therapiebegrenzung nachzudenken – ein zentrales Anliegen der Palliativmedizin. Palliativmedizin fördert durch interprofessionelle Behandlung und Betreuung das physische, psychosoziale und spirituelle Wohlbefinden von Patienten und ihrer An- und Zugehörigen. Die palliativmedizinische Mitbehandlung trägt dazu bei, Therapiezielkonflikte zu klären, symptomorientiert zu behandeln und *moral distress* in Behandlungsteams zu reduzieren. Gerade in Grenzsituationen bei unsicherem Behandlungsausgang ist es für alle Beteiligten hilfreich, sich mit dem möglichen Versterben auseinanderzusetzen. Dabei bedeutet Palliativmedizin nicht die Ankündigung sofortigen Versterbens; vielmehr können Angebote einer rechtzeitigen Integration interprofessioneller palliativmedizinischer Unterstützungsangebote dazu beitragen, Übertherapien mit langer Leidenszeit und eingeschränkter Lebensqualität zu verhindern. Auch wenn die Vorteile der Palliativversorgung, wie kürzere Liegedauer, höhere Angehörigenzufriedenheit und bessere Symptomlinderung, wissenschaftlich belegt sind und wesentlich zur Wahrung von Würde und Lebensqualität schwer kranker Menschen beitragen, bestehen weiterhin zahlreiche Missverständnisse, strukturelle Barrieren und eine unzureichende Ausbildung, die eine bedarfsgerechte Implementierung palliativmedizinischer Mitbehandlung in der Intensivmedizin verhindern. Sterben darf nicht als Scheitern, sondern muss als Teil des Lebens begriffen werden.

## 11.1 Einleitung

Die Intensivmedizin mit ihren stetig wachsenden medizinischen und technischen Möglichkeiten kann ihr Ziel, lebensbedrohliche Krankheitsphasen zu überwinden und Menschenleben zu retten, mittlerweile bei immer schwerer erkrankten und multimorbiden Patienten erreichen. Zahlreiche Patienten, die intensivmedizinisch behandelt werden, sei es nach großen Operationen, aufgrund eines akuten Organversagens, nach Infektionen oder nach Traumata, überleben nicht nur die Intensivbehandlung, sondern können in ihr zuvor geführtes aktives Leben mit guter Lebensqualität zurückkehren. Auch wenn es in der Intensivtherapie in erster Linie um das Überleben geht, setzt sich immer mehr die Sichtweise durch, dass auch die zu erwartende Lebensqualität nach einer Intensivbehandlung eine beachtliche Frage bei intensivmedizinischen Therapieentscheidungen sein muss [1]. Es geht somit nicht mehr nur um die Frage des Überlebens an sich, sondern vielmehr auch darum, welche Lebensqualität dieses Überleben nach dem Intensivaufenthalt für den Überlebenden einer Intensivtherapie bietet [2]. Dabei ist die Basis für die Definition der individuellen Lebensqualität eines Menschen die jeweilige Lebenswelt, die nur der Betroffene selbst für sich bestimmen kann.

Je kränker, multimorbider und älter Patienten werden, umso herausfordernder ist es, das individuell gewünschte Therapieziel trotz aller notwendiger intensivmedizinischer Maßnahmen zu erreichen, und desto schwerer vorhersehbar sind Ausgang und Ergebnis einer Intensivbehandlung für den einzelnen. Die Anzahl und das Alter der Patienten, die intensivmedizinisch behandelt werden, nehmen ebenso zu wie die Anzahl der Patienten, die im Verlauf einer intensivmedizinischen Behandlung versterben [3]. Aktuelle Daten einer retrospektiven vierjährigen Erhebung an über einer Million beatmeter Intensivpatienten zeigen, dass 43,3 % dieser Patienten im Krankenhaus verstarben. Bei der Gruppe der über 80 Jahre alten Patienten waren es, je nach Art der Beatmungstherapie, 50–70 % [4]. In Anbetracht dieser Daten muss festgehalten werden, dass Sterben auf der Intensivstation (ICU) trotz aller Fortschritte weiterhin zum intensivmedizinischen Alltag gehört und eine Auseinandersetzung mit Tod und Sterben sowohl für das Behandlungsteam als auch für die Patienten und deren An- und Zugehörige notwendig ist. Diese Überlegungen müssen eine Auseinandersetzung mit den Grenzen der Intensivmedizin und auch der Begrenztheit des Lebens an sich beinhalten. Trotzdem wirkt es zuweilen so, als sei der Tod weiterhin das große unaussprechliche Tabu der (Intensiv-)Medizin. Gerade dort, wo er mit dem größten personellen und materiellen Einsatz bekämpft wird, darf der Name nicht fallen [5]. Tod wird weiterhin eher als ein Versagen von Menschen und Möglichkeiten angesehen als eine Anerkenntnis der unabänderlichen Begrenztheit des Lebens.

Es sind also die Grenzen persönlich erlebter, eingeschränkter Lebensqualität bei fortgeschrittener und inkurabler Erkrankung sowie die notwendige Auseinandersetzung mit den Themen Krankheit, Sterben und Tod, die es sinnvoll machen, die Palliativmedizin in die Intensiv- und Akutmedizin zu integrieren. Den Blick auf diese Grenzen zu lenken und dabei die Frage nach der Lebensqualität weiter in den Vordergrund zu stellen, ist der Beitrag der palliativen Mitversorgung von Intensivpatienten.

**Übersicht**

Nach der Definition der Weltgesundheitsorganisation (WHO) beschreibt die gesundheitsbezogene Lebensqualität den Zustand des vollständigen körperlichen, geistigen und sozialen Wohlergehens. Dabei misst die WHO der subjektiven Wahrnehmung dieses Wohlergehens eine große Bedeutung bei.

Eine weitere Dimension der Lebensqualität entsteht durch Beziehungen des persönlichen Miteinanders im alltäglichen Lebensumfeld – also im häuslichen, nachbarschaftlichen und kommunalen Lebensraum. Dieses Miteinander in allen Sphären des Alltags, sei es beim Wohnen, bei der Arbeit oder in der Freizeit, kann durch moderne Technologien innovativ zum Nutzen aller gestaltet werden [6].

In der Intensivmedizin besteht, wie in anderen Bereichen der Medizin auch, die Gefahr einer Überversorgung oder Übertherapie am Lebensende [7]. Insofern ist es entscheidend, den Einsatz intensivmedizinischer Maßnahmen kritisch zu hinterfragen, insbesondere wenn ein kurativer Ansatz nur fraglich erreichbar oder die intensivmedizinische Behandlung aussichtslos erscheint. Zu diesem Zeitpunkt muss über eine

Therapiezieländerung, die auch die Beendigung einer intensivmedizinischen Behandlung umfassen kann, nachgedacht werden. Wesentlich ist es, den Übergang von „*cure to care*" zu erkennen und zu vermitteln [8]. Im klinischen Alltag erleben wir jedoch immer wieder, dass es Ärzten leichter fällt, eine Entscheidung für die Fortführung einer Behandlung oder die Anordnung einer erneuten Diagnostik zu treffen als eine Entscheidung hin zu einer Therapiezieländerung, was dann auch bedeuten würde, sich mit Sterben und Tod auseinanderzusetzen zu müssen.[1]

**Fallbeispiel**

Frau B., 59 Jahre alt, erleidet während einer Familienfeier zur Taufe ihres Enkelkindes einen plötzlichen Herzstillstand. Ihr Ehemann beginnt unmittelbar mit einer Laienreanimation. Nach Eintreffen des Notarztes wird sie unter laufender Reanimation ins Krankenhaus verlegt. Im Schockraum erfolgt zur Kreislaufstabilisierung die Implantation einer extrakorporalen Herz-Kreislauf-Unterstützung (*ECLS, Extracorporal Life Support*), anschließend eine Koronarintervention mit Stentimplantation. Auf der ICU bleibt Frau B. auch nach Beendigung der Sedierung tief bewusstlos.

Am dritten Behandlungstag findet ein interprofessionelles Therapiezielgespräch statt. Die kardiale Funktion zeigt sich gut erholt. Das kraniale CT (Computertomogramm) weist auf eine zerebrale Schwellung hin, jedoch ohne eindeutige Hinweise auf eine hypoxisch-ischämische Enzephalopathie (HIE). Der Wert der neuronenspezifischen Enolase (NSE) ist grenzwertig erhöht. Aufgrund der unklaren neurologischen Prognose und der hohen Belastung der Angehörigen, insbesondere des Ehemanns, wird das Palliativteam hinzugezogen.

In Gesprächen mit der Psychologin des Palliativdienstes äußert der Ehemann ambivalente Gefühle: Er wünscht sich eine maximale Therapie, äußert aber auch, dass seine Frau ein Leben mit schweren Einschränkungen nicht gewollt hätte. Weitere Gespräche werden vereinbart. Auch die Belastung von Sohn, Schwiegertochter und vor allem der neunjährigen Enkelin wird berücksichtigt. Ein erster Besuch des Kindes wird im interdisziplinären und multiprofessionellen Team gemeinsam vorbereitet, begleitet und nachbesprochen.

Am zehnten Tag zeigt das Kontroll-cCT nun deutliche Zeichen einer HIE mit eindeutigen Zeichen für eine sehr schlechte Prognose. In einem erneuten multiprofessionellen Therapiezielgespräch wird eine Änderung des Therapieziels angesprochen. Der Ehemann äußert Zweifel und benötigt Zeit. In weiteren Gesprächen mit dem Oberarzt der ICU und der Psychologin des Palliativteams gewinnt er Klarheit über den mutmaßlichen Willen seiner Frau und kann eigene Wünsche davon abgrenzen.

[1] Hierzu gibt es das Bonmot: „Zwei Wochen Intensivtherapie können einem leicht eine Stunde schwieriges Gespräch ersparen." (Die ursprüngliche Quelle ist den Autoren unbekannt.)

Die Beendigung der lebenserhaltenden Maßnahmen wird vorbereitet. Ein Abschiedsbesuch der Enkelin findet unter palliativmedizinischer Begleitung statt. Ehemann, Sohn und Schwiegertochter sind beim kontrollierten Herunterfahren der *ECLS* anwesend. Nach dem Versterben erfolgen weitere Telefonkontakte durch das Palliativteam, inklusive Vermittlung einer Trauergruppe für die Enkelin.

In einer Fallsupervision besprechen Intensiv- und Palliativteam gemeinsam den Verlauf. Deutlich wird, dass die frühzeitige Einbindung der Palliativmedizin nicht nur die Angehörigen psychosozial unterstützte und eine an den Patientenpräferenzen orientierte Entscheidungsfindung ermöglichte, sondern auch das Intensivteam in der Kommunikation spürbar entlastet wurde. ◀

## 11.2 Der Beitrag der Palliativmedizin

Die Palliativmedizin kann wesentlich zu Verbesserung und Erhaltung der subjektiv empfundenen Lebensqualität der Patienten beitragen, so dass die verbleibende Zeit des Lebens in größtmöglicher Autonomie und Würde erlebt werden kann. Dies wird durch die Einbeziehung eines interprofessionellen und multidisziplinären Teams durch physische, psychosoziale und spirituelle Behandlung und Betreuung der Patienten und ihrer An- und Zugehörigen („*unit of care*") erreicht. Dabei geht es nicht nur um die reine Symptomlinderung von beispielsweise Schmerzen, Dyspnoe oder Angst, sondern vor allem auch um Hilfestellungen im Umgang mit Krankheit sowie die Unterstützung bei Therapiezielplanung oder -änderung. Die Unterstützung bei der Therapiezielplanung sollte auch die Unterstützung bei der Erstellung von vorausschauenden Vorsorgeinstrumenten („*Advance Care Planning*", *ACP*) beinhalten, wobei die Umsetzung standardisierter ACP-Instrumente bei akut lebensbedrohlich Erkrankten häufig nur eingeschränkt möglich ist. Umso wichtiger ist es, vorausschauende Gespräche dort zu führen, wo es der klinische Zustand zulässt [9]. Sind bereits während des intensivmedizinischen Aufenthaltes Kontakte zur Palliativmedizin geknüpft, sind die Voraussetzungen, im Nachgang *ACP*-Dokumente zu erstellen, deutlich besser. Es sollte nicht vergessen werden, dass „nach der Intensivstation" in vielen Fällen auch „vor der Intensivstation" bedeutet. Gerade auf der ICU, wo betroffene Patienten häufig wenig oder nicht kontaktfähig sind, ist die psychosoziale Unterstützung der An- und Zugehörigen einschließlich der Krisenbewältigung und der Unterstützung bei Abschied und Trauer eine wichtige Aufgabe. Weiter stellt eine palliativmedizinische Mitbehandlung eine Möglichkeit zur Unterstützung und Entlastung intensivmedizinischer Behandlungsteams dar; im Team erlebter „*moral distress*" kann hierdurch gemindert werden [10].

Wenn in diesem Abschnitt von Grenzen die Rede ist, so dürfen auch die Grenzen der Palliativmedizin nicht verschwiegen werden. Leid bei schwerer Krankheit sowie die Auseinandersetzung mit Tod und Sterben sind Belastungen, die auch die Akteure in der Palliativmedizin an ihre Grenzen bringen können.

▶ **Definition Palliativmedizin** Die WHO hat bereits im Jahr 2002 die ursprüngliche Definition überarbeitet und folgende Aussage getroffen [11]:

„Palliativmedizin ist ein Ansatz zur Verbesserung der Lebensqualität von Patienten und ihren Familien, die mit Problemen konfrontiert sind, welche mit einer lebensbedrohlichen Erkrankung einhergehen. Dies geschieht durch Vorbeugen und Lindern von Leiden, durch frühzeitige Erkennung, sorgfältige Einschätzung und Behandlung von Schmerzen sowie anderen Problemen körperlicher, psychosozialer und spiritueller Art."

## 11.3 Implementierung der Palliativmedizin in die Intensivmedizin

Grundsätzlich muss sich die Art und Weise der Zusammenarbeit zwischen Intensivmedizin und Palliativmedizin nach den jeweiligen Gegebenheiten vor Ort richten. Nicht in allen Kliniken mit Intensivmedizin gibt es eine Klinik für Palliativmedizin oder einen Palliativdienst. So zeigen u. a. aktuelle Daten, dass nur in ca. 2/3 der herzchirurgischen Kliniken, in denen Patienten mit Herzunterstützungsverfahren intensivmedizinisch behandelt werden, überhaupt Möglichkeiten für eine spezialisierte palliativmedizinische Mitbehandlung vorhanden sind [12]. Gerade hier stellt sich die Herausforderung, für diejenigen Patienten adäquate Versorgungsmöglichkeiten zu entwickeln, für die ein palliativmedizinscher Mitbehandlungsbedarf besteht.

Häufig werden zwei grundsätzliche Modelle zur Implementierung palliativmedizinischer Behandlung auf einer ICU beschrieben. Beim sogenannten „konsultativen Modell" wird die Versorgung – gegebenenfalls auch nur bedarfsweise angefordert – durch palliativmedizinische Spezialisten geleistet. Im Rahmen des konsultativen Modells fungiert das Team des Palliativdienstes eines Krankenhauses als Ansprechpartner für die Kollegen der *ICU* und in besonderer Weise für Patienten und An- und Zugehörige. Ein Vorteil ist, dass Patienten auch nach Ende des Aufenthalts auf der ICU von diesem Team weiterbetreut werden können [13].

Beim sogenannten „integrativen Modell" werden palliativmedizinische Behandlungskonzepte durch die Ärzte und Pflegefachkräfte des intensivmedizinischen Teams unmittelbar in die tägliche Arbeit auf der ICU integriert. Dazu bedarf es jedoch einer entsprechenden Qualifikation und Freistellung der Mitarbeiter der ICU, um nicht nur die spezifische symptomlindernde Behandlung von Schmerzen, Dyspnoe, Angst oder Delir zu beherrschen, sondern vor allem auch, um die häufig herausfordernde Kommunikation mit An- und Zugehörigen oder Festlegungen für den Umgang mit sterbenden Patienten auf der ICU umzusetzen. Wenn die personellen Ressourcen und die Bereitschaft im Team der ICU bestehen, sich mit dem Thema Palliativmedizin eingehend zu befassen, ist es durch das integrative Modell möglich, den Patienten und ihren An- und Zugehörigen die Expertise und die palliativmedizinische Haltung unmittelbar vor Ort zur Verfügung zu stellen, ohne dass diese erst angefordert werden muss. Dies kann gerade dort, wo keine eigenständige palliativmedizinische Abteilung im Haus vorhanden ist, eine Lösung sein, um palliative Behandlungsbedarfe zu decken.

Dennoch ist es hilfreich und wünschenswert, bei herausfordernden und komplexen Situationen ein spezialisiertes Palliativteam hinzuziehen zu können [14, 15]. Diese „gemischte Form" der Integration ist wahrscheinlich die am häufigsten gelebte Form der Umsetzung auf deutschen ICUs und wird von Experten auch ausdrücklich empfohlen. Ein 2023 von deutschen akut- und intensivmedizinischen Fachgesellschaften gemeinsam mit der palliativmedizinischen Fachgesellschaft erarbeitetes Konsensuspapier spricht sich dafür aus, dass bei Intensivmedizinern und Intensivpflegefachkräften palliativmedizinische Basisqualifikationen vorliegen sollen, um allgemeine Symptome und Fragen fachgerecht behandeln und begleiten zu können [16]. Die Empfehlungen sprechen sich weiter dafür aus, für hochsymptombelastete, komplexe Patienten und deren An- und Zugehörige einen spezialisierten Palliativdienst hinzuzuziehen, soweit verfügbar.

Gut geeignet sind auch gemeinsame, multiprofessionelle Visiten der Mitglieder des Palliativteams mit dem Intensivteam in regelmäßigen, fest vereinbarten Abständen (z. B. wöchentlich) unmittelbar am Patientenbett auf der ICU. Dabei können Patienten frühzeitig vorgestellt und besprochen werden, um gemeinsam abzuschätzen, ob und welcher Handlungsbedarf für eine mögliche palliativmedizinische Mitbehandlung besteht. Hier kann auch geklärt werden, welche (therapeutischen) Maßnahmen gegebenenfalls unmittelbar umgesetzt werden können und für welche Patienten eine Einbeziehung des Palliativteams sinnvoll ist oder die Betreuung weiter durch das Intensivteam geleistet werden kann.

## 11.4 Hemmnisse bei der Umsetzung palliativmedizinischer Unterstützung

Die Implementierung palliativmedizinischer Behandlungsmaßnahmen stößt jedoch immer wieder auf Hindernisse, die die Umsetzung erschweren können. Aslakson und Mitarbeiter haben diese bereits vor vielen Jahren beschrieben [17]. Neben den oft unrealistischen Therapieerwartungen bei Patienten und An- und Zugehörigen, aber auch innerhalb des Behandlungsteams, besteht bei vielen Klinikern immer noch das Missverständnis, dass Palliativversorgung und Intensivmedizin einander ausschließen. Auch wenn die Ausrichtung der beiden Fachbereiche augenscheinlich unterschiedlich erscheint, so gibt es mehr Gemeinsamkeiten als man denkt. So wenig, wie Intensivmedizin heute als „Organersatzmedizin" gesehen werden kann, ist Palliativversorgung nicht allein *„end-of-life care"*. Mit Blick auf eine patientenzentrierte Behandlung schrieb Burchardi schon 2013, dass es sich bei den beiden Disziplinen um „zwei Seiten einer Medaille" handelt [18]. Die Sorge, dass die Einbeziehung der Palliativversorgung schneller zum Tod führt, ist falsch [19] – und wird dennoch durch unzureichende Kenntnisse und eine mangelhafte Aus-, Fort- und Weiterbildung in der Palliativversorgung weitergetragen. Entscheidend dafür, wie erfolgreich eine Integration von Palliativmedizin in die

Intensivmedizin sein kann, ist neben der Implementierung eines an die lokalen Gegebenheiten angepassten Versorgungsmodells in hohem Maße die Bereitschaft des intensivmedizinischen Teams, Grundsätze palliativmedizinischen Denkens überhaupt in die intensivmedizinische Versorgung integrieren zu wollen.

## 11.5 Ergebnisse palliativmedizinischer Mitbehandlung

Die Ergebnisse und damit der Nutzen der palliativmedizinischen Mitbehandlung sind in ihren Einzelheiten weiterhin Gegenstand klinischer Forschung [19–21]. Gezeigt werden konnten bislang unter anderem eine Verkürzung der Liegedauer auf ICUs, paradoxerweise ohne Zunahme der Mortalität, eine Zunahme der Anzahl von dokumentierten Therapielimitierungen und eine Abnahme von Wiederaufnahmen auf die ICU. Mit Blick auf die An- und Zugehörigen werden eine Zunahme der Zufriedenheit mit der Kommunikation und mit der Behandlung im Ganzen beschrieben. In Krisenzeiten, wie zum Beispiel der zurückliegenden *SARS-CoV-2*-Pandemie (*Severe Acute Respiratory Syndrome Coronavirus 2*), konnte durch die Einbeziehung der Palliativmedizin eine Verbesserung der Symptomlast bei hochbelasteten, komplexen Intensivpatienten beobachtet werden [22]. Ebenso wurde in dieser Zeit deutlich, wie physisch und emotional entlastend die Mitwirkung eines spezialisierten palliativmedizinischen Teams für die Behandlungsteams der ICU sein kann [23].

## 11.6 Wahl des richtigen Zeitpunkts

Eine weiterhin bestehende und in Teilen auch noch ungelöste Frage ist, wann der richtige Zeitpunkt für eine palliativmedizinische Mitbetreuung gekommen ist und welche Faktoren eine solche Mitbetreuung auslösen sollen. Prinzipiell setzt sich, nicht nur für den Bereich der Intensivmedizin, immer mehr der Gedanke einer frühzeitigen Einbindung der Palliativmedizin bei lebensbedrohlich erkrankten Patienten durch [24, 25]. Das schon erwähnte deutsche Konsensuspapier schlägt auch für die Intensivmedizin eine frühzeitige Integration vor.

▶ **Merksatz**

„Palliativmedizin *soll* frühzeitig sowohl in die klinische Akut- und Notfallmedizin als auch in die Intensivmedizin integriert werden.“ [16]

Diese frühzeitige – von Klinikern inzwischen als „rechtzeitig“ beschriebene – Integration soll ermöglichen, dass, wie in Abb. 11.1 gezeigt, Angebote der palliativmedizinischen Mitbehandlung schon wirksam werden können, während der Patient noch mit unverändertem primären Therapieziel intensivmedizinisch behandelt wird. Sollte sich der Zustand des Patienten verbessern, ist es möglich, dass sich der gegebenenfalls

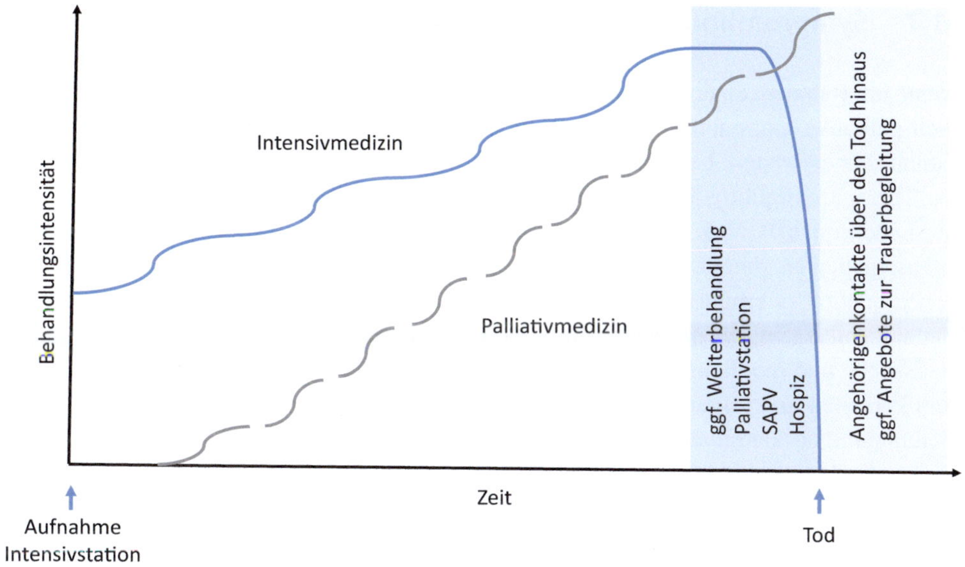


**Abb. 11.1** Kurative und palliative Behandlung während intensivmedizinischer Behandlung ([26], modifiziert nach Cook [27])

bereits hinzugezogene Palliativdienst wieder aus der Mitbehandlung zurückzieht. Kommt es zu einer (weiteren) Zustandsverschlechterung und zu einer Therapiezieländerung, kann die Behandlung fortgeführt werden, ohne dass nun erst Kontakte geknüpft werden müssen und Vertrauen aufgebaut werden muss. Wenn es gelingt, den Patienten noch einmal von der ICU zu verlegen, kann die während dieser Zeit begonnene palliative Mitversorgung weitergeführt werden.

Welche Faktoren eine intensivmedizinische Mitbehandlung auslösen sollen, wird ebenso weiterhin kontrovers diskutiert. Die sogenannte „*surprise question*", bei der gefragt wird, ob das Behandlungsteam überrascht wäre, wenn der Patient zeitnah verstürbe, hat sich bei intensivmedizinisch behandelten Patienten als nicht ausreichend zielführend erwiesen [28]. In der Vergangenheit wurden, vor allem im angloamerikanischen Sprachraum, eine Vielzahl unterschiedlicher Trigger für eine Mitbehandlung vorgeschlagen [21]. Es zeigte sich aber, dass diese Trigger von deutschen Intensivmedizinern nur sehr begrenzt akzeptiert werden. Lediglich der Wunsch des Patienten oder der Familie nach einer palliativmedizinischen Mitbehandlung, fehlende kurative Behandlungsmöglichkeiten, eine hohe und nicht beherrschbare Symptomlast, eine nicht kurativ behandelbare maligne Erkrankung sowie die Ablehnung kurativer Optionen durch den Patienten wurden als Trigger für eine palliativmedizinische Mitbehandlung akzeptiert [29]. Die Daten zeigen, wie wichtig und unverzichtbar in jedem Einzelfall eine gemeinsame Diskussion über das Therapieziel im gesamten Behandlungsteam ist.

## 11.7 Symptomlinderung als Therapieziel

Wenn im Rahmen einer Intensivtherapie über Therapieziele gesprochen wird, sollten auch palliative Optionen selbstverständlicher Teil der Gespräche sein. Nähert sich der Patient seiner letzten Lebensphase, ist es entscheidend, mögliche Belastungen durch die Therapie sorgfältig und wiederholt mit dem zu erzielenden Gewinn an subjektiver Lebensqualität abzuwägen. Palliativmedizinische Therapieangebote sind auch für Intensivpatienten darauf gerichtet, eine bestehende Symptomlast zu mildern und die Lebensqualität zu erhalten oder sogar zu verbessern. Wichtiges Merkmal jeder Therapieplanung sollte sein, für die häufig multiplen Symptome und Belastungen von Beginn an realistische und möglichst erreichbare Therapieziele zu formulieren und gemeinsam mit dem Patienten und seinen An- und Zugehörigen Prioritäten für die Behandlung und Begleitung und das damit verbundene individuelle Vorgehen zu vereinbaren. Vor der Therapie werden belastende Symptome sorgfältig und strukturiert mit validierten Instrumenten erfasst. Die palliativmedizinische Behandlung erfolgt indikationsgerecht und nach ausführlicher, verständlicher Aufklärung der Patienten beziehungsweise, bei Einwilligungsunfähigkeit, mit den juristischen Vertretern gemäß dem mutmaßlichen Patientenwillen. Medikamentöse wie auch nicht-medikamentöse Maßnahmen zur Symptomlinderung basieren zunehmend auf evidenzbasiertem Wissen, wie sie u. a. in der S 3-Leitlinie Palliativmedizin für Patienten mit einer nicht heilbaren Krebserkrankung beschrieben sind. Sehr viele Inhalte dieser Empfehlungen können auch für die große Zahl nichtonkologischer Intensivpatienten angewandt werden [24].

Bislang wurde in diesem Kapitel betont, dass eine zeitgerechte Integration palliativer Mitbehandlung nicht erst mit Eintritt in die Sterbephase erfolgen soll. Unzweifelhaft ist jedoch die Begleitung sterbender Patienten eine zentrale Domäne der Palliativmedizin in der letzten Lebensphase. Eine jedem Palliativmediziner und jeder *Palliative-Care*-Pflegefachperson wohlbekannte Erfahrung ist, dass nicht jede Unruhe oder Schmerzäußerung in dieser Phase Ausdruck somatischer Schmerzen ist und „einfach" durch eine Steigerung der (bisherigen) Opioidmedikation suffizient behandelt werden kann. Schmerzen und andere belastende Symptome können bei noch wachen Intensivpatienten neben der körperlichen Dimension eine komplexe somatopsychische Erfahrung als Ursache haben. Somit müssen nicht nur die physischen, sondern auch die psychischen, sozialen und spirituellen Dimensionen bei der Behandlung bedacht werden. Auch bei Intensivpatienten muss an die Möglichkeit einer mehrdimensionalen Schmerzursache („*total pain*") gedacht werden [30]. Wenn (immer) noch nicht geschehen, ist gerade in dieser Situation die Hinzuziehung eines spezialisierten multiprofessionellen palliativmedizinischen Teams hilfreich, welches auch Psychologen, Seelsorger, Sozialarbeiter und andere Therapeuten (Physiotherapie, Musiktherapie, Kunsttherapie u. a.) umfasst.

## 11.8 Das Sterben erkennen

Gerade in der Intensivmedizin kann es herausfordernd sein, den Zeitpunkt zu erkennen, an dem der Patient in die „unmittelbare Sterbephase“ eintritt und an dem spätestens eine Therapiezieländerung notwendig ist[2] [31]. Viele klinische und laborchemische Zeichen (z. B. Vigilanzminderung, zunehmende Kreislaufinsuffizienz, Laktatazidose) können Hinweis auf ein noch behandelbares Organversagen sein oder aber bereits den Eintritt in die Sterbephase darstellen. Die immer wieder von Intensivmedizinern vertretene Ansicht, dass der Sterbeprozess erst dann beginnt, wenn diese Parameter irreversibel verändert sind, muss hinterfragt werden. Es muss vielmehr geklärt werden, ob in diesem Zustand ein kuratives Behandlungsziel realistisch noch erreicht werden kann beziehungsweise ob eine Weiterbehandlung überhaupt noch den Patientenpräferenzen entspricht [32]. Es sollte bedacht werden, dass der Patient ohne intensivmedizinische Intervention zu diesem Zeitpunkt bereits verstorben wäre und die Sterbephase bei sehr vielen Intensivpatienten überhaupt erst beginnen kann, wenn sich das Behandlungsteam eingestehen kann, dass die vorliegenden physiologischen Veränderungen als beginnender Sterbeprozess zu werten sind. Kurz gesagt, kann auf der ICU das Sterben häufig erst beginnen, wenn es zugelassen wird.

## 11.9 Die letzte Lebensphase – die Zeit nach der Therapiezieländerung

Wurde eine Therapiezieländerung mit dem Ziel des Zulassens des Sterbens vereinbart, ist dies der Zeitpunkt, an dem die Beendigung der dem Ziel der Lebensverlängerung dienenden Maßnahmen geboten ist. Alle Maßnahmen sind in dieser Phase darauf zu überprüfen, inwieweit sie dem Ziel des „Sterben-Zulassens“ dienen. Dies gilt sowohl für Maßnahmen, die der Diagnostik und Patientenüberwachung dienen, als auch für jegliche therapeutische Intervention. Es kann eine kommunikative Herausforderung sein, An- und Zugehörigen und auch Teammitgliedern zu vermitteln, dass bislang als essentiell angesehene Maßnahmen, wie zum Beispiel die apparative Überwachung der Vitalzeichen oder laborchemische Analysen, in dieser Phase nicht mehr angezeigt sind. In solchen Gesprächen kann es sinnvoll sein, die konkrete Frage zu stellen, welchen Beitrag zur Lebensqualität die jeweilige Diagnostik oder Therapie noch für den Patienten hat. So wird vielfach besser verständlich, wieso Maßnahmen im Hinblick auf das veränderte Therapieziel entfallen können. Dies kann gerade bei einer geplanten Beendigung

[2] Es sei an dieser Stelle noch einmal darauf hingewiesen, dass eine Therapiezieländerung unabhängig vom Sterbeprozess immer erfolgen muss, wenn der Patient eine intensivmedizinische (Weiter-)Behandlung ausschließt.

kalorischer Ernährung oder Flüssigkeitszufuhr hilfreich sein, um den immer wieder geäußerten Sorgen vor einem Verhungern oder Verdursten eines Patienten entgegenzutreten. Es sollte vermittelt werden, dass eine palliative Mundpflege der Stillung des Durstgefühls und damit der Lebensqualität sterbender Menschen besser dienlich ist als die Fortführung einer bilanzierten Flüssigkeitszufuhr. Auch dem Wunsch, eine Sauerstoffgabe fortzuführen, kann entsprechend entgegengetreten werden, wenn erläutert wird, dass eine zusätzliche Sauerstoffgabe in aller Regel nicht das subjektive Gefühl der Dyspnoe mildert.

Aus dem Gesagten ergibt sich, dass das „Sterben-Zulassen" durch den Verzicht auf lebensverlängernde Therapiemaßnahmen oder aber auch durch das Beenden dieser Maßnahmen geschehen kann. Dies kann mitunter, wenn durch die Beendigung einer Therapiemaßnahme mit einem fast unmittelbaren Versterben des Patienten zu rechnen ist, zu Diskussionen im Team und auch mit An- und Zugehörigen führen. Neben dem Hinweis, dass auch das Beenden solcher Therapien ethisch und rechtlich zulässig ist, ist es wiederum sinnvoll, die Diskussion vor allem auf die Frage zu lenken, welche Auswirkungen zum Beispiel die Weiterführung einer Beatmung auf den sterbenden Menschen hat. Es führt in der Regel zu mehr Akzeptanz, wenn deutlich wird, dass Lebensqualität bei Sterbenden bedeutet, belastende Symptome optimal zu lindern. Anders gesagt, dass das Ziel der Behandlung Sterbender die Linderung dieser Symptome ohne eine belastende Verlängerung des Sterbeprozesses ist. Vor diesem Hintergrund lässt sich in der Regel auch die häufig gestellte Frage beantworten, welche von zwei grundsätzlich zulässigen Optionen – etwa eine palliative Extubation oder ein „terminales Weaning" – im konkreten Einzelfall zur besseren Symptomlinderung geeignet ist.

Bei einer Gabe analgetisch und/oder sedierend wirkender Medikamente dürfen die Nebenwirkungen dieser Medikamente in Kauf genommen werden, auch wenn sie theoretisch zu einer Lebensverkürzung führen könnten („*doctrine of double effect*" [33]). Es ist allerdings genauestens darauf zu achten, dass die Intention für die Gabe dieser Medikamente stets die Symptomlinderung und nicht die Verkürzung des Sterbeprozesses ist. Dies ist bei Indikationsstellung und Dosierung immer zu prüfen und sollte auch klar aus der Verlaufsdokumentation des jeweiligen Patienten hervorgehen.

▶ **Merksatz**

Auch bei der Medikamentengabe in der Sterbephase gilt: Jedes Medikament braucht eine Indikation. Nicht jeder Sterbende hat Schmerzen oder Atemnot, deshalb benötigt auch nicht jeder Sterbende nach Festlegung einer Therapiezieländerung automatisch und reflexhaft einen „Morphinperfusor".

## 11.10 Zusammenfassung

Palliativmedizinisches Denken bedeutet, Sterben als Teil des Lebens zu begreifen und es nicht als Scheitern der ärztlichen Kunst anzusehen. Es ist eine wichtige Aufgabe für das gesamte ärztliche und nicht-ärztliche intensivmedizinische Behandlungsteam, Sterbende nicht alleine zu lassen, sondern ihnen empathisch mit fachlicher Expertise in der Symptomlinderung beizustehen und auch ihren An- und Zugehörigen die angemessene Aufmerksamkeit zu gewähren [34]. In vielen Fällen profitieren Patienten mit fortgeschrittenen oder nicht-heilbaren Erkrankungen in der Intensivmedizin aufgrund ihrer komplexen körperlichen Beschwerden wie auch der psychosozialen Belastungen im Krankheitsverlauf von einer zeitgerechten, spezialisierten palliativmedizinischen Mitbetreuung, zum Beispiel durch einen Palliativdienst. Ziel dieser Mitbetreuung ist es, die Lebensqualität dieser Patienten noch weiter zu verbessern und zu erhalten. Dabei ist es wichtig, deutlich zu machen, dass die Einbeziehung der Palliativmedizin nicht gleichzusetzen ist mit einer unwürdigen „Sterbemedizin", sondern dazu beiträgt, Patienten in Grenzbereichen und einer schwierigen Lebensphase mehr Daseinsqualität zu ermöglichen und ihren An- und Zugehörigen weitere Unterstützung anzubieten. Dies geschieht durch Angebote zur Therapieziel- und Vorsorgeplanung, einer offenen, einfühlsamen Kommunikation zur physischen, psychosozialen und spirituellen Unterstützung und der bestmöglichen Symptomlinderung. Voraussetzung dazu ist die rechtzeitige Einbindung und enge Zusammenarbeit aller an der Behandlung und Begleitung der schwer kranken Patienten Beteiligten. Werden die Möglichkeiten der palliativmedizinischen (Mit-)Behandlung und Begleitung durch ein interdisziplinäres, interprofessionelles und gut qualifiziertes Team rechtzeitig genutzt, lassen sich auch schwierige Situationen, nicht nur in der letzten Lebensphase, bei hoch symptombelasteten Patienten, ihren An- und Zugehörigen und im Behandlungsteam gemeinsam gut bewältigen.

## Literatur


1. Herridge MS, Azoulay É. Outcomes after critical illness. Reply. N Engl J Med 2023; 389:382-383.
2. Mathews KS, Nelson JE. Palliative care in the ICU of 2050: past is prologue. Intensive Care Med 2017; 43:1850-1852.
3. Fleischmann-Struzek C, Mikolajetz A, Reinhart K et al. Hospitalisierung und Intensivtherapie am Lebensende. Dtsch Arztebl Internat 2019; 116:653-660.
4. Karagiannidis C, Krause F, Bentlage C et al. In-hospital mortality, comorbidities, and costs of one million mechanically ventilated patients in Germany: a nationwide observational study before, during, and after the COVID-19 pandemic. Lancet Reg Health Eur 2024; 42:100954.
5. Meier S. Tod und Sterben in der Sprache auf Intensivstationen. Palliat Med 2023; 24:121-127.
6. https://www.interaktive-technologien.de/forschung/miteinander-durch-innovation/lebensqualitaet. zuletzt zugegriffen am 28.4.2025.
7. Michalsen A, Neitzke G, Dutzmann J et al. Überversorgung in der Intensivmedizin: erkennen, benennen, vermeiden: Positionspapier der Sektion Ethik der DIVI und der Sektion Ethik der DGIIN. Med Klin Intensivmed Notfmed. 2021; 116:281-294.
8. Carlet J, Thijs L.G, Antonelli M et al. Challenges in end-of-life care in the ICU. Statement of the 5th International Consensus Conference in Critical Care: Brussels, Belgium, April 2003. Intensive Care Med 2004; 30:770–784.

9. Nauck F, Marckmann G, in der Schmitten J. Behandlung im Voraus planen – Bedeutung für die Intensiv- und Notfallmedizin. Anästhesiol Intensivmed Notfallmed Schmerzther 2018; 53:62–70.
10. Van den Bulcke B, Metaxa V, Reyners K et al. Ethical climate and intention to leave among critical care clinicians: an observational study in 68 intensive care units across Europe and the United States. Intensive Care Med 2020; 46:46-56.
11. Sepúlveda C, Marlin A, Yoshida T et al. Palliative care: The World Health Organization's global perspective. J Pain Symptom Manag 2002; 24:91-96.
12. Tenge T, Shahinzad S, Meier S et al. Multicenter exploration of specialist palliative care in patients with left ventricular assist devices – a retrospective study. BMC Palliat Care 2024; 23:229.
13. Nelson JE, Bassett R, Boss RD et al. Models for structuring a clinical initiative to enhance palliative care in the intensive care unit: a report from the IPAL-ICU Project (Improving Palliative Care in the ICU). Crit Care Med 2010; 38:1765-1772.
14. Quill TE, Abernethy AP. Generalist plus specialist palliative care – creating a more sustainable model. New Engl J Med 2013; 368:1173-1175.
15. Curtis JR, Higginson IJ, White DB. Integrating palliative care into the ICU: a lasting and developing legacy. Intensive Care Med 2022; 48:939-942.
16. Michels G, John S, Janssens U et al. Palliativmedizinische Aspekte in der klinischen Akut- und Notfallmedizin sowie Intensivmedizin. Med Klin Intensivmed Notfmed 2023; 118(Suppl 1):14-38.
17. Aslakson RA, Curtis JR, Nelson JE. The changing role of palliative care in the ICU. Crit Care Med 2014; 42:2418-2428.
18. Burchardi H. Intensiv- und Palliativmedizin. Von der akademischen Distanz zur fürsorglichen Zuwendung. Med Klin Intensivmed Notfmed 2014; 109:34–40.
19. Khandelwal N, Kross EK, Engelberg RA et al. Estimating the effect of palliative care interventions and advance care planning on ICU utilization: a systematic review. Crit Care Med 2015; 43:1102-1111.
20. Metaxa V, Anagnostou D, Vlachos S et al. Palliative care interventions in intensive care unit patients. Intensive Care Med 2022; 47:1415–1425. Erratum in: Intensive Care Med 2022; 48:516.
21. Nelson JE, Curtis JR, Mulkerin C et al. Choosing and using screening criteria for palliative care consultation in the ICU: a report from the Improving Palliative Care in the ICU (IPAL-ICU) Advisory Board. Crit Care Med 2013; 41:2318-2327.
22. Tenge T, Brimah S, Schlieper D et al. Specialist palliative care consultations in COVID-19 patients in the ICU – A retrospective analysis of patient characteristics and symptoms at a German university hospital. J Clin Med 2022; 11:5925.
23. Schwartz J, Schallenburger M, Tenge T et al. Palliative care e-learning for physicians caring for critically ill and dying patients during the COVID-19 pandemic: An outcome evaluation with self-assessed knowledge and attitude. Int J Environ Res Public Health 2022; 19:12377.
24. Deutsche Krebsgesellschaft. Erweiterte S3-Leitlinie Palliativmedizin für Patienten mit einer nicht-heilbaren Krebserkrankung, Langversion 2.2 – September 2020. AWMF-Register Nr. 128/001OL.
25. Hui D, Heung Y, Bruera E. Timely palliative care: Personalizing the process of referral. Cancers (Basel) 2022; 14:1047.
26. Meier S, Nauck F. Aspekte der Palliativmedizin für die Intensivmedizin. DIVI 2020; 11:116-123.
27. Cook D, Rocker G. Dying with dignity in the ICU. N Eng J Med 2014; 370:2506-2514.

28. Downar J, Goldman R, Pinto R et al. The „surprise question“ for predicting death in seriously ill patients: a systematic review and meta-analysis. CMAJ 2017; 189:E484-E493.
29. Adler K, Schlieper D, Kindgen-Milles D et al. Will your patient benefit from palliative care? A multicenter exploratory survey about the acceptance of trigger factors for palliative care consultations among ICU physicians. Intensive Care Med 2019; 45:125-127.
30. Saunders C. A personal therapeutic journey. BMJ 1996; 3131599–1601.
31. Bundesärztekammer. Grundsätze der Bundesärztekammer zur ärztlichen Sterbebegleitung. Dtsch Ärztbl 2011; 108:A346-A348.
32. Neitzke G, Burchardi H, Duttge G et al. Grenzen der Sinnhaftigkeit von Intensivmedizin. Positionspapier der Sektion Ethik der DIVI. Med Klin Intensivmed Notfmed 2016; 11:486–492.
33. Truog RD, Campbell ML, Curits JR et al. Recommendations for end-of-life care in the intensive care unit: a consensus statement by the American College of Critical Care Medicine. Crit Care Med 2008; 36:953-963.
34. Nauck F. Symptomkontrolle in der Finalphase. Schmerz 2001; 15:362-369.

# Glückspackerl? – (Hilfs-)Mittel zur Verbesserung der Resilienz

# 12

Maria Brauchle, Peter Nydahl und Uwe Janssens

## Inhaltsverzeichnis



M. Brauchle (✉)
PMU, Paracelsus Medizinische Privatuniversität, Salzburg, Österreich
E-Mail: maria.brauchle@lkhf.at

M. Brauchle
Pflegeschule Vorarlberg, Standort Feldkirch, Feldkirch, Österreich

P. Nydahl
Institut für Pflegewissenschaft und -praxis, Universitätsklinikum Schleswig-Holstein, Kiel, Deutschland
E-Mail: peter.nydahl@uksh.de

U. Janssens
Klinik für Innere Medizin und Internistische Intensivmedizin, St.-Antonius-Hospital, Eschweiler, Deutschland
E-Mail: uwe.janssens@sah-eschweiler.de



A. Michalsen und U. Janssens (Hrsg.), *Klinische Ethik in der Intensivmedizin*,
https://doi.org/10.1007/978-3-662-72378-4_12

**Zusammenfassung**

Resilienz ist ein zentraler Faktor für die Bewältigung existentieller Belastungen im intensivmedizinischen Kontext und beeinflusst die Langzeitergebnisse von Patienten, Angehörigen und Behandlungsteams maßgeblich. Der Beitrag analysiert die Bedeutung von Resilienz in der Intensivmedizin und stellt evidenzbasierte, personenzentrierte Interventionsansätze wie Biographiearbeit, Intensivtagebuch, strukturierte Kommunikation, Integration der Angehörigen, spirituelle Begleitung und das 3-Wünsche-Projekt vor. Diese Maßnahmen zielen darauf ab, individuelle Ressourcen zu stärken, psychosoziale Unterstützung zu bieten und Selbstwirksamkeit sowie soziale Einbindung zu fördern. Die Resilienzförderung erfordert ein interprofessionelles, kontinuierliches Vorgehen und sollte systematisch evaluiert werden, um die Versorgungs- und Lebensqualität im intensivmedizinischen Setting nachhaltig zu verbessern.

## 12.1 Einleitung

In seinem eindrücklichen Werk *„…trotzdem Ja zum Leben sagen“* beschreibt der Neurologe und Psychiater Viktor E. Frankl seine Erfahrungen als KZ-Häftling – und entwickelt daraus seine Logotherapie, eine Form der Existenzanalyse, die auf der Annahme basiert, dass der Mensch selbst unter extremsten Bedingungen Sinn finden kann. Frankl schreibt: *„Zwischen Reiz und Reaktion liegt ein Raum. In diesem Raum liegt unsere Macht zur Wahl unserer Reaktion.“* Dieser Gedanke ist auch in der Intensivmedizin von zentraler Bedeutung – für Patienten, für ihre Zugehörigen und für das medizinische Personal [1].

Die Intensivstation ist ein Ort existentieller Krisen: zwischen Leben und Tod, Hoffnung und Angst, Kontrolle und Kontrollverlust. In diesem Setting wird Resilienz – verstanden als Fähigkeit, mit Belastungen umzugehen und an ihnen zu wachsen – zu einem überlebenswichtigen Faktor. Sie zeigt sich in kleinen Gesten des Durchhaltens, im Aufrechterhalten von Bindungen trotz technisierter Umgebung, im professionellen Umgang mit Leid und im Erkennen von Sinn selbst in scheinbar ausweglosen Situationen.

Dieser Artikel beleuchtet die Bedeutung und Dimensionen von Resilienz in der Intensivmedizin – aus der Perspektive von Patienten, ihren Zugehörigen sowie dem Behandlungsteam. Dabei wird deutlich: Resilienz entsteht im Zusammenspiel von innerer Haltung, zwischenmenschlicher Unterstützung und strukturellen Rahmenbedingungen.

**Fallbeispiel**

Herr Meyer, ein 63-jähriger verheirateter Mann, befindet sich seit 21 Tagen auf der Intensivstation. Nach einem schweren Verlauf mit *ARDS* (*Acute Respiratory Distress Syndrome*) und Sepsis ist er inzwischen kardiopulmonal rekompensiert, benötigt jedoch weiterhin eine Langzeitbeatmung sowie eine Dialyse aufgrund eines akuten Nierenversagens. Er zeigt Zeichen einer *ICU-acquired weakness* (*ICUAW*), hatte zwei delirante Phasen mit intensiven Halluzinationen und leidet aktuell unter *Fatigue*. Es ist ihm alles zu schwer, er wirkt antriebslos und seine Genesung schreitet nur langsam voran. Die Pflege und Behandlung von Herrn Meyer stellt das interprofessionelle Team vor die Herausforderung, nicht nur seine körperliche Stabilität, sondern auch seine psychische Widerstandskraft – seine Resilienz – zu fördern. ◀

## 12.2 Resilienzbegriff

Resilienz bezeichnet die psychische Widerstandsfähigkeit eines Menschen gegenüber Belastungen, Stress und Krisen [2]. Sie umfasst die Fähigkeit, sich an schwierige Lebensumstände anzupassen, sie zu bewältigen und gestärkt daraus hervorzugehen. In der Intensivmedizin ist Resilienz sowohl für Patienten als auch für Zugehörige und das Behandlungsteam von zentraler Bedeutung [3, 4]. Eine gestärkte Resilienz kann dazu beitragen, die Langzeitfolgen kritischer Erkrankungen zu mindern und die Lebensqualität zu verbessern [5].

Für Patienten wie Herrn Meyer ist Resilienz ein Schlüsselfaktor für die Bewältigung der Intensivbehandlung und den anschließenden Rehabilitationsprozess [6]. Auch für Zugehörige, die oft hilflos zusehen müssen, kann eine gestärkte Resilienz psychischen Belastungen entgegenwirken. Auch das Behandlungsteam profitiert von resilienten Strukturen, um dem emotionalen Druck und insbesondere dem potentiell gesundheitsbelastenden Disstress im Arbeitsalltag langfristig gewachsen zu sein [7].

Resilienzforschung zeigt, dass bestimmte Populationen, z. B. ältere Menschen, Menschen mit chronischen Erkrankungen oder traumatischen Erfahrungen, ein erhöhtes Risiko für eine verminderte Resilienz aufweisen [8, 9]. Auch Risikofaktoren, wie soziale Isolation, frühere psychische Erkrankungen oder kognitive Einschränkungen, beeinflussen die Resilienz negativ [10, 11].

Im intensivmedizinischen Kontext ist insbesondere das *Post-Intensive Care Syndrome* (*PICS*) bedeutsam. Es beschreibt die physischen, kognitiven und psychischen Langzeitfolgen nach einem Intensivaufenthalt [12]. Zugehörige können ebenfalls betroffen sein – hier spricht man vom *Post-Intensive Care Syndrome – Family* (*PICS-F*) [5]. Assessments zur Erfassung von Resilienz beinhalten u. a. den *Connor-Davidson Resilience Scale* (*CD-RISC*), *Brief Resilience Scale* oder psychologische Screenings. Studien zeigen, dass eine frühe Identifikation von Risikopatienten die Behandlungsergebnisse verbessern kann [2].

## 12.3 Konzeptioneller Ansatz zur Resilienzförderung: Personenzentrierte Versorgung

Im Zentrum der Resilienzförderung steht ein personenzentrierter Ansatz. Dieser orientiert sich an den individuellen Bedürfnissen, Biographien und Ressourcen der Betroffenen. Wichtige konzeptionelle Rahmen sind:

- **ABCDEF-Bundle**: Ein evidenzbasiertes Handlungskonzept zur Verbesserung der Patientensicherheit und -erfahrung (*A = Assess pain, B = Both spontaneous awakening and breathing trials, C = Choice of analgesia/sedation, D = Delirium assessment, prevention and management, E = Early mobility, F = Family engagement and empowerment)* [13].
- **Unangemessene Behandlungsmaßnahmen vermeiden**: Ziel ist es, medizinisch nicht-indizierte oder belastende Therapien ohne realistische Aussicht auf Besserung von Lebensqualität oder Prognose zu unterlassen [14].
- ***Humanizing Critical Care***: Konzept zur Stärkung der Würde, Autonomie und Menschlichkeit im intensivmedizinischen Setting [15, 16].
- www.patientenwuerde.de: Eine Initiative zur Stärkung würdevoller Begleitung schwerst kranker Menschen.

## 12.4 Methodische Ansätze zur Resilienzförderung für Patienten und Zugehörige

Diese methodischen Ansätze greifen ineinander und zielen darauf ab, Patienten und Zugehörige emotional, psychisch und sozial zu stabilisieren [3]. Sie erfordern keine hochkomplexen technologischen Mittel, sondern basieren auf zwischenmenschlicher Zuwendung, empathischer Kommunikation und strukturierten Angeboten [2].

Zur Umsetzung personenzentrierter Resilienzförderung dienen verschiedene methodische Ansätze:

1. **Biographiearbeit**: Das Pflegepersonal nutzt biographische Informationen zur individualisierten Kommunikation und Förderung von Orientierung, z. B. durch ein *Get-to-know-me-Board* im Zimmer mit Kerndaten wie Spitzname, Beruf, Hobbys, Vorlieben oder Lebensmeilensteinen. Auch gezielte Gespräche, vertraute Musik, Photos von Zugehörigen oder Lieblingsgegenstände stärken Identität und Sicherheit. Fragen nach persönlichen Copingstrategien („Wie geht er gewöhnlicherweise mit Problemen um?") geben Hinweise auf individuelle Resilienzförderung. So fühlt sich die Person als Mensch gesehen und wertgeschätzt, nicht nur als Patient [17].
2. **Integration der Zugehörigen**: Die Zugehörigen geben Kraft und Zuversicht, reorientieren und sind eine Brücke zum Leben zu Hause. Photos, Bilder oder persönliche Gegenstände personalisieren das Zimmer und fördern das Wohlbefinden. Erweiterte Besuchszeiten, Videotelephonie und die Sicherheit durch ihre Präsenz stärken die Resilienz der Patienten. Gleichzeitig sind Zugehörige oft selbst belastet und brauchen Informationen, Entlastung und psychosoziale Unterstützung, um ihre eigene Widerstandskraft zu stärken [18].
3. **Intensivtagebuch**: Pflegende und Zugehörige dokumentieren täglich den Verlauf und wichtige Ereignisse der Intensivbehandlung in verständlicher Sprache in dem

Intensivtagebuch. Nach dem Aufenthalt helfen sie Patienten, Zeiten von Bewusstlosigkeit oder Delir zu rekonstruieren und Sinn zu finden. Studien zeigen, dass Tagebücher Ängste und Risiken für Posttraumatische Belastungsstörungen (PTBS) reduzieren und die Resilienz stärken können. Photos, Zeichnungen oder persönliche Botschaften fördern das Gefühl von Verbindung und Selbstwirksamkeit [5].

4. **ICU Kids**: Im Sinne der aktuellen Empfehlungen der DIVI (Deutsche Interdisziplinäre Vereinigung für Intensiv- und Notfallmedizin) zum Einbezug minderjähriger Zugehöriger in der Intensiv- und Notfallmedizin kann ein sicherer, strukturierter und altersgerechter Zugang von Kindern zur Intensivstation ermöglicht werden. Dies stellt einen wichtigen Beitrag zur Resilienzförderung auf mehreren Ebenen dar: Kinder als Besucher zu integrieren, bedeutet nicht nur, die kindliche Perspektive ernst zu nehmen, sondern auch, familiäre Verbundenheit als Schutzfaktor in krisenhaften Zeiten zu stärken. Aus der Resilienzforschung ist bekannt, dass sichere Bindungen und Verlässlichkeit familiärer Beziehungen zentrale Ressourcen im Umgang mit Belastungen sind – für Kinder wie auch für Erwachsene [19]. Der Besuch eines Kindes auf der Intensivstation kann emotionale Nähe herstellen, Ängste abbauen und die psychosoziale Stabilität der Familie insgesamt fördern. Für Patienten bedeutet dies häufig ein Wiedererleben ihrer Elternrolle oder der Zugehörigkeit zur Familie – eine Quelle von Sinn und Motivation in einer existentiell verunsichernden Situation. Gleichzeitig kann eine kindgerechte Vorbereitung auf den Besuch (z. B. durch Bilderbücher, kindergerechte Erklärungen, Begleitung durch geschultes Personal) die Resilienz des Kindes stärken, da es eine schwierige Situation altersentsprechend einordnen und bewältigen lernt, statt sich mit Phantasien und Unsicherheiten allein zu fühlen [20]. Auch das Team profitiert indirekt: Wenn Zugehörige – auch junge – sicher und begleitet eingebunden sind, kann das therapeutische Bündnis gestärkt werden. Zudem erleben die Mitglieder des Behandlungsteams, dass sie nicht nur medizinisch, sondern auch menschlich unterstützen – ein nicht zu unterschätzender Schutzfaktor gegen emotionale Erschöpfung [21].
5. **Anwesenheit während invasiver Prozeduren (*Best Practice*) und Reanimation:** Die Anwesenheit von Zugehörigen bei Reanimationen wird in aktuellen Leitlinien zur *Family-Centered Care* empfohlen [22]. Sie kann zur Resilienzförderung beitragen, indem sie Zugehörigen ermöglicht, den Ernst der Lage bewusst zu erleben und das Geschehen sinnerfüllt einzuordnen [23]. Wichtigste Grundvoraussetzung ist dabei, dass ein Teammitglied zur alleinigen Betreuung der Zugehörigen zur Verfügung steht und erklärt, was mit dem Patienten geschieht. Gleichzeitig stärkt die strukturierte Einbindung von Zugehörigen auch die Resilienz des Behandlungsteams – durch erlebte ethische Kohärenz, klare Kommunikation und professionelles Selbstverständnis. Voraussetzung sind Standards, Schulungen und ein unterstützendes Teamklima. Für die Anwesenheit von Zugehörigen bei invasiven Prozeduren (z. B. Absaugen, Legen von zentralen Venenzugängen) existieren bis dato einige Best-Practice-Beispiele aber noch keine ausgewählten Studien. Auch hier scheint die Anwesenheit von Zugehörigen – auch wenn immer noch kontrovers diskutiert – einen Nutzen für beide Seiten zu haben [24, 25].

6. **Kommunikationsmoderator**: In einer prospektiv randomisierten Studie wurde der Einsatz eines speziell geschulten Kommunikationsmoderators (Pflegekraft oder Sozialarbeiter) zur Optimierung der Kommunikation zwischen Zugehörigen und dem Behandlungsteam evaluiert [26]. In der Interventionsgruppe führten die Kommunikationsmoderatoren Interviews mit den Zugehörigen durch, um ihre Sorgen, Bedürfnisse und ihr Kommunikationsverhalten besser zu verstehen. Diese Erkenntnisse wurden in Besprechungen dem Behandlungsteam mitgeteilt und vermittelt. Die Kommunikation und emotionale Unterstützung wurden an die jeweiligen Bindungsstile der Zugehörigen angepasst. Darüber hinaus nahmen die Kommunikationsmoderatoren an den Zugehörigenkonferenzen teil und kontaktierten die Zugehörigen spätestens 24 h nach Verlegung von der Intensivstation. Sechs Monate nach der Intensivtherapie waren die depressiven Symptome bei den Zugehörigen signifikant reduziert, nicht jedoch Angst und PTBS. Ein wesentliches Ergebnis ist die eklatante Reduktion der Liegedauer der verstorbenen Patienten auf der Intensivstation als Folge der intensiviert begleiteten Kommunikation der Zugehörigen (7,7 Tage Interventionsgruppe versus 28,5 Tage Kontrollgruppe).
7. **Zugehörigenbesprechung**: Strukturierte Gespräche, wie das VALUE- und das SPIKE-Modell, fördern in der Intensivmedizin die Transparenz und Vertrauen zwischen Zugehörigen und dem Behandlungsteam [27]. Diese Modelle helfen, schwierige Informationen verständlich zu vermitteln und emotionalen Beistand zu leisten, was die Resilienz der Zugehörigen stärkt, indem sie das Gefühl der Kontrolle und Einbeziehung behalten. Gemäß den Qualitätsindikatoren der DIVI sind regelmäßige strukturierte Angehörigengespräche ein entscheidendes Element für die psychosoziale Unterstützung in der Intensivmedizin. Sie verringern die emotionale Belastung der Zugehörigen und tragen zur Verbesserung des Vertrauensverhältnisses bei. Dies fördert nicht nur die Resilienz der Zugehörigen, sondern auch die des gesamten Teams [28].
8. **Tägliches Update**: Ein tägliches schriftliches Update zum Krankheitsverlauf, in Papierform oder E-Mail an die Zugehörigen übermittelt, erleichtert das Verständnis und verbessert die Kommunikation mit dem Behandlungsteam. Die Zugehörigen empfanden die Zusammenfassungen als verständlich, hilfreich und konnten die Informationen leichter untereinander austauschen [29]. Diese vorläufigen Ergebnisse wurden in einer prospektiv randomisierten Studie bestätigt [30]: Die schriftliche Kommunikation verbesserte die Zufriedenheit und das emotionale Wohlbefinden von Zugehörigen von Intensivpatienten und unterstützt ihren Einsatz als Ergänzung zu traditionellen Kommunikationsansätzen.
9. **Einbindung palliativmedizinischer Aspekte/Seelsorge/spirituelle Unterstützung:** Die frühzeitige Einbindung palliativmedizinischer, seelsorglicher und spiritueller Angebote kann die Resilienz von Patienten, Zugehörigen und auch des Behandlungsteams gezielt stärken. Besonders in belastenden oder als ausweglos empfundenen Situationen bieten sie Orientierung, Entlastung und Halt [31].

10. **Zeitlich begrenzter Therapieversuch – *time-limited trial* (TLT):** Ein zeitlich begrenzter Therapieversuch ermöglicht es, Behandlungen im Sinne eines „Sich-Vergewisserns" durchzuführen, ohne in eine unangemessene Aufrechterhaltung der Therapie zu geraten [32]. Diese Transparenz kann Entscheidungsprozesse entlasten und Leid reduzieren. Eine klare, empathische Information über Ziele, Optionen und Prognosen durch das interprofessionelle Team unterstützt Zugehörige darin, sich emotional besser auf mögliche Entwicklungen vorzubereiten und das Erlebte besser einzuordnen. *Moral distress* entsteht oft, wenn das Behandlungsteam Therapien durchführen muss, die als sinnlos oder belastend empfunden werden. TLTs bieten hier einen strukturierten Weg, um solche Situationen zu vermeiden und damit indirekt die ethische Belastung im Behandlungsteam zu reduzieren.
11. **Zielgerichtete Information:** Zielgerichtete, transparente Information ist ein zentraler Bestandteil resilienzfördernder Zugehörigenarbeit auf Intensivstationen. Sie reduziert Angst, stärkt Vertrauen und verbessert die Zufriedenheit mit der Versorgung [33]. Transparente Kommunikation entlastet und stabilisiert. Strukturierte Angebote wie das webbasierte *„Family Support Tool"* werden von Zugehörigen als hilfreich und benutzerfreundlich bewertet [39].
12. **Kondolenzschreiben:** Ein Kondolenzbrief konnte allein die Trauersymptome nicht lindern und war möglicherweise mit einer Zunahme von Depression und posttraumatischem Stress verbunden [34]. Kondolenzbriefe sind somit ohne begleitende Unterstützung nicht ausreichend. Im Gegensatz dazu können strukturierte Nachsorgegespräche mit Zugehörigen nach dem Tod eines Patienten auf der Intensivstation wesentlich zur Verarbeitung der Trauer beitragen [35]. Eine Drei-Stufen-Support-Strategie mit vorbereitendem Gespräch vor Therapiebegrenzung, begleitetem Abschied und Nachgespräch reduzierte bei Zugehörigen nachweislich Trauer-, Angst- und Stresssymptome [35]. Dies zeigt die Bedeutung einfühlsamer, strukturierter Kommunikation und aktiver Nachsorge in der Intensivmedizin.
13. **3-Wünsche-Projekt**: Das 3-Wünsche-Projekt (*3WP*) geht davon aus, dass das Erfragen und die Umsetzung kleiner Wünsche für sterbende Patienten und ihre Zugehörigen durch Mitarbeiter die *End-of-Life* (EOL)-Erfahrung für Patienten und ihre Zugehörigen positiv beeinflussen können [36, 37]. Beispiele für Wünsche sind das Abspielen der Lieblingsmusik des Patienten, das Bereitstellen einer persönlichen Decke, das Organisieren eines letzten „Rendezvous-Abends" und das Versorgen trauernder Zugehöriger mit Andenken. Das *3WP* bereichert die zwischenmenschlichen Beziehungen, lindert die Trauer der Zugehörigen, würdigt das Andenken und erhöht die Zufriedenheit des Behandlungsteams [38]. Das *3WP* wurde 2013 von Deborah Cook und Mitarbeitern erstmalig auf einer interdisziplinären *ICU* in Hamilton, Ontario (Kanada), etabliert [36]. Folgende Ziele sollen umgesetzt werden: (1) Für die Patienten einen würdigen Tod und eine Würdigung ihres Lebens; (2) für die Zugehörigen eine Vermenschlichung der Sterbeerfahrung und die Schaffung positiver Erinnerungen; und (3) für die Kliniker eine intensivere patienten- und familienorientierte Betreuung. Die Arbeitsgruppe um Deborah Cook bietet eine

Unterstützung für Behandlungsteams bei der Etablierung eines 3WP. Umfangreiche Materialien lassen sich auf der Website „The 3 Wishes Project" einsehen (https://3wishesproject.com/). Ein „Start Up Guide" kann über die E-Mail-Adresse milo@mcmaster.ca angefordert werden.

14. **Weitere Interventionen**: Dazu zählen kleine Rituale wie z. B. gemeinsames Musikhören, Vorlesen, das Mitbringen von persönlichen Gegenständen und Bildern. Diese fördern die familiäre Kohäsion. Musiktherapie, Aromapflege, spirituelle Begleitung oder tiergestützte Interventionen können wertvolle Zusatzinterventionen sein.
15. **Follow-UP und Nachsorge:** Die multimodale Behandlung des *Post-Intensive-Care-Syndrome* (*PICS* & PICS-F) stärkt körperliche, kognitive und psychische Resilienz. Empfohlen sind u. a. Frühmobilisation, Delirprävention, gezieltes Aufmerksamkeitstraining, psychologische Betreuung sowie Intensivtagebücher. Zugehörige werden aktiv einbezogen. Regelmäßige Screenings und abgestufte Rehabilitationspfade helfen, Langzeitfolgen zu verringern; die besten Zeiträume und Untersuchungsmethoden hierfür sind allerdings noch unklar [12]. *PICS*-Ambulanzen sind spezialisierte Nachsorgeeinrichtungen für ehemalige Intensivpatienten und ihre Zugehörigen. Sie bieten umfassende Unterstützung, um die vielfältigen Langzeitfolgen eines Intensivaufenthalts – sowohl körperlich, kognitiv als auch psychisch – zu erkennen, zu behandeln und die Lebensqualität nachhaltig zu verbessern. Peer-Support-Gruppen (Selbsthilfegruppen) bieten für betroffene Zugehörige gegenseitige Unterstützung [18, 39]. Die Teilnehmer erhalten Informationen oder erlernen Möglichkeiten, wie sie die Gesundheit und das Wohlbefinden fördern, das Selbstmanagement unterstützen und die Resilienz stärken können [39].

## 12.5 Resilienzförderung der Zugehörigen

Die Resilienz von Zugehörigen verdient besondere Aufmerksamkeit, da sie in der akuten Phase oft stark belastet sind [40]. Klare, regelmäßige Kommunikation durch ein empathisches Behandlungsteam sowie feste Ansprechpartner schaffen Vertrauen und reduzieren Unsicherheit. Strukturierte Gespräche mit Raum für Fragen und Emotionen wirken positiv auf das Erleben der Situation [41]. Ein fester Ansprechpartner oder eine Kommunikationsmoderation schafft Vertrauen und reduziert Unsicherheit. Strukturierte Gespräche mit Raum für Fragen und Emotionen helfen, Ängste und Ohnmachtsgefühle zu verringern [42]. Auch einfache Pflegehandlungen – wie Hautpflege oder das Halten der Hand – stärken Nähe und Selbstwirksamkeit. Psychoedukative Angebote, etwa Broschüren, Videos oder digitale Tools (wie beispielsweise www.intensivstation.jetzt), vermitteln Orientierung und unterstützen aktiv die Bewältigung [43]. Zugehörige sollten als Teil des Behandlungsteams gesehen und individuell eingebunden werden – das stärkt ihre Stabilität und wirkt sich positiv auf die Patienten aus [44].

## 12.6 Resilienzförderung im Team

Resilienzförderung auf der Intensivstation erfordert einen ganzheitlichen Ansatz, der sowohl individuelle als auch kollektive Ressourcen stärkt. Die Einbindung von Multiplikatoren und die Unterstützung durch die Klinikleitung sind entscheidend, um die psychische Widerstandsfähigkeit des gesamten Behandlungsteams langfristig zu sichern und so die Versorgungsqualität für Patienten zu erhalten [45]. Die Ermittlung psychosozialer Belastungen am Arbeitsplatz bildet die Grundlage für gezielte Maßnahmen zur Resilienzförderung im Klinikalltag. Hierzu zählt die systematische Erfassung spezifischer Belastungen und vorhandener Ressourcen im Team, gefolgt von darauf abgestimmten Schulungen – beispielsweise zu Kommunikation, Delirmanagement, Trauma- und Familienorientierung. Diese Fortbildungen können in Form von Workshops, Simulationen oder E-Learning stattfinden, wobei Reflexion und Supervision die Nachhaltigkeit sichern. Wichtig ist, dass Mitarbeiter Resilienzkonzepte praktisch anwenden und dabei durch partizipativ entwickelte Strukturen sowie Teamkonsens unterstützt werden. Die Einführung entsprechender Trainingsprogramme hilft, die Fähigkeit im Umgang mit Belastungen zu stärken und langfristig Gesundheit und Leistungsfähigkeit zu sichern. Pilotprojekte und eine Evaluation anhand patientenbezogener Behandlungsergebnisse werden empfohlen, um die Wirksamkeit der Resilienzförderung zu überprüfen und weiterzuentwickeln [46–48].

**Bezug zum Fallbeispiel: Resilienzförderung bei Herrn Meyer**

Für Herrn Meyer ist Resilienzförderung essentiell. Die deliranten Phasen haben sein Zeitempfinden verzerrt, sein Körper ist geschwächt, seine Hoffnung erschöpft. Ein Intensivtagebuch kann ihm später helfen, das Erlebte einzuordnen. Biographiearbeit stärkt seine Identität, etwa durch die Erinnerung an seine Rolle als Ehemann und Vater. Zugehörige können aktiv eingebunden werden, etwa durch das Vorlesen seiner Lieblingszeitung oder gemeinsames Musikhören. Eine strukturierte Kommunikationsstrategie mit regelmäßigen Gesprächen und täglichen Updates für die Ehefrau können das Vertrauen fördern. Auch kleine Gesten, etwa ein Familienphoto am Bett oder eine Duftpflege mit vertrauten Aromen, können Resilienzquellen aktivieren. Physiotherapie mit einem Fokus auf erreichbare Ziele stärkt seine Selbstwirksamkeit. Spiritual Care, wenn gewünscht, kann innere Stabilität fördern. ◄

## 12.7 Grenzen und Herausforderungen der Resilienzförderung auf Intensivstationen

Die Umsetzung von Resilienzstrategien in der Intensivmedizin unterliegt verschiedenen Herausforderungen. Zum einen ist nicht jede Maßnahme gleichermaßen für alle Mitarbeiter oder Patienten wirksam – individuelle Unterschiede in Persönlichkeit, Vorerfahrungen und Belastbarkeit beeinflussen die Aufnahme und Wirksamkeit solcher

Interventionen [49, 50]. Zum anderen stehen auf vielen Intensivstationen strukturelle Hürden im Weg: Personalmangel, hoher Zeitdruck und begrenzte Ressourcen erschweren es, Resilienzförderung systematisch zu integrieren [51, 52]. Hinzu kommt, dass Resilienz keine „Sofortlösung" ist, sondern ein Prozess, der über längere Zeit stabil aufgebaut werden muss. Dabei sind Führungskultur, institutionelle Unterstützung und interdisziplinäre Zusammenarbeit entscheidend für eine erfolgreiche Implementierung [53]. In diesem Zusammenhang hat es sich als wirksam erwiesen, nicht auf umfassende Reformen zu warten, sondern mit niedrigschwelligen, kontinuierlichen Schritten zu beginnen – etwa durch Mikrointerventionen im Alltag, kreative Anpassungen vorhandener Abläufe oder gezielte Pilotprojekte [54]. Langfristig lässt sich Resilienz nur dann nachhaltig fördern, wenn Maßnahmen in ein ganzheitliches Konzept eingebettet sind, das sowohl individuelle als auch organisationale Faktoren berücksichtigt.

## 12.8 Zukünftige Forschungsfragen

Zukünftige Forschungsfragen zur Resilienzförderung sollten stärker an konkrete methodische Ansätze angebunden werden:

- So stellt sich etwa die Frage, welche Resilienzfaktoren langfristige Erholung nach einem Intensivaufenthalt fördern. Hier bieten Tools, wie das Intensivtagebuch oder die Biographiearbeit, erste Anhaltspunkte zur individuellen Ressourcenaktivierung.
- Gleichzeitig ist zu untersuchen, welche Interventionen für welche Patientengruppen besonders wirksam sind: Während etwa strukturierte Angehörigenintegration (z. B. ICU Kids, VALUE-Modell) für Familien mit hoher emotionaler Belastung zentral sein kann, profitieren andere stärker von spiritueller Begleitung oder dem 3-Wünsche-Projekt.
- Digitale Kommunikationsformate, wie E-Mail-Updates, Tagebuch-Apps oder Webportale (z. B. www.intensivstation.jetzt), sind vielversprechende niederschwellige Ergänzungen und sollten hinsichtlich Akzeptanz und Wirksamkeit weiter untersucht werden.
- Abschließend stellt sich die zentrale Frage, wie Resilienzförderung curricular und interprofessionell verankert werden kann. Konzepte wie Mikrointerventionen im Alltag oder Schulungen zu Delirmanagement und Kommunikation bieten hierfür praxisnahe Einstiegspunkte.

## 12.9 Zusammenfassung

Die Förderung von Resilienz auf Intensivstationen ist eine bedeutende, wenngleich herausfordernde Aufgabe. Sie verlangt Empathie, Wissen, Struktur und Mut zur Menschlichkeit. Am Beispiel von Herrn Meyer wird deutlich, wie viel Potential in kleinen, gezielten Maßnahmen liegt, um Betroffenen eine Perspektive zu geben. Eine resilienzfördernde Haltung kann nicht nur die Genesung unterstützen, sondern auch die Würde und das Vertrauen in einer existentiellen Lebensphase bewahren.

Zentrale Konzepte, wie das ABCDEF-Bundle, personenzentrierte Versorgung, die Vermeidung sinnloser Therapie und „*Humanizing Critical Care*“, bilden die Grundlage für eine systematische Resilienzförderung. Methodisch stehen dabei biographische Zugänge, strukturierte Kommunikation, Intensivtagebücher, Zugehörigenintegration, spirituelle Begleitung und kreative Projekte, wie ICU Kids oder das 3-Wünsche-Projekt, im Fokus. Diese Maßnahmen stärken Orientierung, Selbstwirksamkeit und soziale Einbindung.

Für die Umsetzung bedarf es geschulter interprofessioneller Teams, unterstützender Führungsstrukturen, klarer Prozesse sowie der Bereitschaft, individuelle Bedürfnisse ernst zu nehmen. Gleichzeitig sind Grenzen zu beachten, wie Zeitmangel oder strukturelle Hindernisse. Die Resilienzförderung sollte auch nach dem Aufenthalt fortgeführt und systematisch evaluiert werden. Das Beispiel Herrn Meyers zeigt: Durch kleine, gezielte Interventionen kann Heilung nicht nur körperlich, sondern auch seelisch gelingen – eine Investition in Menschlichkeit und nachhaltige Genesung.

## Literatur


1. Frankl V. …trotzdem Ja zum Leben sagen. Ein Psychologe erlebt das Konzentrationslager, München, Kösel, 2005.
2. Pauley E, Walsh TS. Resilience in survivors of critical illness: A scoping review of the published literature in relation to definitions, prevalence, and relationship to clinical outcomes. J Intensive Care Soc 2022; 23:345-358.
3. Lissoni B, Del Negro S, Brioschi P et al. Promoting resilience in the acute phase of the COVID-19 pandemic: Psychological interventions for intensive care unit (ICU) clinicians and family members. Psychol Trauma 2020; 12:S105-S107.
4. Preiser J-C, Herridge MS, Azoulay E. Post-Intensive Care Syndrome, Berlin, Springer, 2020.
5. Shirasaki K, Hifumi T, Nakanishi N et al. Postintensive care syndrome family: A comprehensive review. Acute Med Surg 2024; 11:e939.
6. Söderberg A, Thelandersson A, Fagevik Olsén M et al. “I will get out of this” – The patients’ experiences of early mobilisation in intensive care. A hermeneutic study. Intensive Crit Care Nurs 2025; 86:103884.
7. Hassan EA, Elsayed SM. Exploring resilience in critical care nursing: a qualitative inquiry into continuous adaptation, collaborative unity, and emotional balance. BMC Nurs 2025; 24:238.
8. Choi KW, Shaffer KM, Zale EL et al. Early risk and resiliency factors predict chronic posttraumatic stress disorder in caregivers of patients admitted to a neuroscience ICU. Crit Care Med 2018; 46:713-719.
9. Mathieu A, Reignier J, Le Gouge A et al. Resilience after severe critical illness: a prospective, multicentre, observational study (RESIREA). Crit Care 2024; 28:237.
10. Cobert J, Jeon SY, Boscardin J et al. Resilience, Survival, and Functional Independence in Older Adults Facing Critical Illness. Chest 2024; 166:1431–1441.

11. Lester EG, Silverman IH, Gates MV et al. Associations between gender, resiliency factors, and anxiety in neuro-ICU caregivers: a prospective study. Int J Behav Med 2020; 27:677-686.
12. Renner C, Jeitziner MM, Albert M et al. Guideline on multimodal rehabilitation for patients with post-intensive care syndrome. Crit Care 2023; 27:301.
13. Kotfis K, van Diem-Zaal I, Williams Roberson S et al. The future of intensive care: delirium should no longer be an issue. Crit Care 2022; 26:200.
14. Zimmerman JJ, Harmon LA, Smithburger PL et al. Choosing wisely for critical care: The Next Five. Crit Care Med 2021; 49:472-481.
15. Velasco Bueno JM, La Calle GH. Humanizing intensive care: From theory to practice. Crit Care Nurs Clin North Am 2020; 32:135-147.
16. Nydahl P, Ely EW, Heras-La Calle G. Humanizing delirium care. Intensive Care Med 2024; 50:469-471.
17. Ahmad SR, Rhudy L, Barwise AK et al. Perspectives of clinicians on the value of the Get to Know Me Board in the ICU. Chest 2025; 167:561-570.
18. Hoffmann M, Nydahl P, Brauchle M et al. Angehörigenbetreuung auf Intensivstationen. Med Klin Intensivmed Notfallmed 2022; 117:349–357.
19. Walsh F. Family resilience: a framework for clinical practice. Fam Process 2003; 42:1–18.
20. Brauchle M, Deffner T, Nydahl P. Empfehlungen „Kinder als Angehörige und Besuchende auf Intensivstationen, pädiatrischen Intensivstationen, IMC-Stationen und in Notaufnahmen". Deutsche Interdisziplinäre Vereinigung für Intensiv- und Notfallmedizin, 2022. Zuletzt zugegriffen: 28.4.2025. https://www.divi.de/component/edocman/221027-divi-empfehlung-kinder-als-besucher-auf-intensivstationen-gesamtversion-pdf/download?Itemid=0
21. Meadors P, Lamson A. Compassion fatigue and secondary traumatization: provider self care on intensive care units for children. J Pediatr Health Care 2008; 22:24–34.
22. Hwang DY, Oczkowski SJW, Lewis K et al. Society of Critical Care Medicine guidelines on family-centered care for adult ICUs: 2024. Crit Care Med 2025; 53:e465–e482.
23. Jabre P, Belpomme V, Azoulay E et al. Family presence during cardiopulmonary resuscitation. N Engl J Med 2013; 368:1008-1018.
24. Barreto MDS, Peruzzo HE, Garcia-Vivar C et al. Family presence during cardiopulmonary resuscitation and invasive procedures: a meta-synthesis. Rev Esc Enferm USP 2019; 53:e03435.
25. Vardanjani AE, Golitaleb M, Abdi K et al. The effect of family presence during resuscitation and invasive procedures on patients and families: An umbrella review. J Emerg Nurs 2021; 47:752-760.
26. Curtis JR, Treece PD, Nielsen EL. Randomized trial of communication facilitators to reduce family distress and intensity of end-of-life care. Am J Respir Crit Care Med 2016; 193:154-162.
27. Kumpf O, Assenheimer M, Bloos F et al. Intensivmedizinische Qualitätsindikatoren für Deutschland – vierte Auflage 2022. Anästh Intensivmed 2023; 64:333–354.
28. Palka C, Malakh M, Hill E et al. Michigan Medicine clinical care guidelines family-centered rounds. Ann Arbor (MI), University of Michigan, 2022.
29. Bulger JL, Quinn TV, Glover CM et al. Written care summaries facilitate communication between families and providers of ICU patients: A pilot study. Crit Care Explor 2021; 3:e0473.
30. Greenberg JA, Basapur S, Quinn TV et al. Daily written care summaries for families of critically ill patients: A randomized controlled trial. Crit Care Med 2022; 50:1296-1305.
31. Arbeitskreis Spirituelle Begleitung der Deutschen Gesellschaft für Palliativmedizin. Spiritual Care und Seelsorge in der Hospiz- und Palliativversorgung, Konzept der Sektion Seelsorge der Deutschen Gesellschaft für Palliativmedizin, 2007. Zuletzt zugegriffen: 8.5.2025 https://www.dgpalliativmedizin.de/images/stories/pdf/fachkompetenz/Spiritual_Care_Seelsorge_DGP_Endfassung_170915.pdf

32. Jöbges S, Seidlein AH, Knochel K et al. Zeitlich begrenzter Therapieversuch („time-limited trial", TLT) auf der Intensivstation: Handlungsempfehlung der Sektion Ethik der DIVI und der Sektion Ethik der DGIIN. Med Klin Intensivmed Notfmed 2024; 119:291-295.
33. Azoulay E, Pochard F, Kentish-Barnes N. Risk of post-traumatic stress symptoms in family members of intensive care unit patients. Am J Respir Crit Care Med 2005; 171:987-994.
34. Kentish-Barnes N, Chevret S, Champigneulle B et al. Effect of a condolence letter on grief symptoms among relatives of patients who died in the ICU: a randomized clinical trial. Intensive Care Med 2017; 43:473-484.
35. Kentish-Barnes N, Chevret S, Valade S et al. A three-step support strategy for relatives of patients dying in the intensive care unit: a cluster randomised trial. Lancet 2022; 399:656–664.
36. Cook D, Swinton M, Toledo F et al. Personalizing death in the intensive care unit: The 3 Wishes Project. Ann Intern Med 2015; 163:271-279.
37. Swinton M, Giacomini M, Toledo F et al. Experiences and expressions of spirituality at the end of life in the intensive care unit. Am J Respir Crit Care Med 2016; 195:198-204.
38. Neville TH, Taich Z, Walling AM et al. The 3 Wishes Program improves families' experience of emotional and spiritual support at the end of life. J Gen Intern Med 2023; 38:115-121.
39. Haines KJ, McPeake J, Hibbert E et al. Enablers and barriers to implementing ICU follow-up clinics and peer support groups following critical illness: The thrive collaboratives. Crit Care Med 2019; 47:1194-1200.
40. Meyers EE, Shaffer KM, Gates M et al. Baseline resilience and posttraumatic symptoms in dyads of neurocritical patients and their informal caregivers: A prospective dyadic analysis. Psychosomatics 2020; 61:135-144.
41. Sottile PD, Lynch Y, Mealer M et al. Association between resilience and family member psychologic symptoms in critical illness. Crit Care Med 2016; 44:e721-e727.
42. Wong P, Liamputtong P, Koch S et al. Searching for meaning: A grounded theory of family resilience in adult ICU. J Clin Nurs 2019; 28:781-791.
43. Hoffmann M, Jeitziner MM, Riedl R et al. Effects of an online information tool on post-traumatic stress disorder in relatives of intensive care unit patients: a multicenter double-blind, randomized, placebo-controlled trial (ICU-Families-Study). Intensive Care Med 2023; 49:1317-1326.
44. Janssens U. Aktuelle ethische Aspekte in der Intensivmedizin. Med Klin Intensivmed Notfallmed 2021; 116:187-189.
45. Richter D, Heckemann B, Boinay F. Resilienzförderung für Mitarbeitende im Gesundheitswesen – Bedarfsermittlung und Schulung im Umgang mit psychosozialen Belastungen am Arbeitsplatz. Bern, Berner Fachhochschule, Fachbereich Gesundheit, 2014. Zuletzt zugegriffen: 21.07.2025 www.gesundheitsdienstportal.de/files/Resilienz-Schlussbericht-Februar-2014.pdf
46. Ho SS, Sosina W, DePierro JM et al. Promoting resilience in healthcare workers: A preventative mental health education program. Int J Environ Res Public Health 2024; 21:1365.
47. Henshall C, Davey Z, Srikesavan C et al. Implementation of a web-based resilience enhancement training for nurses: Pilot randomized controlled trial. J Med Internet Res 2023; 25:e43771.
48. Dossett ML, Needles EW, Nittoli CE et al. Stress management and resiliency training for healthcare professionals: A mixed-methods, quality-improvement, cohort study. J Occup Environ Med 2021; 63:64-68.
49. Epstein RM, Krasner MS. Physician resilience: what it means, why it matters, and how to promote it. Acad Med 2013; 88:301-303.
50. Rushton CH, Batcheller J, Schroeder K et al. Burnout and resilience among nurses practicing in high-intensity settings. Am J Crit Care 2015; 24:412-420.

51. Mealer M, Jones J, Moss M. A qualitative study of resilience and posttraumatic stress disorder in United States ICU nurses. Intensive Care Med 2012; 38:1445-1451.
52. West CP, Dyrbye LN, Shanafelt TD. Physician burnout: contributors, consequences and solutions. J Intern Med 2018; 283:516-529.
53. Luthar SS, Cicchetti D, Becker B. The construct of resilience: a critical evaluation and guidelines for future work. Child Dev 2000; 71:543-562.
54. Unjai S, Forster EM, Mitchell AE et al. Interventions to promote resilience and passion for work in health settings: A mixed-methods systematic review. Int J Nurs Stud Adv 2024; 7:100242.

# Wann ist tot tot? – Todesverständnis, Todeskriterien und Organspende

13

Stefan Meier, Klaus-Michael Lücking und Dierk Vagts

## Inhaltsverzeichnis




S. Meier (✉)
Klinik für Anästhesiologie, Universitätsklinikum Düsseldorf, Düsseldorf, Deutschland
E-Mail: meier@med.uni-duesseldorf.de

K.-M. Lücking
Stabsstelle „Organspende", Universitätsklinikum Freiburg, Freiburg, Deutschland
E-Mail: michael.luecking@uniklinik-freiburg.de

D. Vagts
Klinik für Anästhesiologie und Intensivmedizin, Neustadt, Deutschland
E-Mail: dierk.vagts@uni-rostock.de







A. Michalsen und U. Janssens (Hrsg.), *Klinische Ethik in der Intensivmedizin,*
https://doi.org/10.1007/978-3-662-72378-4_13

**Zusammenfassung**

Die Frage nach der Definition und den Kriterien des Todes hat nicht nur biologische und medizinische, sondern auch anthropologische, kulturelle, medizinethische und rechtliche Dimensionen. Der Beitrag beschreibt die Entwicklung des Todesverständnisses im Spannungsfeld zwischen philosophisch-ethischen Überlegungen, medizinischem Handeln und gesellschaftlicher Wahrnehmung. Insbesondere wird die Bedeutung der Intensivmedizin mit ihren Möglichkeiten, einzelne Organfunktion aufrechtzuerhalten, für das Verständnis und die Feststellung des Todes herausgestellt. Im Zentrum steht dabei die Differenzierung verschiedener Todesvorstellungen und Todeskriterien sowie deren Relevanz für die postmortale Organspende. International unterschiedliche medizinethische und rechtliche Positionen über das Verständnis vom Tod sowie Praxisunterschiede bei der Durchführung von Organspenden werden beleuchtet. Die Bedeutung der *„Dead Donor Rule" (DDR)* für die international bestehenden Konzepte von *„Donation after Brain Death" (DBD)* und *„Donation after Circulatory Determination of Death" (DCD)* werden aufgezeigt. Zudem wird dargelegt, welche Bedeutung der Unterschied zwischen einem permanenten und einem irreversiblen Funktionsverlust von Kreislauf- bzw. Gehirnfunktion hat und welche Konsequenzen sich daraus für die Zulässigkeit einer Organspende ergeben.

## 13.1 Was ist der Tod?

Der Tod ist das Ende des Lebens. Dieser einfach klingende Satz wird dadurch komplex, dass sowohl die Definition dessen, was Leben ist, als auch, wie der Tod im Verhältnis zum Leben definiert wird, anthropologisch und kulturgeschichtlich unterschiedlich bewertet wird. Die Begriffe „Leben" und „Tod" sind unzweifelhaft durch biologische Vorgänge geprägt und ohne diese nicht vorstellbar; dennoch können sie durch die Biologie allein nicht hinreichend beschrieben werden. Es besteht eine weitgehende Übereinkunft, dass jede Definition des Todes eine biologische Grundlage haben muss, jedoch ist das jeweilige Todesverständnis darüber hinaus auch durch weltanschauliche, kulturell-soziale und religiöse Aspekte geprägt und kann interindividuell differieren [1]. Der Tod eines Individuums bedeutet eben nicht nur das Ende biologisch erklärbarer Phänomene, sondern umfasst für die meisten Menschen das Ende einer leiblich-seelischen Koexistenz und somit physische und metaphysische Aspekte. Bei all diesen möglichen unterschiedlichen Sichtweisen gibt es einen breiten Konsens, dass Leben und Tod zwei sich gegenseitig ausschließende Zustände sind *(„tertium non datur")*. Auch wenn es Stimmen gibt, dass es einen solchen „Zwischenzustand", in dem der Mensch *„zwischen Leben und Tod schwebt"* [2], zum Beispiel bei Patienten mit einem irreversiblen Hirnfunktionsausfall (IHA), gibt, gilt überwiegend die Auffassung, dass ein Lebewesen entweder tot oder lebendig ist.

Das Spektrum unterschiedlicher Todesverständnisse reicht dabei vom Verständnis, nach dem der Tod als Verlust der für das Menschsein als essentiell erachteten mentalen Fähigkeiten angesehen wird, bis hin zur Vorstellung, dass der Tod erst dann eingetreten ist, wenn sämtliche Lebensvorgänge im gesamten Körper vollständig erloschen sind [1]. Bemerkenswert ist, dass sich das Todesverständnis im Laufe der Jahrhunderte immer wieder gewandelt hat und der Einfluss der Medizin erst seit dem 19. Jahrhundert wesentlich geworden ist. Erst mit der Einführung medizinisch fassbarer und diagnostisch überprüfbarer Kriterien zur Todesfeststellung wurde die Medizin zu einem zentralen Akteur in der Definition des Todes – ein Wandel, der wesentlich durch die fortschreitende Entwicklung von Methoden und Technologien zur Feststellung verbliebener Lebensfunktionen geprägt ist [3]. Ebenso unterliegt im Laufe der Zeit auch die soziale Übereinkunft, was Leben und Menschsein ausmacht, Veränderungen [4]. Um daher innerhalb einer Gesellschaft zu einer Verständigung über die gesellschaftlich anerkannte Feststellung des Todes und auch die Frage der Zulässigkeit einer postmortalen Organspende zu gelangen, ist es sinnvoll, Elemente einer verallgemeinerbaren Todeskonzeption zu benennen. Der Deutsche Ethikrat hat in seiner 2015 erschienenen Stellungnahme „Hirntod und die Entscheidung zur Organspende“ [1] fünf Elemente für eine solche Konzeption erarbeitet (siehe Infobox), die eine Art *„common ground“* bieten, um im Konsens Handlungen, zum Beispiel für eine Organspende, zu operationalisieren und zu legitimieren.

**Infobox: Elemente einer verallgemeinerbaren Todeskonzeption**

*Lebensweltkompatibilität:* Der Todesbegriff muss eingebunden sein in die Erfahrungswelt der Menschen.
*Bezugnahme auf biologische Prozesse:* Der Todesbegriff bezieht sich auf den Menschen als einen lebendigen Organismus.
*Bezug auf ein Lebewesen als Ganzes:* Der Tod kann sinnvoll nur als Tod eines ganzen lebenden Individuums aufgefasst werden.
*Endgültigkeit:* Auf den Tod folgt nicht wieder (irdisches) Leben.
*Kohärenz:* Eine ausreichende Kohärenz zwischen Todesverständnis und Todeskriterien im Sinne einer *Todeskonzeption* setzt voraus, dass die Erfüllung der Todeskriterien einen hinreichenden Nachweis für das Vorliegen der ein bestimmtes Todesverständnis ausmachenden Merkmale erbringt.

## 13.2 Das Todesverständnis und der Einfluss der Intensivmedizin

Die moderne Intensivmedizin hat mit ihren Entwicklungen in der Reanimation, der Beatmung und der (zunehmend auch extrakorporalen) Kreislaufunterstützung das Verständnis vom Tod im 20. Jahrhundert grundlegend verändert. Die lange als selbstverständlich geltende Annahme, dass Atmung, Kreislauf und Gehirntätigkeit, da miteinander verschränkt, nahezu gleichzeitig enden und damit den Eintritt des Todes markieren, ist durch die Möglichkeit, einzelne Organfunktionen apparativ aufrechtzuerhalten, relativiert worden.

Angesichts dieser medizinischen Möglichkeiten erscheint es wesentlich, dass sich eine Definition des Todes auf den Gesamtzustand des Organismus bezieht und nicht auf den Zustand einzelner Bestandteile. Weder kann also der bloße Verlust mentaler Funktionen hinreichend sein, noch kann gefordert werden, dass alle Funktionen sämtlicher Zellen eines Organismus funktionslos geworden sein müssen, bevor der Organismus als Ganzes als tot bezeichnet werden kann. Tatsächlich können biologische Aktivitäten, wie etwa bestimmte Genaktivitäten, noch mehrere Tage nach einem Kreislaufstillstand nachgewiesen werden. James Bernat formulierte 2013, dass „die beste Definition des Todes das Aufhören der kritischen Funktionen des Organismus als Ganzes[1]“ ist [5]. Umso mehr ist daher zu fordern, bei der Betrachtung unterscheidbarer Todeskriterien, wie dem irreversiblen globalen Hirnfunktionsausfall (IHA) oder dem Herz-Kreislauf-Stillstand, den ganzen Menschen zu betrachten und zum Beispiel nicht isoliert von einem „Hirntod“ und einen „Kreislauftod“ zu sprechen.

## 13.3 Kriterien für die Feststellung des Todes

Während eine Todesdefinition bestimmt, was unter „Tod“ zu verstehen ist, beschreiben Todeskriterien, aus welchen bestimmbaren Zuständen sich die in einer Todesdefinition beschriebenen Bedingungen erschließen lassen. Sie beantworten also die Frage, woran sich der Tod erkennen lässt. Wenn zum Beispiel umgangssprachlich vom „Hirntodkonzept“ gesprochen wird, ist dieser Begriff als ein spezifisches Todeskriterium zu verstehen, welches auf der Annahme beruht, dass der irreversible Ausfall aller Hirnfunktionen mit dem Tod des Menschen gleichzusetzen ist.[2]

Zur Frage, welche Kriterien den Tod eines Menschen determinieren, werden grundlegend unterschiedliche Sichtweisen geäußert. Zum einen gibt es die neurozentrische Sichtweise, nach der der Tod durch den irreversiblen Ausfall der Hirnfunktionen bestimmt wird. Dabei wird von unterschiedlichen Autoren der Ausfall unterschiedlicher Bereiche des Gehirns als maßgeblich benannt. Während zum Beispiel einige Autoren den Ausfall der Gesamtheit aller Hirnfunktionen als entscheidend ansehen [5], betrachten andere den Ausfall der Hirnstammfunktionen als maßgeblich [6]. Daneben gibt

[1] „The best definition of death is the cessation of the critical functions of the organism as a whole“.

[2] Der Vollständigkeit halber sei darauf hingewiesen, dass in einem dritten Schritt erarbeitet werden muss, mit welchen Tests das Vorliegen der festgelegten Kriterien valide geprüft werden kann.

es die Auffassung, dass der Ausfall der supratentoriellen Hemisphären ausschlaggebend ist, da es die Funktion dieser Hirnbereiche sei, die Menschen von anderen Spezies unterscheide und der Verlust dieser Funktionen den Tod des Menschen bestimmt [7]. Die neurozentrische Sichtweise wird jedoch von einigen anderen Autoren in Frage gestellt [8]. Sie vertreten die Auffassung, dass das Gehirn nicht das ausschließliche Integrationssystem des Organismus ist und der irreversible Ausfall aller Hirnfunktionen damit nicht hinreichend, um als Kriterium des Todes zu gelten. Nach dieser Vorstellung wird der Tod erst durch das endgültige Sistieren der systemischen Zirkulation determiniert. Eine neuere Betrachtungsweise versucht eine Verknüpfung der zuvor beschriebenen Positionen und stellt den Ausfall der Hirnperfusion als zentrales Kriterium des Todes dar: Die Autoren verweisen darauf, dass es bei einem globalen Kreislaufstillstand konsekutiv immer auch zu einem Verlust der Perfusion des Gehirns kommt. Damit ist schlussendlich jeder Tod neurologisch determiniert. Die Ursache hierfür kann primär neurologisch, etwa durch eine desaströse Hirnschädigung, oder sekundär zirkulatorisch, durch einen (permanenten) Kreislaufstillstand, bedingt sein [9].

## 13.4 Sterben als Prozess und der Zeitpunkt des Todes

Während Sterben, sowohl biologisch als auch soziokulturell-spirituell, als ein Prozess beschrieben wird, ist der Eintritt des Todes ein an einen bestimmten Zeitpunkt gebundenes Ereignis [5]. Welche Herausforderungen bei der Festlegung dieses genauen Todeszeitpunkts bestehen, wird aus den physiologischen Abläufen nach einem Atem- und Kreislaufstillstand deutlich: Bereits wenige Sekunden nach Eintritt eines plötzlichen Kreislaufstillstands mit konsekutivem Ausfall der Gehirnperfusion kommt es zum Bewusstseinsverlust und dem Verlust klinisch feststellbarer zerebraler Funktionen, wie zum Beispiel der Hirnstammreflexe [10, 11]. Noch innerhalb der ersten Minute nach dem Kreislaufstillstand zeigt sich ein isoelektrisches Elektroenzephalogramm als Zeichen der erlöschenden Gehirnaktivität.[3]

Unter der Voraussetzung, dass keine Reanimation stattfindet, kann es nur durch ein spontanes Wiedereinsetzen der Herz-Kreislauf-Funktion (sogenannte *„auto-resuscitation“*) zu einer erneuten zerebralen Zirkulation und damit zum Wiedereinsetzen einer Gehirnaktivität kommen. Daten, die bei Intensivpatienten unter kontrollierten Bedingungen nach Beendigung lebenserhaltender Therapiemaßnahmen erhoben wurden,

[3] In Fällen, bei denen der Kreislaufstillstand nicht plötzlich, sondern progredient fortschreitend eintrat, konnte gezeigt werden, dass das EEG teilweise schon vor dem Nachweis des Kreislaufstillstandes isoelektrisch wurde [10].

zeigen, dass nach einem Zeitraum von mehr als fünf Minuten nach Eintreten des Kreislaufstillstands nicht mehr mit einem spontanen Einsetzen der Herz-Kreislauf-Funktion zu rechnen ist [12].[4]

Ist die Zeit verstrichen, in der noch mit einer *auto-resuscitation* zu rechnen wäre, sind der Kreislaufstillstand und damit auch der Verlust der zerebralen Gehirnaktivität als permanent zu bezeichnen. Dieser permanente Stillstand mündet, sofern nicht durch eine Reanimation der Kreislauf wiederherstellt wird, in einen irreversiblen Kreislaufstillstand und auch einen irreversiblen Ausfall der globalen Hirnfunktionen. Permanenz bedeutet, dass die Funktionen nicht mehr eintreten werden *(„will not reverse“);* Irreversibilität bedeutet, dass sie nicht mehr eintreten können *(„cannot reverse“)* [14]. Der genaue Zeitpunkt, wann die globale Hirnaktivität und Hirnfunktion unwiederbringlich verloren sind, also der konkrete Moment des Übergangs von Permanenz zu Irreversibilität bei anhaltendem Kreislaufstillstand, ist allerdings nicht bekannt.

Bei der Feststellung des IHA wird die bereits eingetretene Irreversibilität *ex post* nach einem – gegebenenfalls sogar mehrtätigen – Beobachtungszeitraum und/oder durch den apparativen Nachweis eines mindestens 30 Minuten anhaltenden zerebralen Perfusions- bzw. Funktionsverlustes festgestellt. Die Zeitfenster erscheinen so gewählt, dass niemand vernünftigerweise die Plausibilität des Ergebnisses hinterfragen mag, evidenzbasiert sind sie jedoch nicht. Der formale Todeszeitpunkt wird mit dem Abschluss der IHA-Diagnostik gleichgesetzt, er kann jedoch biologisch bereits Stunden bis Tage vorher eingetreten sein. Die Konsequenz aus den beschriebenen Vorgängen beim sterbenden Menschen ist, dass bei Zugrundelegung eines Irreversibilitätskriteriums sowohl für den irreversiblen Kreislaufstillstand als auch für den irreversiblen Hirnfunktionsausfall ein genauer biologischer Todeszeitpunkt nicht angegeben werden kann.

## 13.5 Juristische Aspekte des Todesbegriffs

In einer Reihe von Ländern sind der Tod und die Art und Weise, wie er determiniert wird, in Gesetzen verankert. So wurde in den Vereinigten Staaten von Amerika nach umfänglichen Vorarbeiten durch die *„President's Commission for the Study of*

[4] Andere Autoren [13] berichten hingegen über Fälle, in denen es nach Reanimationen auch nach deutlich längeren Zeiträumen noch zu dem auch als „Lazarus-Phänomen“ bezeichneten spontanen Wiedereinsetzen der systemischen Zirkulation gekommen ist. Für diese Daten muss jedoch kritisch angemerkt werden, dass in vielen dieser Fälle die Vitalzeichen der Patienten nach Einstellung der Reanimation nicht kontinuierlich invasiv überwacht wurden und somit der Zeitpunkt des tatsächlichen Kreislaufstillstandes und damit die Zeit bis zum Wiedereinsetzen der Zirkulation offenbleiben.

*Ethical Problems in Medicine and Biomedical and Behavioral Research"* [15] 1981 der *„Uniform Declaration of Death Act – UDDA"* verabschiedet. Danach ist ein Mensch verstorben, wenn er „entweder einen (1) irreversiblen Ausfall der Kreislauf- und Atmungsfunktionen oder einen (2) irreversiblen Ausfall aller Funktionen des gesamten Gehirns, einschließlich des Hirnstamms, erlitten hat"[5] [16]. Im deutschen Recht findet sich keine entsprechende eigenständige gesetzliche Grundlage. Lediglich im 1997 verabschiedeten Transplantationsgesetz (TPG, zuletzt geändert 2020) finden sich explizite gesetzliche Vorgaben im engen Rahmen der postmortalen Organspende. Demnach ist eine Organentnahme nur zulässig, wenn zuvor der Tod des Spenders „nach Regeln, die dem Stand der Erkenntnisse der medizinischen Wissenschaft entsprechen, festgestellt ist" (TPG, § 3). Weiter heißt es dann, dass eine Organspende unzulässig ist, wenn „nicht […] der endgültige, nicht behebbare Ausfall der Gesamtfunktion des Großhirns, des Kleinhirns und des Hirnstamms nach Verfahrensregeln, die dem Stand der Erkenntnisse der medizinischen Wissenschaft entsprechen, festgestellt ist". Daraus kann abgeleitet werden, dass nach deutschem Recht (zumindest im Kontext einer Organspende) der irreversible Hirnfunktionsausfall als Tod des Menschen anzusehen ist.[6] Im § 16 TPG (5. Fortschreibung) wird der Bundesärztekammer die Aufgabe übertragen, die Richtlinien zur Feststellung des Todes im Kontext der postmortalen Organspende festzulegen [17]. Darüber hinausgehende Festlegungen im allgemeinen Straf- und Zivilrecht fehlen in Deutschland.

## 13.6 Organspende – eine besondere Herausforderung für Verständnis und Kriterien des Todes

Während die Todesfeststellung im täglichen Leben und in anderen Bereichen der Medizin im Regelfall eine deklaratorische Bedeutung hat, wird sie bei der Organspende unmittelbar handlungsleitend. Die Verpflichtung, die Lebensrechte potentieller Organspender sowohl ethisch als auch juristisch-normativ uneingeschränkt zu wahren, erfordert eine zweifelsfreie Feststellung des Todes. Gleichzeitig besteht die medizinisch-praktische Aufgabe darin, diese Feststellung so eindeutig und rechtzeitig zu treffen, dass mögliche Verzögerungen nicht zu einer Beeinträchtigung der Organqualität für potentielle Empfänger führen können.

[5] „An individual who has sustained either (1) irreversible cessation of circulatory and respiratory functions, or (2) irreversible cessation of all functions of the entire brain, including the brain stem, is dead".

[6] Ein interessantes Detail in diesem Gesetzestext ist, dass von einem „endgültigen, nicht behebbaren" und nicht von einem „irreversiblen" Ausfall gesprochen wird.

## 13.7 Die *Dead Donor Rule*

In Deutschland steht für die meisten Experten, den Gesetzgeber und auch den größten Teil der Bevölkerung fest, dass Organe – abgesehen von Lebendspenden – ausschließlich nach dem Tod des Spenders entnommen werden dürfen. Dieser Grundsatz ist in der sogenannten DDR zusammengefasst. Neben grundsätzlichen ethischen und rechtlichen Argumenten zum Schutz potentieller Spender ist der Erhalt des Vertrauens in die Integrität der mit Organspenden betrauten Personen und Institutionen ein wesentliches Motiv für diese Forderung. Herausforderungen für die Anwendung der DDR ergeben sich dadurch, dass unterschiedliche Lesarten der DDR existieren. Neben der von Robertson 1999 vertretenen Lesart, nach der „Organspender nicht getötet werden dürfen, um ihre Organe zu gewinnen“ und dass „die Organentnahme nicht zum Tode führen darf“[7] [18, 19], gibt es die von anderen Autoren propagierte Sichtweise, dass „Organe […] nicht entnommen werden [dürfen], bevor der Patient tot ist – selbst dann nicht, wenn die Entnahme nicht ursächlich zum Tod führt“[8] [19, 20]. Auch wenn die Unterschiede zunächst lediglich wie semantische Umformungen der gleichen Aussage erscheinen, können sie doch weitreichende Konsequenzen für die Frage der Zulässigkeit verschiedener Wege zur Organspende haben.

## 13.8 Todeskriterien und die Zulässigkeit unterschiedlicher Wege zur Organspende

Das Spenderherz für die erste Herztransplantation 1967 wurde nach Feststellung eines Atmungs- und Kreislaufstillstands der Spenderin entnommen [21]. Zwar wurden auch Reflexe der Spenderin als Todeszeichen geprüft, dennoch erfolgte die Todesfeststellung im wesentlichen durch den Nachweis eines Kreislaufstillstands.[9] Dieser spektakuläre medizinische Meilenstein intensivierte die damals schon lebhafte Debatte, welche Todeskriterien eine postmortale Organspende legitimieren sollen. Seitdem wird die Antwort auf diese Frage medizinethisch wie auch juristisch weiterhin unterschiedlich bewertet. Eine 1968 vom *„Ad hoc committee of Harvard Medical School“* erarbeitete *„definition of irreversible coma“* [22] schlug die Kriterien eines damals neuen, alternativen Todeskonzeptes – initial noch als *„irreversible coma“*, schon bald weltweit als *„brain death“* bezeichnet – vor, welches nicht nur die Beendigung von vergeblicher Intensivtherapie

---

[7] “ […] that donors not be killed in order to obtain their organs […] and that organ retrieval cannot cause death”.

[8] „[…] Organs must not be taken from patients before they are dead, even if taking the organs does not kill them“.

[9] Die Todesfeststellung erfolgte durch “the absence of reflexes, of spontaneous respiration and of electrical activity on the ECG”.

ermöglichen, sondern auch Klarheit in der Todesfeststellung im Kontext der postmortalen Organspende geben sollte. In Deutschland votierte 2015 eine Mehrheit des Deutschen Ethikrates dafür, den „Hirntod“[10] als den Tod des Menschen sowohl als propositionales (Sachverhalte unterscheidendes) als auch als operationales (Handlungen normativ zu legitimierendes) Kriterium anzuerkennen. Als propositionales Kriterium definiert der Hirntod für die Mehrheit des Ethikrates den Eintritt des Todes und gestattet als operationales Kriterium eine Organentnahme unter Wahrung der DDR. Eine Minderheit des Deutschen Ethikrates lehnte den Hirntod als Tod des Menschen ab. Gleichwohl akzeptierte dieses Minderheitenvotum den Hirntod als operationales Kriterium, um eine Organentnahme zu legitimieren – wenngleich unter Relativierung oder auch „weicheren“ Auslegung der DDR [1]. Nur eine Minderheit der Mitglieder erachtete den Herz-Kreislauf-Stillstand als ein hinreichend zuverlässiges Todeskriterium, um eine Organspende zu legitimieren.

Während in der aktuellen Gesetzgebung in Deutschland eine Organspende nur nach Feststellung des irreversiblen globalen Hirnfunktionsausfalls zulässig ist, international als DBD bezeichnet, ist in zahlreichen Ländern der Welt auch die Organspende nach Feststellung eines Herz-Kreislauf-Stillstands, DCD, etablierte Praxis. Mittlerweile werden in der sogenannten „Maastricht-Klassifikation“ [23] vier unterschiedliche Formen einer DCD-Spende unterschieden.[11] Wesentlicher Unterschied dabei ist, ob die Spende nach einer geplanten Beendigung lebenserhaltender Maßnahmen geschieht *(„controlled-DCD“)* oder nach Abbruch einer erfolglosen Reanimation *(„uncontrolled-DCD“).* Weltweit steigt die Zahl der DCD-Organspenden stetig; mittlerweile erfolgen in Großbritannien 39 % und in den Niederlanden sogar 49 % aller postmortalen Organspenden nach DCD [24] – der weit überwiegende Teil dieser DCD-Spenden als *„controlled-DCD – cDCD“.*

## 13.9 Eine anhaltende Kontroverse: Wann ist tot wirklich tot?

Es ist bemerkenswert, dass die Debatte über die Wertigkeit unterschiedlicher Todeskriterien in der geisteswissenschaftlichen und medizinethischen Literatur weiterhin unvermindert geführt wird, während sie in der klinischen Praxis, konkret der postmortalen Organspende, durch die länderspezifischen, normativen Festlegungen (wie z. B. in Deutschland das Transplantationsgesetz) *de facto* entschieden zu sein scheint [17].

Trotz der (nahezu) weltweiten Akzeptanz des „Hirntodkonzeptes“ als Kriterium für den Tod des Menschen fallen weiterhin bemerkenswerte inhaltliche und prozedurale

[10] Dieser Begriff wurde mittlerweile in Deutschland durch den Terminus „Irreversibler globaler Hirnfunktionsausfall (IHA)“ ersetzt. Auch im internationalen Sprachgebrauch wird der terminus „brain death“ zunehmend durch „NDD = neurologic determination of death“ ersetzt.

[11] Für Länder, in denen eine „Medical assistence in dying“ (MAID) zulässig ist, z. B. Kanada, wird auch eine fünfte Kategorie angegeben.

Unterschiede in der konkreten Ausgestaltung auf [25]. So bestehen Unterschiede darin, welche Teile des Gehirns unwiderruflich ausgefallen sein müssen, um den Tod eines Menschen feststellen zu können. Dem Modell des „Hirnstamm-Todes" im Vereinigten Königreich steht in der überwiegenden Mehrzahl der Länder, zum Beispiel auch in Deutschland, die Forderung nach dem irreversiblen Ausfall aller Funktionen von Groß-, Klein- und Stammhirn gegenüber. Im Kontext einer möglichen Revision der UDDA in den USA wurde zudem auch der Ausfall aller endokrinen Hirnfunktionen als weiteres notwendiges Kriterium [26] diskutiert.

Fortbestehend finden sich sowohl bei medizinischem Personal als auch unter Juristen, Medizinethikern und Philosophen Vorbehalte und konzeptuelle Kritik an der Gleichsetzung des IHA mit dem Tod des Menschen [27–30]. Ein intensivmedizinisch behandelter Patient, bei dem der IHA diagnostiziert wurde und der somit – bei Akzeptanz des IHA – verstorben ist, zeigt unter fortgeführter Beatmungstherapie durchaus weiterhin Merkmale, die unter nicht-intensivmedizinischen Bedingungen als eindeutige Zeichen von Leben gedeutet würden. Diese Zeichen reichen von Herzschlag, rosigem Hautkolorit und Urinausscheidung über Wachstum, Immunreaktion und Stoffwechselregulation sowie, in Einzelfällen, bis zur Fähigkeit, einen Fötus auszutragen. Auch die kategorische Feststellung der Bundesärztekammer, dass „der IHA medizinisch-naturwissenschaftlich der Tod des Menschen ist" [17], vermochte die inneren Dissonanzen von Angehörigen und Intensivpersonal in der Wahrnehmung eines hirntoten Patienten nicht verlässlich aufzulösen [31].

Ein zentrales Thema bei der Todesfeststellung im Kontext einer DCD-Organspende – im Hinblick auf die Festlegung des Todeszeitpunkts und die Einhaltung der DDR – ist die Unterscheidung zwischen permanentem und irreversiblem Ausfall der zerebralen Perfusion und Funktion. Wie beschrieben, wird von einem permanenten Kreislaufstillstand gesprochen, wenn dieser nicht spontan wiedereinsetzt und bei einem dezidierten Reanimationsverzicht des Patienten nicht wiederhergestellt werden soll *(„will not reverse")*. Wird der Todeszeitpunkt (nach einer definierten No-touch-Zeit) auf diesen Zeitpunkt festgelegt und werden nach diesem Zeitpunkt Organe entnommen, wird die DDR eingehalten. Wird hingegen gefordert, dass der Tod erst dann eingetreten ist, wenn es zu einem irreversiblen Kreislaufstillstand gekommen ist und eine Reanimation auch aus medizinischer Sicht nicht mehr möglich ist *(„cannot reverse")*, stellt eine Organspende vor diesem Zeitpunkt eine Verletzung der DDR dar. Angesichts der engen zeitlichen Grenzen für die tolerierbare Warmischämie potentieller Spenderorgane hätte letztere Interpretation zur Folge, dass eine DCD-Organspende faktisch ausgeschlossen wäre.

## 13.10 Zusammenfassung

Die dargestellten unterschiedlichen Sichtweisen illustrieren, wie unterschiedlich die Frage „Wann ist tot tot?" beantwortet werden kann – je nachdem, welche Kriterien als zulässig oder unzulässig für die Determinierung des Todes angenommen werden und welches Begriffsverständnis diesen Kriterien zugrunde gelegt wird.

Bemerkenswert ist in diesem Zusammenhang auch, welche erheblichen Unterschiede bei der Todesfeststellung vor einer Organspende und dem alltäglichen Vorgehen auf der Intensivstation außerhalb des Kontextes Organspende bestehen. So wird im klinischen Alltag den Angehörigen häufig der Zeitpunkt des permanenten Kreislaufstillstands als Moment des eingetretenen Todes genannt. Dies wird in der Regel auch nicht hinterfragt, und zwar weder von den Angehörigen noch von den Ärzten und Pflegekräften des Behandlungsteams. Der Grund mag vor allem darin liegen, dass die am Monitor sichtbare elektrische Asystolie für alle Anwesenden lebensweltkompatibel den Tod markiert.

Insofern ist, insbesondere mit Blick auf denkbare Kriterien für die Zulässigkeit einer Organspende, McGee und Mitarbeitern zuzustimmen, wenn sie schreiben: „Unser Punkt ist nur, dass der Tod nicht ausschließlich eine faktische Frage ist, sondern manchmal auch eine Frage von Entscheidungen“[12] [6]. Für die Autoren des vorliegenden Beitrags heißt das konkret, dass sie den IHA als Tod des Menschen ansehen. Zugleich halten sie es für erforderlich, ergebnisoffen auch über den Kreislaufstillstand als legitimes Todeskriterium und über die Zulässigkeit einer Organspende nach permanentem Kreislaufstillstand zu diskutieren. Dies ist besonders bedeutsam, weil damit den immer wieder auf unseren Intensivstationen geäußerten Organspendewünschen von Patienten entsprochen werden könnte, die zwar eine desaströse Hirnschädigung erlitten haben, aber aus unterschiedlichen Gründen keinen IHA entwickeln werden.

## Literatur


1. Deutscher Ethikrat. Hirntod und Entscheidung zur Organspende: Stellungnahme. Jb Wiss Eth 2016; 20:341–354.
2. Birnbacher, D. Tod. Berlin, Boston, De Gruyter, 2017.
3. Rodman A, Breu AC. The last breath: Historical controversies surrounding determination of cardiopulmonary death. Chest 2022; 161:514–518.
4. Schäfer D. Was ist der Tod? Definitionen und Diagnosen aus 2500 Jahren Naturphilosophie und Medizin. Dtsch Med Wochenschr 2013; 138:2671–2677.
5. Bernat JL. The definition and criterion of death. Handb Clin Neurol 2013; 118:419–435.
6. McGee A, Gardiner D, Jansen M. A new defense of brain death as the death of the human organism. J Med Philos 2023; 48:434–452.
7. Veatch RM. The whole-brain-oriented concept of death: an outmoded philosophical formulation. J Thanatol 1975; 3:13–30.
8. Shewmon DA. Chronic “brain death”: meta-analysis and conceptual consequences. Neurology 1998; 51:1538–1545.
9. Shemie SD, Wilson LC, Hornby L et al. A brain-based definition of death and criteria for its determination after arrest of circulation or neurologic function in Canada: a 2023 clinical practice guideline. Can J Anaesth 2023; 70:483–557.


[12] „Our point is only that what death *is, is* not *exclusively* a factual question, but it is sometimes a matter of *decision*“.

10. Shemie SD, Hornby L, Baker A et al. The international guideline development for the determination of death. Intensive Care Med 2014; 40:788–797.
11. Pana R, Hornby L, Shemie SD et al. Time to loss of brain function and activity during circulatory arrest. J Crit Care 2016; 34:77–83.
12. Dhanani S, Hornby L, van Beinum A et al. Resumption of cardiac activity after withdrawal of life-sustaining measures. N Engl J Med 2021; 384:345–352.
13. AQZorko DJ, Shemie J, Hornby L et al. Autoresuscitation after circulatory arrest: an updated systematic review. Can J Anaesth 2023; 70:699–712.
14. Bernat JL. How the distinction between "irreversible" and "permanent" illuminates circulatory-respiratory death determination. J Med Philos 2010; 35:242–55.
15. The President's Council on Bioethics. Controversies in the determination of death. https://bioethicsarchive.georgetown.edu/pcbe /reports/death/chapter1. html. Zuletzt zugegriffen am 30.07.2025.
16. Uniform Law Commission. Determination of death act. https://www.uniformlaws.org/viewdocument/final-act-49?CommunityKey= 155faf5d-03c2–4027–99ba-ee4c99019d6c&tab=librarydocuments. Zuletzt zugegriffen am 30.07.2025.
17. Wissenschaftlicher Beirat der Bundesärztekammer. Richtlinie gemäß § 16 Abs. 1 S.1 Nr. 1 TPG für die Regeln zur Feststellung des Todes nach § 3 Abs. 1 S. 1 Nr. 2 TPG und die Verfahrensregeln zur Feststellung des endgültigen, nicht behebbaren Ausfalls der Gesamtfunktion des Großhirns, des Kleinhirns und des Hirnstamms nach § 3 Abs. 2 Nr. 2 TPG, fünfte Fortschreibung. https://www.wbbaek.de/richtlinien-leitlinien/irreversibler-hirnfunktionsausfall. Zuletzt zugegriffen am 30.07.2025.
18. Robertson JA. The dead donor rule. Hastings Cent Rep 1999; 29:6–14.
19. Dalle Ave AL, Sulmasy DP, Bernat JL. The ethical obligation of the dead donor rule. Med Health Care Philos 2020; 23:43–50.
20. Truog RD, Miller FG. The dead donor rule and organ transplantation. N Engl J Med 2008; 359:674–675.
21. Barnard CN. Human cardiac transplantation. An evaluation of the first two operations performed at the Groote Schuur Hospital, Cape Town. Am J Cardiol 1968; 22:584–596.
22. Ad-Hoc Committee of the Harvard Medical School to Examine the Definition of Brain Death. A definition of irreversible coma. JAMA 1968; 205:337–340.
23. Thuong M, Ruiz A, Evrard P et al. New classification of donation after circulatory death donors definitions and terminology. Transpl Int 2016; 29:749–759.
24. Lomero M, Gardiner D, Coll E et al. Donation after circulatory death today: an updated overview of the European landscape. Transpl Int 2020; 33:76–88.
25. Greer DM, Shemie SD, Lewis A et al. Determination of brain death/death by neurologic criteria: The World Brain Death Project. JAMA 2020; 324:1078–1097.
26. Nair-Collins M. Must hypothalamic neurosecretory function cease for brain death determination? Yes: The UDDA Revision Series. Neurology 2023; 101:134–136.
27. Joffe AR. Should the criterion for brain death require irreversible or permanent cessation of function? Irreversible: The UDDA Revision Series. Neurology 2023; 101:181–183.
28. Söffker G, Bhattarai M, Welte T et al. Einstellung des intensivmedizinischen Fachpersonals zur postmortalen Organspende in Deutschland. Med Klin Intensivmed Notfmed 2014; 109:41–47.
29. Beckmann R. Das unbegründete Hirntodkonzept. JZ 2023; 78:947–957.
30. Truog RD, Robinson WM. Role of brain death and the dead-donor rule in the ethics of organ transplantation. Crit Care Med 2003; 31:2391–2396
31. Grammenos D, Bein T, Briegel J et al. Einstellung von potenziell am Organspendeprozess beteiligten Ärzten und Pflegekräften in Bayern zu Organspende und Transplantation Dtsch Med Wochenschr 2014; 139:1289–1294.

# Die Mühen der Ebene – Rehabilitation: Potential und Realität

# 14

Volker Huge und Kristina Fuest

## Inhaltsverzeichnis



**Zusammenfassung**

Rehabilitation nach einer kritischen Erkrankung ist essentiell, um Funktionalität und Selbstständigkeit der Patienten zu fördern, wird jedoch durch Faktoren wie Alter, Multimorbidität und komplikative Verläufe erschwert. Prognoseeinschätzungen erfordern klinische Erfahrung und interdisziplinäre Abstimmung, insbesondere da die

V. Huge (✉)
Zentrum für Intensivmedizin und Anaesthesie, Schön Klinik Bad Aibling Harthausen, Bad Aibling, Deutschland
E-Mail: vhuge@schoen-klinik.de

K. Fuest
Klinik für Anästhesiologie und Intensivmedizin, TUM Universitätsklinikum rechts der Isar, München, Deutschland
E-Mail: kristina.fuest@tum.de





A. Michalsen und U. Janssens (Hrsg.), *Klinische Ethik in der Intensivmedizin*,
https://doi.org/10.1007/978-3-662-72378-4_14

Ressourcen für Rehabilitationsplätze Schwerstbetroffener begrenzt sind. In der Praxis zeigt sich eine wachsende Diskrepanz zwischen Rehabilitationsbedarf und verfügbaren Kapazitäten, insbesondere in der Phase-B-Versorgung. Bei schwerstbetroffenen Patienten mit intensivmedizinischer Vorerkrankung kommt häufig nur eine neurologische Frührehabilitation in Frage – mit entsprechender Verschiebung des Patientenspektrums und steigender Belastung spezialisierter Einrichtungen. Das vorliegende Kapitel beleuchtet diese strukturellen und ethischen Spannungsfelder.

## 14.1 Frührehabilitation auf der Intensivstation: Balance zwischen Überleben und Lebensqualität

Eine kritische Erkrankung kann durch verschiedenste Umstände, wie z. B. eine Operation, eine Infektion oder ein Trauma, verursacht werden und führt häufig zu einer Organdysfunktion, so dass intensivmedizinische sowie pflegerische Unterstützung erforderlich sind. Durch den technologischen Fortschritt ermöglicht die moderne Intensivmedizin immer mehr schwerstkranken Patienten, einen kritischen Zustand zunächst zu überleben. Dies gilt zunehmend auch für betagte, gebrechliche und deutlich vorerkrankte Patienten. Nichtsdestotrotz werden die langfristige Gesundheit und der prämorbide funktionelle Status oft nicht wiederhergestellt [1, 2]. Absolute Überlebenszahlen gelten immer noch als „Benchmark“ der Intensivmedizin, auch zum interhospitalen Vergleich, selbst wenn Überlebende mit einer erhöhten Morbidität, Rehospitalisierungsrate sowie dauerhafter Verschlechterung der Lebensqualität konfrontiert sind [1, 2]. Die Daten aus Deutschland sind hierzu vergleichbar und zeigen auch Jahre nach der kritischen Erkrankung noch physische, psychische und kognitive Einschränkungen bei den Überlebenden [3–6]. Diese Einschränkungen werden als *Post-Intensive Care Syndrome (PICS)* zusammengefasst [7, 8]. Insbesondere die Funktionalität für die Aktivitäten des täglichen Lebens spielt eine wichtige Rolle, um Teilhabe zu ermöglichen. Eine Möglichkeit, Funktionalität positiv zu beeinflussen, stellt die Frühmobilisation/Frührehabilitation auf der Intensivstation dar, welche häufig die erste Phase des langen Rehabilitationsprozesses definiert [9]. Es ist jedoch zu betonen, dass funktionelle Unabhängigkeit auch nach monatelanger Rehabilitation (beispielsweise neurologisch-neurochirurgische Frührehabilitation [NNFR]) teilweise nicht erreicht werden kann [3, 7, 10, 11]. Es ist somit Aufgabe des interdisziplinären Behandlungsteams, die jeweilige Prognose abzuschätzen und auch abzuwägen, welche der häufig invasiven Behandlungsmaßnahmen medizinisch sinnvoll sind *(„burden of care“)*, um die Selbstständigkeit des Patienten wiederherzustellen [1]. Die mittel- und langfristigen Auswirkungen einer kritischen Erkrankung zwingen dazu, intelligente Strategien für die Rehabilitation zu entwickeln und somit bereits während des Intensivaufenthaltes eine Anschlussversorgung in die Wege zu leiten [12]. Ein wesentlicher Bestandteil der Anschlussversorgung ist daher die Auswahl und Verlegung in die nächste betreuende Einrichtung [13]. Auch wenn viele Krankenhäuser mittlerweile sogenannte „Step-down“-Stationen bzw. Intermediate Care Units eingerichtet haben, bleibt für viele Patienten „der Sprung“ bzw. die Lücke in der Versorgung beträchtlich [14]. Dies gilt insbesondere, wenn noch Organdysfunktionen bestehen (Indikation zur Dialyse) oder eine Tracheotomie erfolgt ist [15, 16]. Somit bevorzugen Intensivmediziner häufig leistungsfähige Rehabilitationseinrichtungen, jedoch müssen diese mit ihrem Leistungsspektrum für den individuellen Patienten passend und indiziert sein [17, 18]. Patientenseitig relevant ist das Rehabilitationspotential, definiert als die Fähigkeit des Patienten, aktiv an seiner Rehabilitation teilzunehmen und den Versorgungsumfang der Einrichtung auch zu nutzen [19].

Aufgrund der Schwere der Pflegebedürftigkeit und der funktionellen Abhängigkeit, die häufig einer komplexen kritischen Erkrankung folgen, kommt für viele Intensivpatienten oft nur eine neurologische Frührehabilitation in Frage, was zu einer „Neurologisierung“ kritisch Kranker geführt hat [20] und als „Reha-Lücke“ bezeichnet wird [21]. Bis eine passende Einrichtung für den jeweiligen Patienten gefunden ist, wird die Therapie häufig auf der erstversorgenden Intensivstation fortgeführt und von der akutmedizinischen auf eine rehabilitative Herangehensweise umgestellt [22, 23]. Jürgen Herzog beschreibt in einem Übersichtsartikel zu „Veränderungen in der neurologischen (Früh-)Rehabilitation“, dass „davon auszugehen ist, dass die damit verbundenen Qualitätsverluste erheblich sind und letztlich zu Lasten der Patienten gehen“ [23]. Man kann also feststellen, dass aufgrund der Komplexität der zugrundeliegenden Erkrankung und der reduzierten Kapazitäten der NNFR bereits die Intensivstation die erste Phase der Rehabilitation leisten muss [19]. In der Akutmedizin wiederum führt der fehlende Abfluss von Patienten von der Intensivstation zur Ressourcenknappheit und Intensivbettenmangel für die Erstversorgung anderer Patienten [24, 25]. Ein differenziertes Abschätzen des Rehabilitationspotentials ist daher essentiell, um bei fehlendem Rehabilitationspotential andere Optionen der Anschlussversorgung zu evaluieren [19] und um einen *„delay of transfer“* zu vermeiden [25]. Eine intensive und kontinuierliche Zusammenarbeit mit dem Sozialdienst, den Krankenkassen sowie einem Netzwerk von Pflege- und Rehabilitationseinrichtungen ist unabdingbar, um zielgruppenspezifisch die Anschlussversorgung von Patienten zu planen [19, 21, 26].

## 14.2 Rehabilitationspotential und Einschlusskriterien zur NNFR

Der zur Einschätzung des Rehabilitationspotentials immer noch am häufigsten geforderte Parameter ist der Barthel-Index [22, 27–29]. In der Nachsorge von kritischen Erkrankungen dient der Barthel-Index zur Indikationsstellung für bestimmte Rehabilitationsformen (sogenanntes Phasenmodell der NNFR). Er bewertet die Fähigkeit zu alltäglichen Aktivitäten, wie z. B. Essen, Waschen, Ankleiden, Toilettenbenutzung, Mobilität und Treppensteigen. Insgesamt umfasst der Index 10 Domänen, die je nach Ausmaß der Selbstständigkeit mit Punktwerten versehen werden. Die maximale Punktzahl beträgt 100, was vollständige Selbstständigkeit anzeigt, während niedrigere Werte auf eine zunehmende Abhängigkeit hinweisen [27–29]. Bei unter 30 Punkten besteht

**Tab. 14.1** Phasenmodell zur neurologisch-neurochirurgischen Frührehabilitation [19, 22]

| Phase | Barthel-Index | Patienten |
|---|---|---|
| A | Entfällt | Akutbehandlung |
| B | ≤30 | Schwerst betroffener Patient, überwachungspflichtig, Krankenhausbehandlung |
| C | 30–75 | Noch deutlich erhöhter medizinischer und pflegerischer Aufwand, neurologische Frührehabilitation, kein Krankenhauspatient mehr |
| D | ≥75 | Weitestgehend selbstständiger Patient |

eine starke funktionelle Abhängigkeit, was im Phasenmodell der neurologisch-neurochirurgischen Frührehabilitation die Indikation zur neurologischen Frührehabilitation in der Phase B anzeigt [22, 30]. Zwischen 30 und 75 Punkten erfolgt eine Frührehabilitation in der Phase C. Der Patient ist kein Krankenhauspatient mehr, benötigt aber weiterhin einen erhöhten pflegerischen und medizinischen Aufwand. Bei einem Barthel-Index >75 Punkten befinden sich Patienten in der Phase D. Der Rehabilitand ist weitestgehend selbstständig und kann an Therapien aktiv teilnehmen (Tab. 14.1) [20].

Der Barthel-Index bezieht sich immer auf den Zustand des Patienten zum Zeitpunkt der Verlegung von der Intensivstation. Auch wenn dieser – wie beschrieben – von hoher Relevanz für die Indikation und Auswahl einer weiterbetreuenden Einrichtung ist [19], ist das Rehabilitationspotential von vielen weiteren Faktoren abhängig: Alter des Patienten, Vorerkrankungen, vorliegende Gebrechlichkeit sowie die Funktionalität vor der kritischen Erkrankung. Auch die soziale Einbettung und mögliche kognitive Einschränkungen, wie eine dementielle Entwicklung, spielen hier eine wichtige Rolle [1, 31–35]. Ein maßgeblicher Risikofaktor für ein schlechtes Rehabilitationsergebnis ist darüber hinaus die vorherige Dauer der invasiven Beatmung [11].

## 14.3 Patientenautonomie

Die Vorstellung vom stets autonom und auf Augenhöhe entscheidenden Patienten ist in der Realität kritischer Erkrankung oft nicht umsetzbar. Vielmehr treten Fürsorge durch und Vertrauen in An- und Zugehörige in den Vordergrund, welche Entscheidungen und den mutmaßlichen Willen gemeinsam mit dem Behandlungsteam evaluieren [36, 37]. Patientenverfügungen sind zwar rechtlich bindend, in der Praxis jedoch häufig unklar formuliert und daher in akuten intensivmedizinischen Situationen nur bedingt hilfreich (vgl. Kap. 7) [38]. In solchen Fällen kommt Angehörigen eine doppelte Rolle zu: als emotional Betroffene und als sachkundige Übermittler des Patientenwillens – mit teils hoher persönlicher Belastung [39–41]. Das Behandlungsteam muss daher medizinische Indikation und vermuteten Patientenwillen sorgfältig abwägen und verantwortungsvoll zusammenführen, insbesondere um Übertherapie zu vermeiden [41–43]. Im Detail werden diese Punkte in den Kap. 3, 4, 6, 7 und 9 dieses Buches behandelt.

Somit lässt sich zusammenfassend festhalten, dass die Entscheidung über eine geeignete Anschlussversorgung nach kritischer Erkrankung stets eine individuelle und ganzheitliche Abwägung von möglichem Outcome und mutmaßlichem Patientenwillen erfordert. Dabei spielen auch der zu erwartende *„burden auf care"*, also die körperliche, psychische und soziale Belastung für alle Beteiligten, sowie das realistische Therapieziel eine zentrale Rolle. In diese Überlegungen müssen jedoch zusätzlich die real verfügbaren Strukturen der Weiterbehandlung eingehen. Im Gesamtkontext kann es somit geboten sein, eine Begrenzung oder Beendigung intensivmedizinischer lebenserhaltender Maßnahmen in Erwägung zu ziehen.

## 14.4 Gerechtigkeit und Chancengleichheit: Zugang zur Rehabilitation

Hinsichtlich der Möglichkeit, einen protrahiert kritisch kranken Intensivpatienten in eine Rehabilitationseinrichtung zu verlegen, fällt zunächst einmal auf, dass eine suffiziente Infrastruktur zur Weiterversorgung in einem intensivmedizinischen Setting nur im Bereich der Einrichtungen der neurologischen Frührehabilitation existiert. Einrichtungen der Neurologischen Frührehabilitation bestehen flächendeckend seit etwa 30 Jahren in Deutschland, initial geschaffen, um die Versorgung von Patienten nach schwerem Schädel-Hirn-Trauma und Schlaganfällen sicherzustellen. Ein weiterer primärer Versorgungschwerpunkt waren darüber hinaus Patienten mit hypoxischer Hirnschädigung nach Herz-Kreislauf-Stillstand. Unfälle mit schwerem Schädel-Hirn-Trauma haben in den vergangenen 30 Jahren in Deutschland glücklicherweise tendentiell abgenommen [44]. Zugleich kam es jedoch durch die Fortschritte im Bereich der modernen Intensivmedizin sowohl zur Zunahme der Fallschwere auf Intensivstationen als auch der Anzahl an perioperativ zu betreuenden Intensivpatienten. Dies führte in den letzten Jahren zu einer Verschiebung des Fallspektrums in den Kliniken der neurologischen Frührehabilitation. So war in einer retrospektiven Erhebung aus dem Jahr 2016 die sogenannte *„critical-illness related polyneuropathy"* bereits die zweithäufigste Aufnahmediagnose [45], während diese in einer früheren Erhebung aus dem Jahr 2002 noch gar nicht unter den häufigsten Aufnahmediagnosen in die Frührehabilitation vertreten war [45]. Unter der mittlerweile veralteten Sammeldiagnose „Critical-illness-Polyneuropathie" (jetzt: *ICU-acquired weakness*/intensivstationsassoziierte Schwäche) werden zumeist Patienten mit einem längerfristigen intensivmedizinischen Behandlungs- und Überwachungsbedarf aufgenommen [22, 23]. Hierzu zählen beispielsweise Patienten nach komplexen herzchirurgischen Eingriffen, nach Organtransplantationen oder auch nach Kunstherzimplantationen. Folgerichtig wurden in der zitierten Erhebung bereits etwa 75 % der Patienten von einer Intensiv- oder Überwachungsstation in die neurologische Frührehabilitation verlegt [45]. Somit ist der Case-Mix-Index als Zeichen der Komplexität und Multimorbidität in Kliniken der NNFR außergewöhnlich hoch [23]. Es ist davon auszugehen, dass sowohl die Fallschwere als auch die Anzahl dieser Patienten in den letzten 10 Jahren nach dieser Erhebung und auch im Verlauf der SARS-CoV-2-Pandemie noch einmal deutlich zugenommen haben [23]. So gehen aktuelle Schätzungen von etwa 10.000 Patienten pro Jahr aus, die in Deutschland einen neurologischen Frührehabilitationsbedarf mit Notwendigkeit weiterer intensivmedizinischer Versorgung und Entwöhnung von einer maschinellen Beatmung aufweisen [46]. Anders formuliert, benötigt etwa jeder zehnte Intensivpatient, der invasiv beatmet wurde, im Anschluss eine neurologische Frührehabilitationsbehandlung [47].

Diese Patienten „konkurrieren“ um etwa 5000 Betten der neurologischen Frührehabilitation in etwa 1000 Rehabilitationskliniken deutschlandweit. Zusätzlich gibt es ca. 1000 Betten für eine weiterführende intensivmedizinische Betreuung mit Beatmungsmöglichkeit [23, 46]. Diese Betten sind darüber hinaus zwischen den einzelnen Bundesländern überaus ungleich verteilt. So schwankt nach einer Erhebung aus dem Jahre 2020 die Anzahl der verfügbaren Betten regional erheblich. Während Stadtstaaten wie Hamburg fast 50 Betten pro eine Million Einwohner zur Verfügung stellen, stehen in einem großen Flächenland wie Nordrhein-Westfalen geschätzt nur etwa 2,6 Betten zur Verfügung [46]. Kommen noch weitere Organversagen hinzu, wie beispielsweise ein Nierenversagen mit Notwendigkeit der Fortführung einer intermittierenden Dialyse, so vermindert sich die Chance auf einen Platz zur Weiterbehandlung in der neurologischen Frührehabilitation nochmals deutlich. Aber auch eine Kolonisation des Patienten mit einem multiresistenten Erreger verzögert bereits oftmals die Chancen auf eine Weiterverlegung [48]. All dies führt regelhaft zu Wartezeiten auf einen geeigneten Behandlungsplatz im Bereich von mehreren Wochen und zum Teil zur Notwendigkeit einer überregionalen Verlegung.

Diese verknappte Zugangsmöglichkeit zu einer adäquaten rehabilitativen Therapie befördert so oftmals weitere Fehlentwicklungen im Gesundheitswesen. So sank trotz des in der Gesetzgebung verankerten Primats der Rehabilitation vor Langzeitpflege der Anteil der Verlegungen von Intensivstationen in Rehabilitationseinrichtungen im Verlauf der Zeit, während die Zahl der Patienten, die direkt in eine Langezeitpflegeeinrichtung weiterverlegt wurden, deutlich anstieg [47, 49]. Dass in Deutschland eine Problematik im Zugang zu Einrichtungen der neurologischen Frührehabilitation besteht, die intensivmedizinische Behandlungsmöglichkeiten aufweisen, lässt sich schlussendlich auch indirekt an der seit mehr als 15 Jahren exponentiell ansteigenden Anzahl an Patienten mit Notwendigkeit einer außerklinischen Beatmung ablesen. Deren Zahl lag im Jahr 2019, und somit noch vor der SARS-CoV-2-Pandemie, bei bundesweit etwa 20.000. Dies ist ein dramatischer Anstieg von etwa 1000 Patienten nur 15 Jahre zuvor [50].

Folgerichtig fordert die Weltgesundheitsorganisation (WHO) in ihrer Strategie „WHO 2030“ klar eine Stärkung der Rehabilitation in allen Bereichen des Gesundheitswesens, gemäß des auch in der Sozialgesetzgebung verankerten Mottos „Teilhabe und Rehabilitation vor Pflege“ (§ 31 SGB XI). Die in Deutschland anstehende Krankenhausreform könnte hingegen die Situation hinsichtlich des Zugangs zur Neurologischen Frührehabilitation noch weiter verschärfen. So befürchtet die Deutsche Gesellschaft für Neurorehabilitation eine dramatische Verknappung um bis zu 50 % der zur Verfügung stehenden Betten, da viele Einrichtungen die diskutierten Mindestmengen und Strukturvoraussetzungen bislang nicht erfüllen könnten [22].

Der Zugang zur Rehabilitation nach Intensivtherapie entscheidet sich in Deutschland somit aktuell weniger über einen heuristischen Ansatz bezüglich prognostischer Einschätzungen der Behandlungsteams, sondern oftmals vielmehr an Makrokennziffern, wie der Anzahl und der Ausstattung der zur Verfügung stehenden Rehabilitationsplätze sowie der Länge der abzuarbeitenden „Warteliste".

Diese Situation verweist zusätzlich auf eine gesundheitspolitische „Bringschuld": „Hochleistungsmedizin benötigt Hochleistungsrehabilitation" – so hat es der 128. Deutsche Ärztetag 2024 angemahnt [51]. Somit muss Rehabilitation als integraler Behandlungsbestandteil auch flächendeckend verfügbar sein [18]. Solange entsprechende Ressourcen fehlen, kommen auch medizinisch begründete und patientenzentrierte Empfehlungen an Grenzen. Auch Forderungen von Angehörigen, man möge „doch bitte alles tun", sind in diesem Kontext nicht hilfreich – insbesondere dann nicht, wenn weder Rehabilitationspotential noch eine Weiterbehandlungsperspektive bestehen. Diese Faktoren können zur Belastung für alle Beteiligten werden, insbesondere wenn dies allein „auf der Mikroebene" gelöst werden soll – also vom Behandlungsteam. Die Verantwortung liegt hier jedoch auf gesundheitspolitischer Ebene: Dort müssen Rahmenbedingungen geschaffen werden, um medizinisch sinnvolle und ethisch vertretbare Behandlungsentscheidungen auch tatsächlich umsetzen zu können.

## 14.5 Langzeitperspektive: Rehabilitation und Lebensqualität

Patienten, die nach Abschluss ihrer Primärtherapie in einer neurologischen Frührehabilitationseinrichtung weiterbehandelt werden, weisen zumeist weiterhin einen längerfristigen stationären Therapiebedarf auf. So beträgt die durchschnittliche Verweildauer gemäß einer retrospektiven Erhebung bei mehr als 700 Patienten aus dem Jahr 2016 in der neurologischen Frührehabilitation 56 Tage. Im Rahmen der neurologischen Frührehabilitation oder kurz danach versterben etwa 10 % der Patienten. Bei den bei Aufnahme noch beatmeten Patienten lag die Mortalität mit ca. 20 % noch deutlich höher, was sich in einer Multivarianzanalyse als der maßgebliche Risikofaktor für ein Versterben im Rahmen des Aufenthalts zeigte [45]. Eine Entwöhnung von der invasiven Beatmung, die teilweise speziellen Anforderungen genügen sollte, gelang in etwa 60 % der Fälle. Etwa 10 % der Patienten benötigten im Anschluss eine außerklinische Heimbeatmung, da ein sicheres Beatmungsweaning nicht möglich war. Eine Entwöhnung von der Trachealkanüle der bei Aufnahme nicht beatmeten Patienten gelang in etwa der Hälfte aller Fälle [52]. Etwa 20 % der noch trachealkanülierten Patienten wurden nach Abschluss der Behandlung in eine außerklinische Versorgung entlassen. Diese Patienten benötigen auch nach der Entlassung aus der Rehabilitation rund um die Uhr eine intensivpflegerische Versorgung. Zugleich ergeben sich bei diesen Patienten oftmals Probleme bei der Etablierung eines poststationären Behandlungskonzepts sowie der

Organisation eines erforderlichen ambulanten Intensivpflegedienstes. Auch werden die Angehörigen, welche den Weg in die außerklinische Weiterversorgung des Patienten begleiten, oftmals vor große emotionale und erhebliche finanzielle Probleme gestellt.

Einhäupl und Mitarbeiter konnten in einer kürzlich publizierten deutschen Multicenterstudie zeigen, dass neurologisch schwerbetroffene Patienten, die nach der neurologischen Frührehabilitation mit Trachealkanüle und/oder Beatmung entlassen werden, eine extrem hohe Mortalität aufweisen – ein Jahr nach Entlassung lebten noch rund 62 %, nach vier Jahren weniger als 40 %. Prädiktoren wie höheres Alter, Beatmungspflicht bei Entlassung und höhere Morbidität gingen mit einer geringeren Überlebenswahrscheinlichkeit einher, während eine längere Rehabilitationsdauer mit einem besseren Outcome assoziiert war [53]. Von den in eine Heimbeatmung entlassenen Patienten starben 2/3 im ersten Jahr nach Entlassung aus dem Krankenhaus.

Darüber hinaus zeigen Patienten, die zuvor über einen langen Zeitraum intensivmedizinisch therapiert wurden, bei Entlassung aus der Frührehabilitation selbst nach intensiver Therapie oftmals massive Einschränkungen ihrer Lebensqualität. So untersuchten Egger und Mitarbeiter in einer großen Kohortenstudie bei 250 Patienten den Erfolg einer neurologischen Frührehabilitation mehrdimensional hinsichtlich der Inzidenz eines PICS [11]. Die Patienten wurden prospektiv jeweils bei Entlassung aus der Intensivstation und bei Entlassung aus der neurologischen Frührehabilitation untersucht. Es kam zwar zu einer signifikanten Verbesserung der untersuchten physischen, mentalen und auch kognitiven Dimensionen. Allerdings zeigten noch 85 % aller Patienten Anzeichen eines PICS. Die gesundheitsbezogene Lebensqualität war trotz intensiver Frührehabilitation und signifikanter Verbesserung des Barthel-Index bei Entlassung weiterhin gering.

## 14.6 Zusammenfassung

Die Entlassung von schwer betroffenen Patienten aus der Frührehabilitation markiert oft nicht das Ende, sondern den Übergang in eine langwierige Phase komplexen Versorgungsbedarfs. Die dauerhafte Versorgung mit Trachealkanüle, ggf. Beatmungspflichtigkeit sowie intensiver Pflegebedarf sind Realität für einen relevanten Teil der Patienten. Die Mortalität nach Entlassung aus dem Krankenhaus ist bereits im ersten Jahr sehr hoch. Zugleich scheitert eine effiziente und strukturierte Weiterbetreuung häufig an unzureichenden Versorgungsstrukturen, mangelnder Koordination und unrealistischen Erwartungen aller Beteiligten.

Intensivmedizinische Behandlungsteams haben hier die Verantwortung, Rehabilitationspotential auch kritisch zu verneinen, wenn die medizinische Indikation nicht (mehr) besteht. Eine reine Fortschreibung maximaltherapeutischer Behandlungskonzepte ohne realistisches Ziel läuft Gefahr, Ressourcen fehlzuleiten und Übertherapie zu fördern. Um die Lücke zwischen Potential und Realität zu schließen, braucht es zunächst dringend mehr Rehabilitationskapazitäten, vor allem aber Mut zur klaren Indikationsstellung zu einer Rehabilitationsbehandlung, frühzeitige interprofessionelle Fallbesprechungen, verlässliche Übergangsstrukturen und eine gesundheitspolitisch getragene Verantwortung für eine bedarfsgerechte Nachsorge.

## Literatur


1. Herridge MS, Azoulay É. Outcomes after critical illness. New Engl J Med 2023; 388:913–924.
2. Herridge MS, Tansey CM, Matte A et al. Functional disability 5 years after acute respiratory distress syndrome. New Engl J Med 2011; 364:1293–1304.
3. Egger M, Wimmer C, Stummer S et al. Reduced health-related quality of life, fatigue, anxiety and depression affect COVID-19 patients in the long-term after chronic critical illness. Sci Rep 2024; 14:3016.
4. Wintermann GB, Rosendahl J, Weidner K et al. Self-reported fatigue following intensive care of chronically critically ill patients: a prospective cohort study. J Intensive Care 2018; 6:27.
5. Meyer-Frießem CH, Malewicz NM, Rath S et al. Incidence, time course and influence on quality of life of Intensive care unit-acquired weakness symptoms in long-term intensive care survivors. J Intensive Care Med 2021; 36:1313–1322.
6. Grünewaldt A, Peiffer KH, Bojunga J et al. Characteristics, clinical course and outcome of ventilated patients at a non-surgical intensive care unit in Germany: a single-centre, retrospective observational cohort analysis. BMJ Open 2023; 13:e069834.
7. Nydahl P, Boehnke D, Denke C et al. Die Zeit nach der Intensivstation. intensiv 2024; 32:309–323.
8. Rousseau AF, Prescott HC, Brett SJ et al. Long-term outcomes after critical illness: recent insights. Crit Care 2021; 25:108.
9. Hermes C, Nydahl P, Grunow JJ et al. Lagerungstherapie bei Intensivpatienten. Dtsch Med Wochenschr 2024; 149:1028–1033.
10. Mehrholz J, Mückel S, Oehmichen F et al. First results about recovery of walking function in patients with intensive care unit-acquired muscle weakness from the General Weakness Syndrome Therapy (GymNAST) cohort study. BMJ Open 2015; 5:e008828.
11. Egger M, Finsterhölzl M, Farabegoli D et al. Comprehensive assessment and progression of health status during neurorehabilitation in survivors of critical illness: a prospective cohort study. Ann Intensive Care 2024; 14:175.
12. Schirbach D, Supprian C. Mit Patientenmanagern die Anschlussversorgung sicherstellen. Intensivpflege 2019; 27:301–106.
13. Major ME, van Nes F, Ramaekers S et al. Survivors of critical illness and their relatives. A qualitative study on hospital discharge experience. Ann AmThorac Soc 2019; 16:1405–1413.
14. Case AS, Hochberg CH, Hager DN. The role of intermediate care in supporting critically ill patients and critical care infrastructure. Crit Care Clin 2024; 40:507–522.
15. Boni A, Tonietto TA, Rihl MF et al. Early versus late tracheostomy in critically ill patients: an umbrella review of systematic reviews of randomised clinical trials with meta-analyses and trial sequential analysis. BMJ Open Respir Res 2025; 12.
16. Dundaru-Bandi D, Zhu LM, Schipper M et al. Mortality and patient disposition after ICU tracheostomy for secretion management vs. prolonged ventilation: a retrospective cohort study. BMC Anesthesiol 2025; 25:54.
17. White C, Connolly B, Rowland MJ. Rehabilitation after critical illness. BMJ 2021; 373:n910.

18. Beyer J, Berliner M, Glaesener JJ et al. Positionspapier zur fachübergreifenden Frührehabilitation. Phys Med Rehab Kuror 2015; 25:260–280.
19. Harvey MA, Davidson JE. Postintensive care syndrome: right care, right now … and later. Crit Care Med 2016; 44:381–385.
20. Deutsche Gesellschaft für Neurorehabilitation. S2e-Leitlinie Multimodale Neurorehabilitationskonzepte für das Post-Intensive-Care-Syndrome. 2023. AWMF-Register 080/007.
21. Buschmann-Steinhage R, Greitemann B, Schmidt-Ohlemann M. Versorgungslücken in der medizinischen Rehabilitation. Rehabilitation (Stuttg) 2022; 61:217–221.
22. Dohle C, Schrader M. Neurorehabilitation. Nervenarzt 2024; 95:1148-1157.
23. Herzog J. Wegweisende Veränderungen in der neurologischen (Früh-) Rehabilitation. neuroreha 2020; 12:153–158.
24. Edenharter G, Gartner D, Heim M et al. Delay of transfer from the intensive care unit: a prospective observational analysis on economic effects of delayed in-house transfer. Eur J Med Res 2019; 24:30.
25. Bagshaw SM, Tran DT, Opgenorth D et al. Assessment of costs of avoidable delays in intensive care unit discharge. JAMA Netw Open 2020; 3:e2013913–e2013913.
26. Deutscher Ärztetag. Beschlussprotokoll des 126.Deutschen Ärztetages in Bremen. 2022, 8956.
27. Houlden H, Edwards M, McNeil J et al. Use of the Barthel Index and the Functional Independence Measure during early inpatient rehabilitation after single incident brain injury. Clin Rehabil 2006; 20:153–159.
28. Lubke N, Meinck M, Von Renteln-Kruse W. Der Barthel-Index in der Geriatrie. Eine Kontextanalyse zum Hamburger Einstufungsmanual. Z Gerontol Geriatr 2004; 37:316–326.
29. Mahoney FI, Barthel DW. Functional evaluation: The Barthel Index. Md State Med J 1965; 14:61–65.
30. Stier-Jarmer M, Koenig E, Stucki G. Strukturen der neurologischen Frührehabilitation (Phase B) in Deutschland. Phys Med Rehab Kuror 2002; 12:260–271.
31. Rydingsward JE, Horkan CM, Mogensen KM et al. Functional status in ICU survivors and out of hospital outcomes: A cohort study. Crit Care Med 2016; 44:869–879.
32. Bagshaw SM, Stelfox HT, Johnson JA et al. Long-term association between frailty and health-related quality of life among survivors of critical illness: a prospective multicenter cohort study. Crit Care Med 2015; 43:973–982.
33. Bagshaw SM, McDermid RC. The role of frailty in outcomes from critical illness. Curr Opin Crit Care 2013; 19:496–503.
34. Geense WW, van den Boogaard M, Peters MAA et al. Physical, mental, and cognitive health status of ICU survivors before ICU admission: A cohort study. Crit Care Med 2020; 48:1271–1279.
35. Valentin A. Intensivtherapie – Überleben und Lebensperspektive. Med Klin Intensivmed Notfmedizin 2017; 112:584–588.
36. Wiesemann C. Die Autonomie des Patienten in der modernen Medizin. In: Wiesemann C, Simon A (Hrsg.). Patientenautonomie. Theoretische Grundlagen – Praktische Anwendungen. Paderborn, Brill/mentis, 2013, 13–26.
37. de Heer G, Saugel B, Sensen B et al. Patientenverfügungen und Vorsorgevollmachten bei Intensivpatienten. Dtsch Arztebl Int 2017; 114:363–370.
38. Biermann E. Patientenverfügung, Vorsorgevollmacht und Betreuung – Aktuelle Urteile des BGH. Anästh Intensivmed 2019; 60:273–283.
39. Schmidt M, Azoulay É. Having a loved one in the ICU: the forgotten family. Curr Opin Crit Care 2012; 18:540–547.

40. Davidson JE, Aslakson RA, Long AC et al. Guidelines for family-centered care in the neonatal, pediatric, and adult ICU. Crit Care Med 2017; 45:103–128.
41. Schwarzkopf D. Übertherapie – eine Belastung für Behandler und Angehörige. Med Klin Intensivmed Notfmed 2019; 114:222–228.
42. Druml W. Übertherapie: Erbkrankheit der Intensivmedizin. Intensivnews 2018; 22:5–8.
43. Korn H. Übertherapie am Lebensende – wann ist „genug" genug. GuP 2017; 5:168–176.
44. Maegele M, Lefering R, Sakowitz O et al. The incidence and management of moderate to severe head injury. Dtsch Arztebl Int 2019; 116:167–173.
45. Pohl M, Bertram M, Bucka C et al. Rehabilitationsverlauf von Patienten in der neurologisch-neurochirurgischen Frührehabilitation. Nervenarzt 2016; 87:634–644.
46. Platz T, Bender A, Dohle C et al. German hospital capacities for prolonged mechanical ventilator weaning in neurorehabilitation – results of a representative survey. Neurol Res Pract 2020; 2:18.
47. Knecht S, Reiners H, Siebler M et al. Schleichender demografischer Wandel und neurologische Rehabilitation – Teil 1: Situationsbeschreibung. Nervenarzt 2023; 94:708–717.
48. Roesner M, Beyer J, Dohm CP et al. Neurologisch-neurochirurgische Frührehabilitation in den Bundesländern Niedersachsen und Bremen. Fortschr Neurol Psychiatr 2019; 87:246–254.
49. Fleischmann-Struzek C, Mikolajetz A, Reinhart K et al. Hospitalisierung und Intensivtherapie am Lebensende. Dtsch Arztebl Int 2019; 116:653–660.
50. Köhler D. Explosive Zunahme der häuslichen Krankenpflege bei Beatmeten und Tracheotomierten. Gründe, Folgen, Lösungswege. Dtsch Med Wochenschr 2019; 144:282–285.
51. Maybaum T. Hochleistungsmedizin benötigt Hochleistungsrehabilitation. Dtsch Arztebl Int 2024; 121:699.
52. Rollnik JD, Adolphsen J, Bauer J et al. Prolongiertes Weaning in der neurologisch-neurochirurgischen Frührehabilitation. Nervenarzt 2017; 88:652–674.
53. Einhäupl B, Götze D, Reichl S et al. Long-term outcomes of community-based intensive care treatment following neurological early rehabilitation – results of a multicentric German study. Neurol Res Pract 2025; 7:35.

# Zufall? Schicksal? Mühsal? – Zuteilungsentscheidungen bei Ressourcenknappheit

**15**

Axel R. Heller, Gunnar Duttge und Andrej Michalsen

## Inhaltsverzeichnis




A. R. Heller (✉)
Universitätsklinikum Augsburg, Klinik für Anästhesiologie und Operative Intensivmedizin, Augsburg, Deutschland
E-Mail: axel.heller@uk-augsburg.de

G. Duttge
Georg-August-Universität, Institut für Kriminalwissenschaften und Zentrum für Medizinrecht, Göttingen, Deutschland
E-Mail: lduttge@gwdg.de

A. Michalsen
Klinik für Anästhesiologie, Intensivmedizin, Notfallmedizin und Schmerztherapie, Klinikum Konstanz, Konstanz, Deutschland
E-Mail: andrejmichalsen@hotmail.de







A. Michalsen und U. Janssens (Hrsg.), *Klinische Ethik in der Intensivmedizin*,
https://doi.org/10.1007/978-3-662-72378-4_15

**Zusammenfassung**

Ressourcenknappheit in der Intensivmedizin stellt eine ethische, medizinische, juristische und gesellschaftliche Herausforderung dar. Der Beitrag analysiert strukturelle Ursachen, wie Personalmangel und Materialengpässe, sowie infrastrukturelle sowie regulatorische Defizite, die durch Krisen, wie Katastrophen, kriegerische Auseinandersetzungen oder Pandemien, verschärft werden. In solchen Situationen müssen Priorisierungsentscheidungen getroffen werden, die der für Normalzeiten gebotenen Individualmedizin eine Gemeinwohlorientierung hinzufügen. Verschiedene Zuteilungsmodelle – etwa *„First come, first served“,* Losverfahren oder das Verbot der Ex-post-Triage – werden hinsichtlich ihrer ethischen Tragfähigkeit und Effizienz diskutiert. Das Kapitel legt die Notwendigkeit fairer, transparenter und rechtlich abgesicherter Kriterien dar, die weder diskriminierend noch willkürlich sein dürfen. Juristisch ist insbesondere das Spannungsfeld zwischen Gleichheitsgrundsatz und Effizienz zu beachten. Mit der Aufhebung des § 5c IfSG (Beschluss v. 23.09.2025: 1 BvR 2284/23 und 2285/23) stärkt das Bundesverfassungsgericht (BVerfG) die ärztliche Handlungsautonomie; mögliche künftige (und eventuell länderrechtliche) Regelungen sollten auf ärztlicher Kompetenz basieren und Zuteilungsentscheidungen bundeseinheitlich, rechtssicher, transparent und diskriminierungsfrei ermöglichen.

## 15.1 Einführung

Nach allgemeinem Verständnis ist Gesundheitsversorgung ein grundsätzliches menschliches Anrecht und zugleich ein öffentliches Gut. Die spezifischen ethischen Überlegungen und Entscheidungen, die im klinischen Umfeld relevant werden, sind Gegenstand der Klinische Ethik [1, 2]. Grundsätzlich ist der Bedarf an Gesundheitsleistungen innerhalb eines jeden Gesundheitssystems stets größer als die Möglichkeit, ihn zu befriedigen. Diesem unbegrenzten Bedarf stehen die stets begrenzten Behandlungskapazitäten gegenüber, insbesondere hinsichtlich Personal, Bettenkapazitäten und verfügbaren Behandlungsmodalitäten. Die Notwendigkeit, ein Gleichgewicht zwischen Bedarfen und Möglichkeiten bei der gerechten, transparenten und effizienten Allokation von Gesundheitsressourcen zu finden, ist eine grundlegende Herausforderung der Gesundheitsfür- und -vorsorge. Ihr müssen sich die jeweils dafür zuständigen Entscheidungsbefugten auf der Meta-, Meso- und Mikroebene regelhaft stellen. Besonders gravierend wirkt sich der anhaltende Mangel an qualifiziertem Pflege- und Fachpersonal aus. Auch die unzureichende Verfügbarkeit von Spenderorganen zwingt zu ethisch anspruchsvollen Priorisierungen. Weitere Knappheitsfelder betreffen unter anderem hohe regulatorische Anforderungen, beispielsweise hinsichtlich der Strukturmerkmale von Intensivstationen, Lieferengpässe bei Medikamenten sowie den eingeschränkten Zugang zu innovativen Therapien. Regionale Unterschiede in der medizinischen Versorgung verschärfen die Ungleichverteilung gesundheitlicher Chancen zusätzlich. Für den einzelnen Patienten bedeutet das, dass der Zugang zu notwendigen Leistungen – etwa Pflege, Transplantationen oder komplexe, insbesondere intensivmedizinische Therapien – verzögert, eingeschränkt oder ganz verwehrt sein kann.

Bei Gesundheitssystemkrisen zeichnen sich schließlich, häufig durch Katastrophen hervorgerufen, weitere zentrale Herausforderungen ab: Die Zahl der Behandlungsbedürftigen übersteigt die verfügbaren Behandlungskapazitäten in einem Ausmaß, das es unmöglich macht, allen Patienten gleichzeitig die bestmögliche individuelle Versorgung zukommen zu lassen [3–5]. Um gleichwohl möglichst vielen Patienten eine faire und nutzbringende Teilhabe an der medizinischen Versorgung zu ermöglichen, werden Priorisierungsentscheidungen erforderlich [2, 6]. Dabei gewährleisten standardisierte Handlungsabläufe, die Dringlichkeit und Erfolgsaussicht der Behandlung für jeden Patienten individuell anhand von belastbaren, reliablen Kriterien bestimmen [3, 6], die notwendige Rechtssicherheit der Behandlungsteams zunächst auf der Basis einer rechtfertigenden Pflichtenkollision [3, 5]. Voraussetzung: bei Gleichrangigkeit der Handlungsgebote! Je nach gewählten Kriterien müssen die kollidierenden Rettungspflichten *in summa* also die gleich hohe Wertigkeit aufweisen.

Der gesundheitliche Bevölkerungsschutz war lange auf Szenarien eines Massenanfalls von Verletzten oder Erkrankten ausgerichtet [3, 4]. Bis zur SARS-CoV-2-Pandemie waren Maßnahmen wie unmittelbarer Kapazitätsaufbau, Ressourcenumverteilung, verstärkter Patiententransport [7, 8], das Zurückstellen nicht-dringlicher Eingriffe sowie Priorisierungen im Sinne einer Ex-post-Triage kaum vorstellbar gewesen [5]. Ähnlich wie während einer erneuten Pandemie würden auch im Falle einer Landes- oder Bündnisverteidigung die Behandlungskapazitäten in kurzer Zeit erschöpft sein, da täglich etwa 1000 Verwundete versorgt werden müssten [9]. Deshalb ist es notwendig, einen für alle Szenarien konsistenten, einheitlichen, ethisch fundierten, evidenzbasierten und gesellschaftlich akzeptierten Rahmen für die Ressourcenzuteilung zu schaffen, der für die variablen Szenarien nicht jeweils isoliert-willkürliche Vorgaben macht. Dieser soll faire und transparente Entscheidungen nicht nur im regulären Betrieb des Gesundheitssystems ermöglichen, sondern auch in Gesundheitssystemkrisen tragfähig sein [5, 10].

## 15.2 Strukturelle und systemische Ursachen von Ressourcenknappheit

In Krisensituationen muss eine Gesellschaft – im Rahmen der verknappt verfügbaren und betriebsbereiten Behandlungskapazitäten – eine graduell zunehmende Einschränkung der Versorgung anerkennen und in Kauf nehmen [11]. Dabei wird die gewohnte Individualversorgung zunehmend reduziert, und eine Krisenversorgung tritt ein, die zunächst noch eine kompensierte aber gesicherte Versorgung bieten kann, bei anhaltender Ressourcenknappheit aber in eine dekompensierte Krisenversorgung mündet [8, 12]. Die Auswirkungen einer Gesundheitskrise auf eine (Versorgungs-)Region hängen, wie in Tab. 15.1 dargestellt, dabei wesentlich von der Robustheit und Resilienz des jeweiligen Gesundheitsnetzwerks ab [8, 11].

**Tab. 15.1** Krisenverlaufsmatrix mit Eskalationsstufen der Krisenbewältigung und Ressourcenkomponenten mit Anpassungsnotwendigkeiten von Standards [11]

← **Krisenbewältigung/ Lageentspannung**

**Arbeitsdichte**
**ereignisbedingte Morbidität und Letalität**

| | | **Individualversorgung** | **Kompensierte Krisenversorgung, Versorgung gesichert** | **Kompensierte Krisenversorgung, Versorgung gefährdet** | **Dekompensierte Krisenversorgung** |
|---|---|---|---|---|---|
| **Ressourcenkomponenten** | **Personal** | Personalrekrutierung aus vorhandenen Ressourcen; Einsatz ausschließlich von eingelerntem Fachpersonal | Personalrekrutierung aus vorhandenen Ressourcen; zunehmender Einsatz von Personal an bisher fremden Arbeitsplätzen (z.B. Einsatz von Intermediate-Care-Pflegekräften auf Intensivstationen) | Weitere Personalrekrutierung und zunehmender Einsatz von fachfremdem, aber in anderen Bereichen noch qualifiziertem Personal | Verlust der Spezialisierung („Jeder macht alles"), Personalmangel/ -ausfall |
| | **Raum** | Verwendung üblicher Räumlichkeiten | Gewinnung zusätzlicher Räumlichkeiten aus versorgungstypischen Ressourcen | Rekrutierung weiterer Räume zur Intensivtherapie (z.B. Aufwachräume und OP-Säle) | Nutzung medizinfremder Flächen und Räume |
| | **Material** | Vorhandenes Material ist ausreichend | Erhöhung der Materialressourcen durch erweiterte Beschaffung und Ausweitung der Lagerhaltung | Wiederverwendung und Nutzung besonderer Bestände | Geräte und Versorgungsgüter fehlen |
| **Versorgungsstandard** | | Regelversorgung mit individualmedizinischer Leitlinieneinhaltung und "Facharztstandard" | Regelversorgung mit weitestgehender individualmedizinischer Leitlinieneinhaltung | Individualmedizinische Leitlinieneinhaltung nicht mehr gesichert | Individualmedizinische Leitlinieneinhaltung nicht mehr möglich |
| **Ressourcenbedarf/ -beiziehung Verlegung** | | lokal | Regional | Überregional, Katastrophenschutz | (inter-) nationale Streitkräfte |

Die Behandlungskapazitäten während einer Gesundheitssystemkrise bilden ein Kontinuum der Patientenversorgung mit zwangsläufig sinkendem Behandlungsstandard in deren Verlauf. Um eine dekompensierte Krisenversorgung zumindest so lange wie möglich hinauszuzögern [11], müssen Fähigkeiten benachbarter Krankenhäuser oder von Netzwerkstrukturen sowie Prognosen zur Lageentwicklung [8, 13] in die Planung einbezogen werden. Obwohl in Deutschland im internationalen Vergleich eine scheinbar hohe Ausgangsverfügbarkeit von 34 Intensivbetten pro 100.000 Einwohner gegeben ist, spiegeln diese Planzahlen nicht die tatsächlich betreibbaren Intensivkapazitäten wider [5, 7]. In „Hotspot-Regionen" standen während der SARS-CoV-2-Pandemie trotz politischer

Dementi an vielen Tagen keine freien Intensivbetten mehr zur Verfügung. Eine Triage von Intensivpatienten konnte nur durch permanente proaktive Verlegungen verhindert werden [7]. Eine Krisenmatrix ist in Tabelle 15.1 aufgezeigt [modifiziert und erweitert nach 12, 14, 15].

Personal, Gerätetechnik, Material und Räumlichkeiten sind die entscheidenden und miteinander interagierenden Variablen, von deren Verfügbarkeit und Ausgestaltung das Versorgungsniveau des betroffenen Krankenhauses bzw. der betroffenen Region abhängt [7, 11–15]. Diese Aspekte müssen in einem überregionalen Führungsmodell abgebildet werden [8, 15], um insbesondere bei Priorisierungsnotwendigkeit unter Pandemie- oder Zivilschutzbedingungen eine gezielte und effektive Steuerung von Patienten und Ressourcen zu ermöglichen [5, 9].

## 15.3 Ethische Prinzipien hinsichtlich notwendiger Priorisierungsentscheidungen

Wenn Kliniker individuelle Patienten unter normalen Versorgungsbedingungen behandeln, stützen sie ihr Handeln auf professionelle Pflichten und wenden dabei Prinzipien der deontologischen Ethik an. Dieser Ansatz basiert auf den weithin anerkannten vier ethischen Prinzipien nach Beauchamp und Childress (ausführlich s. Kap. 2) [16]. Obschon Ärztinnen und Ärzte entsprechend der Musterberufsordnung „der Gesundheit des einzelnen Menschen und der Bevölkerung" dienen (§ 1 MBO-Ä i.d.F. v. 9. Mai 2024), sind die meisten Kliniker aufgrund ihrer beruflichen Tätigkeit vorrangig dem Wohl des je einzelnen Patienten verpflichtet.

In Gesundheitssystemkrisen allerdings kann es zu einem erheblichen, wenn nicht sogar unüberwindbaren Missverhältnis zwischen dem Hilfsbedürfnis innerhalb der Bevölkerung und den verfügbaren Ressourcen zur Deckung dieser Bedürfnisse kommen (s. o.) [17]. Was Kliniker normalerweise für einzelne Patienten tun würden, kann vor dem Hintergrund eines dann eminenten Mangels an wesentlichen Ressourcen (s. o.) schlicht nicht getan werden. Folglich sind Kliniker gezwungen, ihre Behandlungsweise sukzessive vom deontologischen zum utilitaristischen Modell hin zu verändern, das dem Gemeinwohl einen erheblichen Stellenwert einräumt – gegebenenfalls unter erheblicher Begrenzung der individuellen Autonomie (s. ausführlich Kap. 2). Infolge eines solchen Wechsels werden Priorisierungsentscheidungen erforderlich, für deren Begründung, Vorbereitung und Umsetzung Kliniker und Führungskräfte im Gesundheitswesen Rahmenbedingungen und Richtlinien benötigen – weil diese bislang auf solche besonderen Szenarien nicht ausreichend vorbereitet sind.

### 15.3.1 Begründungszusammenhang für Priorisierungsentscheidungen

Priorisierungsentscheidungen können im Widerspruch zu den vier klassischen ethischen Prinzipien stehen, wobei insbesondere die Verteilungsgerechtigkeit berührt ist. Zugleich kann der Autonomie der Patienten gegebenenfalls nur sehr eingeschränkt Rechnung getragen werden, und die Fähigkeit der Ärzte, individuellen Patienten Gutes zu tun und Schaden zu vermeiden, ist möglicherweise erheblich beeinträchtigt. Priorisierungen sollten daher grundsätzlich erst erfolgen, wenn alle anderen Bemühungen fehlgeschlagen sind, die benötigten Ressourcen zu (be-)schaffen oder Patienten in Einrichtungen zu verlegen, die besser ausgestattet sind [8].

Werden Priorisierungsentscheidungen vor Ort unumgänglich, muss bezüglich der knappen Ressourcen eine „Empfängerreihenfolge“ auf der Grundlage ethisch und sachlich gerechtfertigter Kriterien festgelegt werden [17]. Um dabei die Grundprinzipien der Verteilungsgerechtigkeit zu achten, dürfen Patienten nicht aufgrund von inhärenten Merkmalen wie ethnische Zugehörigkeit, Geschlecht, Alter, Religion, soziokulturelle Prägung, politische Anschauung, gesellschaftlicher Wert oder Behinderungen diskriminiert werden [18]. Kliniker, die unter Knappheitsbedingungen Priorisierungsentscheidungen treffen, sollten sich auch eventueller eigener „Vor-Bewertungen“ bewusst sein, denen sie selbst durch gesellschaftliche und kulturelle Normen und Werte unterliegen können. Grundlegendes Ziel ist es, die knappen Ressourcen denjenigen Patienten zuzuweisen, die die besten Chancen (angelsächsisch *„odds“*) haben, von den knappen Ressourcen zu profitieren – im Vergleich zu anderen Patienten, die in geringerem Maße oder voraussichtlich gar nicht davon profitieren [19]. So soll das größtmögliche Wohl für die größte Zahl an Patienten erreicht werden (vgl. 15.4).

### 15.3.2 Priorisierung auf der Entscheidungsebene der Kliniker

Im Hinblick auf die zu erstellende „Empfängerreihenfolge“ sehen sich Kliniker auf ICUs insbesondere mit der Frage konfrontiert: „Welcher Patient sollte ‚das letzte Bett‘ bekommen?“ – also den letzten betreibbaren Behandlungsplatz. Derjenige, der zuerst angekommen ist? Derjenige, der eine bessere Chance hat, bis zur Entlassung aus dem Krankenhaus zu überleben? Der am schwersten Erkrankte? Sollte bei der Betrachtung von zwei vergleichbar kranken Patienten, von denen einer sozial privilegiert und der andere aufgrund struktureller Ungleichheiten wie Armut oder eingeschränktem Zugang zur Gesundheitsversorgung benachteiligt ist, letzterem der Vorzug gegeben werden? Eine kurze Zusammenstellung verschiedener möglicher Zuteilungsschemata ist in Tab. 15.2 dargestellt [10, 18].

**Tab. 15.2** Priorisierungsmodelle – Nutzen und Mängel modifiziert nach [2]

| Priorisierungsmodell | Nutzen | Mängel |
|---|---|---|
| ***Losverfahren***<br>Chancengleichheit durch formale Fairness | Gleichbehandlung und Vermeidung von Verzerrung *(„bias")* | • Formale Chancengleichheit zuungunsten von Effizienz: die tatsächlichen medizinisch zu bewertenden (Überlebens-)Chancen werden nicht berücksichtigt, so dass mehr Todesfälle resultieren als bei Anwendung sachlich-medizinischer Zuteilungskriterien<br>• Die medizinische Versorgungsnotwendigkeit entsteht nicht für alle Betroffenen zeitgleich<br>• Losverfahren können strukturelle Ungleichheiten nicht kompensieren |
| ***„First come, first served"***<br>**(„Windhundprinzip")**<br>Gleichbehandlung durch Warteplatzrangfolge | Bestandspatienten auf ICU (die bereits behandelt werden) haben Vorrang vor neu hinzukommenden Patienten: Formale Gleichbehandlung anhand einer formalen Zuteilungsordnung | • Formale Gleichbehandlung zuungunsten von Effizienz: Patienten mit medizinisch besseren Chancen müssen „in der therapeutischen Warteschlange" bleiben und erreichen dadurch möglicherweise ein deutlich schlechteres Behandlungsergebnis als bei Anwendung sachlich-medizinischer Kriterien<br>• Begünstigt vermutlich Patienten, die näher an einer Gesundheitseinrichtung wohnen oder über bessere finanzielle Mittel in Bezug auf die Transportmöglichkeiten verfügen<br>• Ein „Windhundverfahren" kann strukturelle Ungleichheiten nicht kompensieren |
| ***„Die Kränksten zuerst"*** | Vorrang für die Bedürftigsten: Dringlichkeit als universell anerkanntes Prinzip (ähnlich „Frauen und Kinder zuerst" in Katastrophenszenarien) | • Anwendung eines universellen Prinzips zuungunsten von Effizienz: „die Kränksten" können oft nicht mehr von den knappen Ressourcen profitieren, weswegen bei Anwendung dieses Prinzips insgesamt mehr Patienten sterben |

(Fortsetzung)

**Tab. 15.2** (Fortsetzung)

| Priorisierungsmodell | Nutzen | Mängel |
|---|---|---|
| **Vorrang den Jüngeren** ***(„principle of fair innings")*** Ermöglichung eines „erfüllten Lebens" im Sinne der gelebten Lebensjahre | Erhöht vermutlich sowohl die Zahl der *„lives saved"* als auch die Zahl der *„live years saved"* Ein Vorrang für Kinder und Jugendliche stößt vermutlich auf breite Zustimmung | • Es gibt keine Rationale für die Festlegung eines „erfüllten Lebensalters"<br>• Das chronologische Alter allein lässt keinen verlässlichen Rückschluss über die Effizienz von Behandlungsmaßnahmen zu<br>• *Ageism* ist nicht statthaft |
| ***Ex-post-Priorisierung*** **[„Ex-post Triage"]** Möglichkeit zum *withdrawing* zunächst zugeteilter Ressourcen | Erhöht im Rahmen von Re-Evaluierungen die Chancen derjenigen Patienten, die zunächst die jeweils knappen Ressourcen nicht nötig haben oder denen sie zunächst vorenthalten werden (müssen) **Ist das einzige nachgewiesen effiziente Priorisierungsverfahren** | • Erlaubt keine Gewissheit über die fortgesetzte Zuteilung knapper Ressourcen, sondern macht diese von der jeweiligen Effizienz im Behandlungsverlauf abhängig |
| **Vorrang für Beschäftigte im Gesundheitswesen** Anerkenntnis ihres Einsatzes und ihrer gemeinwohlbezogenen Wichtigkeit unter Krisenbedingungen | Erhöht wahrscheinlich die Zahl der *„lives saved":* Da medizinische Fachkräfte einen erheblichen instrumentellen Wert für eine wirksame Reaktion des Gesundheitssystems in Versorgungskrisen haben, kann deren Gesundheit oder Gesundung als vorrangiges Ziel bewertet werden | • Begriffliche Unklarheit: wer genau zählt zur Kategorie „medizinisches Fachpersonal" – auch Sekretärinnen, Pförtner oder Reinigungspersonal beispielsweise?<br>• Kann sozialen Unfrieden befördern, da eine – wenn auch unscharf umschriebene – Berufsgruppe bevorzugt wird<br>• Stellt einen Verstoß gegen das Gleichheitsprinzip dar |

### 15.3.3 Priorisierungsentscheidungen: wesentliche Zuteilungskriterien

Die Zuteilung knapper Ressourcen muss auf ethischen Prinzipien beruhen und fairen, transparenten und verlässlichen Regeln folgen. Die Prinzipien, die während der SARS-CoV-2-Pandemie für die Priorisierung verwendet wurden, waren weltweit nicht einheitlich und spiegelten klinisch-ethisch eine Bandbreite zwischen Betonung eines „traditionellen" Ansatzes (mit Fokus auf das Individuum) und einem Public-Health-Ansatz (mit Fokus auf die Bevölkerung) wider [20, 21]. Die Formulierung und Validierung solcher Regeln in Form von Leitlinien war ein fortlaufender Prozess, der auch das professionelle

Selbstverständnis beeinflusst hat [22]. Drei Prinzipien haben jedoch eine relativ breite Akzeptanz gefunden [2, 10], so dass sie bei erneuten Versorgungskrisen möglicherweise wiederum „leitmotivischen Charakter" haben könnten:

1. Einbeziehung aller Patienten, die auf die knappe(n) Ressource(n) innerhalb der zu versorgenden Subpopulation angewiesen sind, unabhängig davon, ob auf sie die jeweilige Tracer-Diagnose zutrifft oder nicht;
2. Schutz der Gesundheit der gesamten Bevölkerung durch Maximierung der Zahl der Überlebenden *(„number of lives saved");* die Umsetzung dieses utilitaristischen Ansatzes zur Maximierung des summativen Gesamtnutzens ist allerdings innerhalb der deutschen Rechtsordnung nicht begründbar (vgl. 15.4);
3. Priorisierung der Patienten mit den besten Erfolgsaussichten: Auswahl derjenigen mit den besten Chancen, die akute Erkrankung zu überleben (unter Berücksichtigung ihres akuten und ihres bisherigen Gesundheitszustands).

Zwei weitere Prinzipien fanden nicht eine ähnliche breite Akzeptanz [18, 23]:

4. Priorisierung von Beschäftigten im Gesundheitswesen und Forschungsteilnehmern: Anerkennung ihrer herausragenden Wichtigkeit für die Bewältigung der Gesundheitskrise (Gemeinwohlbelang).
5. Milderung struktureller gesundheitlicher Ungleichheiten für „gefährdete Teilpopulationen": Anerkennung ihrer historischen Benachteiligung oder sogar Diskriminierung bei der Inanspruchnahme von Gesundheitsleistungen.

Der Grundsatz, systemrelevanten Beschäftigten im Gesundheitswesen Vorrang einzuräumen, beruht neben ihrem instrumentellen Wert auf dem Prinzip der Gegenseitigkeit: Wer mit kranken Patienten in Kontakt kommt, setzt sich einem hohen Risiko aus, selbst krank zu werden, und verdiene daher eine vorrangige Zuteilung. Allerdings gab und gibt es Unklarheit darüber, wer genau dieser Gruppe zuzurechnen wäre, da in Krankenhäusern weit mehr Berufsgruppen als nur Ärzte und Pflegekräfte benötigt werden [23].

Da bestehende strukturelle Versorgungsungleichheiten durch Gesundheitskrisen verschärft werden können, forderten einige Autoren eine erhebliche Anstrengung während der SARS-CoV-2-Pandemie, solche Ungleichheiten für gefährdete Bevölkerungsgruppen abzumildern [18]. Die meisten Ungleichheiten in der Gesundheitsversorgung entstehen jedoch lange vor der je akuten Aufnahme auf eine Intensivstation, so dass es für Ärzte unmöglich und in dieser Situation auch unangemessen ist, historisch bestehende Ungerechtigkeiten anlässlich einer akuten Notwendigkeit zur Priorisierung korrigieren zu wollen [2, 24].

In einer – vielleicht theoretischen – Situation, in der ein erheblicher Altersunterschied zwischen zwei ansonsten gleich kranken Patienten besteht, die auf die knappe(n) Ressource(n) angewiesen sind, könnte das Alter als Entscheidungskriterium in Betracht gezogen werden. Die Rechtfertigung beruht auf dem Prinzip der *„fair innings“:* Diejenigen, die jung sterben, hatten im Vergleich zu denen, die bereits viele Jahrzehnte ihres Lebens genossen haben, eine verkürzte Chance, sich zu entwickeln und nach ihrer Vorstellung zu leben [2, 17]. Darüber hinaus sind die Opportunitätskosten in Bezug auf den volkswirtschaftlichen Verlust bei jung versterbenden deutlich höher als bei in hohem Alter versterbenden Patienten. Allerdings gibt es keine Rationale dafür, wann denn genau ein „erfülltes Lebensalter“ erreicht sei, wobei Altersdiskriminierung *(ageism)* ohnehin nicht statthaft ist [25].

Das in Deutschland im Wesentlichen von Nicht-Ärzten vehement vertretene, aber erratische Modell First-come-first-served ist fachlich wie ethisch unhaltbar [7, 26]. Es suggeriert Gerechtigkeit, verschleiert aber Verantwortung hinter einem Verfahren, das weder evidenzbasiert ist noch gerecht [26]. Inzwischen ist § 5c IfSG – der dieses Priorisierungsmodell *de facto* vorschrieb – durch das BVerfG für nichtig erklärt worden (s.o.).

## 15.4 Juristische Rahmenbedingungen und gesellschaftliche Verantwortung

Der verfassungsrechtliche Rahmen des deutschen Rechts enthält keine konkrete Vorgabe, welches Auswahlkriterium bei der Zuteilung limitierter medizinischer Ressourcen dem Leitprinzip der Verteilungsgerechtigkeit am ehesten gerecht wird. Die Gestaltungsfreiheit des parlamentarischen Gesetzgebers ist aber nicht grenzenlos. So zählen zu den zentralen Wertentscheidungen des Grundgesetzes die Diskriminierungsverbote des Art. 3 Abs. 3 GG: Es dürfen daher Patienten nicht schlechter gestellt werden „wegen des Geschlechts, der Abstammung, Rasse, Sprache, Heimat und Herkunft, des Glaubens bzw. der religiösen oder politischen Anschauungen oder wegen einer Behinderung“. Art. 21 Abs. 1 der rechtsverbindlichen EU-Grundrechte-Charta erweitert diesen Katalog u. a. noch um das „Alter“. Funktionell handelt es sich dabei um sogenannte „Anknüpfungsverbote“, d. h., es darf eines der bemakelten Kriterien nicht Grund für eine unterschiedliche Behandlung sein. Das schließt aber die Orientierung an Sachkriterien nicht aus, solange diese nicht typischerweise eine Benachteiligung der Merkmalsträger zur Folge haben („mittelbare Diskriminierung“, so zum Schutz von Behinderten im Kontext der Triage ausdrücklich BVerfG, Beschl. v. 16.12.2021-1 BvR 1541/20 – BVerfGE 160, 79, 112 Rz. 93).

Während über diese verbotenen Unterscheidungsgründe weithin Konsens besteht, ist der geltenden Rechtsordnung zu den positiven Kriterien für eine Priorisierung kein einheitliches Konzept zu entnehmen. Klar ist nur, dass auch der „Höchstwert“ des menschlichen Lebens (z. B. BVerfG v. 26.02.2020-2 BvR 2347/15 – BVerfGE 153, 182, 270) in Zeiten einer sich verdichtenden Ressourcenknappheit – anders als in „Normallagen“ (vgl. BVerfG v. 06.12.2005-1 BvR 347/98 – BVerfGE 115, 26, 45: „Nikolausbeschluss“) – keine unbegrenzten Leistungsansprüche begründet. Dem einzelnen ist in Knappheitslagen mit Rücksicht auf die gleichrangige Berechtigung aller anderen Hilfsbedürftigen lediglich – aber immerhin – ein Anspruch auf faire, chancengleiche Teilhabe an der Verteilung jener knappen Ressourcen garantiert – ergänzt um den Anspruch auf effektive Nutzung der vorhandenen Kapazitäten (BVerfG v. 18.07.1972-1 BvL 32/70, 25/71 – BVerfGE 33, 303, 338: „Numerus clausus“ [27]).

Im Kontext der postmortalen Organspende verlangt § 12 Abs. 3 S. 1 TPG bei der Zuteilung des knappen Gutes eine Empfängerauswahl „insbesondere“ nach Maßgabe von „Erfolgsaussicht und Dringlichkeit“. Diese beiden zentralen Orientierungspunkte sind tendentiell gegenläufig: Bei einem weniger schwerwiegend erkrankten Patienten erweist sich die Erfolgsaussicht regelmäßig als besser – und umgekehrt. Für einen Vorzug nach „Dringlichkeit“ (Bedürftigkeit) spricht die verfassungsrechtliche Schutzpflicht zugunsten eines effektiven Lebens- und Gesundheitsschutzes, die stets dem einzelnen Menschen und nicht einem „Kollektiv von Menschenleben“ gilt [28, 29]. Allerdings ist mit einer Verteilung ausschließlich nach Dringlichkeit das Risiko verknüpft, dass einer Vielzahl anderer Bedürftiger in Widerspruch zum Prinzip egalitärer Teilhabe der Zugang faktisch versperrt bleibt, weil deren sukzessive anwachsende Bedürftigkeit infolge Ressourcenausschöpfung nicht mehr berücksichtigt werden kann. Die staatliche Schutzpflicht besteht jedoch gegenüber allen Bedürftigen gleichermaßen. Um dem subjektiven Teilhaberecht aller Patienten auf Gewähr jedenfalls eines „Existenzminimums“ (BVerfG v. 09.02.2010-1 BvL 1, 3, 4/09 – BVerfGE 125, 175, 213 f.) gerecht zu werden, ist die Notwendigkeit eines effizienten Umgangs mit der knappen medizinischen Ressource in Bezug auf die Gesamtklientel unbestreitbar [30, 31].

Die „klinische Erfolgsaussicht“ ist daher kein von vornherein illegitimes Auswahlkriterium, zumal der Idee einer „Rettung möglichst vieler“ eine geradezu schlagende Evidenz zukommt. Nur ist die utilitaristische Maximierungsmaxime mit dem Ziel eines „aggregierten Gesamtnutzens“ keine juristisch tragfähige Grundlage, weil diese kollektivistische Position dem individualrechtlichen, deontologischen Kern der Rechtsordnung (vgl. Art. 1 ff. GG) diametral zuwiderliefe. Hieraus wird nicht nur das Verbot einer Unterscheidung nach „Lebensqualitäten“ (sog. Grundsatz der „Lebenswertindifferenz“ [25]) gefolgert, sondern ebenso das Verbot einer Quantifizierung menschlichen Lebens („fünf Menschenleben wiegen normativ mehr als eines“). Denn wer sein Leben verliert, erleidet bereits den größtmöglichen Verlust, der aus nicht-utilitaristischer Sicht durch den Verlust weiterer Menschenleben nicht weiter steigerbar ist [32, 33]. Das hindert jedoch nicht, die „klinische Erfolgsaussicht“ als einen personenspezifischen, d. h. auf den je einzelnen Patienten bezogenen (nicht-kollektivistischen) Anknüpfungspunkt zu verstehen, der auf Basis einer bei allen bedürftigen Patienten gleichermaßen zu stellenden „Dringlichkeits-Indikation“ letztlich auch der knappen Ressourcenlage Rechnung trägt [30].

So hat das BVerfG in seinem Triage-I-Beschluss v. 16.12.2021 (1 BvR 1541/20) das Effizienzkriterium als „verfassungsrechtlich unbedenklich“ angesehen, sofern es aus Gründen des Diskriminierungsschutzes gegenüber Menschen mit Behinderungen auf das „Überleben der aktuellen Erkrankung“ bezogen bleibt (d. h. die mittel- und langfristigen Perspektiven ausblendet: BVerfGE 160, 79, 122). Der inzwischen für nichtig erklärte § 5c IfSG hatte dieses Kriterium zwar übernommen, zugleich aber die ärztliche Prognosefreiheit massiv eingeschränkt und eine Reihe gravierender Probleme geschaffen [26]. Die Negativliste verbot die Berücksichtigung klinisch relevanter Faktoren wie Gebrechlichkeit oder komplexer Komorbiditäten, was zu kurzsichtigen und verfälschten Prognosen geführt hätte. Das Verbot der Ex-post-Triage hätte Ärztinnen und Ärzte, selbst bei deutlich besserer Überlebenswahrscheinlichkeit neu eintreffender Patienten, gezwungen, eine Re-Evaluierung zu unterlassen – ein Widerspruch zu medizinischer Ethik und Effizienz. Hinzu kam die Unumkehrbarkeit einer einmaligen „Zuteilung" nach Beginn der Therapie, die dynamische Anpassungen verhindert und die Ressourcenerschöpfung beschleunigt hätte [5]. Auch die rigiden Verfahrens- und Anzeigepflichten waren eine erhebliche Belastung für die Handlungsfähigkeit, ohne den Patientennutzen zu erhöhen [34, 38]. Mit dem Beschluss des BVerfG v. 23.09.2025 (Triage-II) sind diese Fehlsteuerungen beseitigt, die ärztliche Handlungsautonomie ist wieder gestärkt.

## 15.5 Praktische Entscheidungsfindung unter Ressourcenmangel

Wenn Priorisierungsentscheidungen unumgänglich werden, müssen die Behandlungsteams Entscheidungskriterien festlegen, falls solche nicht bereits im Vorhinein konsensuell festgelegt wurden, z. B. in Leitlinien. Dabei sind die jeweils gültigen juristischen Vorgaben zu beachten. Zentrale Grundlage jeglicher Priorisierungs- und Behandlungsentscheidung bleibt die ärztliche Indikation (s. ausführlich Kap. 3) [35]. Allerdings erfordern gerade Systemkrisen und Knappheitsszenarien aufgrund allfälliger Lageänderungen eine regelmäßige Überprüfung der Indikation, womit re-evaluierende Priorisierungsänderungen medizinisch geradezu geboten sein können [8, 20, 36]. Das Verbot dieser sogenannten Ex-post-Triage für bestimmte Patientengruppen nach dem früheren. § 5c Abs. 2 S. 4 IfSG war töricht; inzwischen ist es glücklicherweise durch Nichtigkeitserklärung des gesamten § 5c IfSG beseitigt [37, 38].

Ebenso beachtlich ist der Patientenwille, da ein angemessenes Therapieziel und der damit einhergehende Therapieumfang nur bei (weiter-)bestehender Indikation und in Kenntnis der Wünsche und Werte des Patienten bestimmt werden können (s. ausführlich Kap. 4) [35]. Wenn Patienten eine intensivmedizinische Behandlung insgesamt oder einzelne intensivmedizinische Behandlungsmaßnahmen nach adäquater Aufklärung ablehnen, werden ihnen die entsprechenden knappen Ressourcen nicht zugeteilt.

Ein weiteres wesentliches Element der Entscheidungsfindung ist gerade bei Ressourcenknappheit die Prognostizierung, die sich auf die unmittelbare oder, insofern möglich, auf die mittelbare Überlebenswahrscheinlichkeit der einzelnen Patienten beziehen sollte. Um zu einer professionell fundierten Prognose zu gelangen, müssen die Kliniker neben dem aktuellen Gesundheitszustand auch das Alter, etwaige Komorbiditäten und die bisherige Leistungsfähigkeit oder eine bereits bestehende Gebrechlichkeit einbeziehen dürfen [26, 35]. Das Verbot, diese Parameter zur prognostischen Bewertung für bestimmte Patentengruppen nach dem früheren. § 5c Abs. 2 S. 2, 3 IfSG zu verwenden, kam dem Verbot einer standes- und ordnungsgemäßen Berufsausübung gleich [26, 38].

Priorisierungsentscheidungen haben, ähnlich den Entscheidungen zur Limitierung lebensverlängernder Maßnahmen, erhebliche Konsequenzen für die Patienten, ihre Zugehörigen, die Kliniker und das Versorgungssystem insgesamt. Kliniker sollten sich der daraus resultierenden Verantwortung bewusst sein und solche Entscheidungen nicht allein, sondern, wenn immer möglich, fach- und berufsgruppenübergreifend im Sinne des *„interprofessional shared decision-making“* treffen, am besten im Konsens innerhalb des Behandlungsteams, mindestens aber nach dem „Vieraugen-Prinzip“ (s. ausführlich Kap. 8). Ob für Priorisierungsentscheidungen eine gesonderte „Entscheidungsgruppe“ („Triagekommission“) innerhalb einer Klinik geschaffen werden soll, erscheint schon aus praktischem Verfügbarkeitshemmnis fragwürdig. Insbesondere aber kann den die Entscheidung treffenden Klinikern die Verantwortung nicht weg-, aber auch nicht abgenommen werden.

## 15.6 Zusammenfassung

Eine vorausschauende Vorbereitung auf Ressourcenknappheit setzt bereits in der Regelversorgung an – durch realistische Kapazitätsplanung, den Aufbau sowohl robuster als auch resilienter Versorgungsstrukturen sowie durch die Implementierung transparenter und ethisch fundierter Allokationsmechanismen.

Priorisierungsentscheidungen müssen auf Gerechtigkeit, Nutzenmaximierung und Nichtdiskriminierung beruhen. Die ethische Herausforderung liegt im Spannungsfeld zwischen individueller Patientenorientierung und kollektiver Verantwortung. Ein stabiles ethisches Fundament reduziert moralische Belastungen für das Behandlungsteam. Kliniker benötigen also praxisnahe, evidenzbasierte Leitlinien, die auch in Krisensituationen tragfähig sind. Prognostische Kriterien, regelmäßige Re-Evaluationen und interprofessionelle Entscheidungsprozesse sind dabei zentral. Die Ex-post-Triage sollte als medizinisch notwendiges Instrument rechtlich ermöglicht werden. Mit der Nichtigkeitserklärung des § 5c IfSG durch das BVerfG ist der Weg frei für eine Neuregelung, die evidenzbasierte, ethisch fundierte und praxistaugliche Kriterien etabliert. Mögliche künftige Regelungen müssen die ärztliche Behandlungsfreiheit respektieren und im Sinne von „Leitplanken“ klare Vorgaben für faire, transparente diskriminierungsfreie und rechtssichere Priorisierungsentscheidungen enthalten, ohne jurisitsch sachfremd in die ärztliche Entscheidungskompetenz einzugreifen.

## Literatur


1. Papadimos TJ. Healthcare access as a right, not a privilege: a construct of Western thought. Philos Ethics Humanit Med 2007; 2:1-8.
2. Rusinová K, Vergano M, Milliken AB et al. Distributive justice: Ethics in health care crises. In: Michalsen A, Sadovnikoff N, Kesecioglu J (eds.) Ethics in intensive care medicine. Berlin, Springer, 2023, 141-153.
3. Heller AR, Hähn F, Brüne F et al. Ergebnisse der Sichtungs-Konsensus-Konferenzen und Glossar Sichtung. Notfall Rettungsmed 2025; 27:1-22.
4. Rohde A, Francis R, Heller AR et al. S2k-Leitlinie: Katastrophenmedizinische prähospitale Behandlungsleitlinien. Anästh Intensivmed 2024; 65:S11-S38.
5. Heller AR. Ante, inter und post COVID-19: Eine Medizinische Perspektive auf Triage und Zivilschutz. MedStra 2023; 9:155-161.
6. Marckmann G, Neitzke G, Schildmann J et al. Entscheidungen über die Zuteilung intensivmedizinischer Ressourcen im Kontext der COVID-19-Pandemie: Klinisch-ethische Empfehlungen der DIVI, der DGINA, der DGAI, der DGIIN, der DGNI, der DGP, der DGP und der AEM. Med Klin Intensivmed Notfmed 2020; 115:477-485.
7. Heller AR, Bartenschlager C, Brunner JO et al. "Triagegesetz" – Regelung mit fatalen Folgen. Anaesthesiologie 2023; 72:385-394.
8. Heller AR, Wurmb T, Franke A. Ärztliche Indikationsstellung in der klinischen Katastrophenmedizin und bei Gesundheitskrisen – Umsetzung von Ethik und Recht bei der Ressourcensteuerung. Unfallchirurgie 2025; 128:660-674.
9. Bundesministerium der Verteidigung. Operationsplan Deutschland. Berlin, Territoriales Führungskommando der Bundeswehr, 2024 [Stand: 12.02.2025, zuletzt zugegriffen: 26.06.2025]: https://www.bundeswehr.de/resource/blob/5920008/5eb62255741addec-3f38d49a443d0282/booklet-operationsplan-deutschland-data.pdf
10. Emanuel EJ, Persad G, Upshur R et al. Fair allocation of scarce medical resources in the time of Covid-19. N Engl J Med 2020; 382:2049-2055.
11. Franke A, Tralls P, Wurmb T, Heller AR Rahmenbedingungen und Grundannahmen bei der Erstellung der Leitlinie Klinische KatastrophenMedizin Deutschland. Unfallchirurgie 2025; 128:645-653
12. Hick JL, Christian MD, Sprung CL. Surge capacity and infrastructure considerations for mass critical care. Recommendations and standard operating procedures for intensive care unit and hospital preparations for an influenza epidemic or mass disaster. Intensive Care Med 2010; 36 Suppl 1:S11–S20.
13. Heins J, Schoenfelder J, Heider S et al. A scalable forecasting framework to predict COVID-19 hospital bed occupancy. INFORMS J Appl Anal 2022; 52:508-523.
14. Altevogt B, Stroud C, Hanson S et al. Institute of Medicine – Guidance for establishing crisis standards of care for use in disaster situations – A letter report. Washington (DC), National Academy USA, 2009.
15. Wurmb T, Hahn N, Leßnau P et al. COVID-19-Pandemie: Führung in Krisensituationen mithilfe des Windmühlenmodells. Dtsch Arztebl 2022; 119:A-64.
16. Beauchamp TL, Childress JF. Principles of biomedical ethics (8th ed). New York, Oxford University Press, 2019.
17. White DB, Katz MH, Luce JM et al. Who should receive life support during a public health emergency? Using ethical principles to improve allocation decisions. Ann Intern Med 2009; 150:132-138.
18. White DB, Lo B. Mitigating inequities and saving lives with ICU triage during the COVID-19 pandemic. Am J Respir Crit Care Med 2021; 203:287-295.

19. Sprung CL, Joynt GM, Christian MD et al. Adult ICU triage during the coronavirus disease 2019 pandemic: Who will live and who will die? Recommendations to improve survival. Crit Care Med 2020; 48:1196-1202.
20. Childress JF, Faden RR, Gaare RD et al. Public health ethics: mapping the terrain. J Law Med Ethics 2002; 30:170-178.
21. Perin M, De Panfilis L. Among equity and dignity: an argument-based review of European ethical guidelines under COVID-19. BMC Med Ethics 2021; 22:36.
22. Dzeng E, Bein T, Curtis JR. The role of policy and law in shaping the ethics and quality of end-of-life care in intensive care. Intensive Care Med 2022; 48:352-354.
23. Punsalan MLD. Give what is due: the need to prioritize healthcare workers in response to COVID 19 pandemic. J Public Health (Oxf) 2021; 43:e283-e284.
24. Chowkwanyun M, Reed AL Jr. Racial health disparities and Covid-19 – caution and context. N Engl J Med 2020; 383:201-203.
25. Bader M. Organmangel und Organverteilung, Tübingen, Mohr Siebeck, 2010.
26. Duttge G, Weimer T. Das Triage-Gesetz des § 5c IfSG: Verfassungsrechtliche Zweifel aus der Perspektive der Intensivmedizin. MedR 2024; 42:395-400.
27. Brech A. Triage und Recht: Patientenauswahl beim Massenanfall Hilfebedürftiger in der Katastrophenmedizin. Ein Beitrag zur Gerechtigkeitsdebatte im Gesundheitswesen. Berlin, Duncker & Humblot, 2008.
28. Gutmann T. Kommentierung des § 12 TPG. In: Schroth U, König P, Gutmann T, et al. (Hrsg.) Transplantationsgesetz: Kommentar. München, Beck, 2005.
29. Duttge G. Zwischen Lebensrettung und Preisgabe an den Tod: Zu den verfassungs- und medizinstrafrechtlichen Grenzen der Triage. In: Bahne T, Römelt J (Hrsg.) Lebenswert in Verantwortung – Ethische Herausforderungen in der Corona- Pandemie. Würzburg, Echter, 2022, 147–166.
30. Neuefeind Y. Ethik, Recht und Politik der postmortalen Organtransplantation. Ein Beitrag zur Novellierung des Transplantationsrechts. Berlin, Duncker & Humblot, 2020.
31. Mannino A. Wen rette ich – und wenn ja, wie viele? Über Triage und Verteilungsgerechtigkeit. Stuttgart, Reclam, 2021.
32. Lübbe W. Veralltäglichung der Triage? Überlegungen zu Ausmaß und Grenzen der Opportunitätskostenorientierung in der Katastrophenmedizin und ihre Übertragbarkeit auf die Alltagsmedizin. MedR 2001; 13:148-160.
33. Wingert L. Wir müssen abwägen – aber wie sollen wir abwägen? Fragen der Moral in einer pandemischen Corona-Krise. DZPh 2021; 69:29-66.
34. Preiß M. Gesetzgebung im Gesundheitsnotstand. Berlin, Duncker & Humblot, 2025.
35. Dutzmann J, Duttge G, Michalsen A et al. Indikation als unverzichtbare Grundlage ärztlichen Handelns. MedR 2025; 43:253-257.
36. Neitzke G, Burchardi H, Duttge G et al. Grenzen der Sinnhaftigkeit von Intensivmedizin. Med Klin Intensivmed Notfmed 2016; 111:486-492.
37. Bartenschlager CC, Brunner JO, Kubiciel M et al. Evaluation of score-based tertiary triage policies during the COVID-19 pandemic: simulation study with real-world intensive care data. Med Klin Intensivmed Notfmed 2025; 120:307-315.
38. Zwißler B, Heller AR, Duttge G, Michalsen A „Gut gedacht, schlecht gemacht – abgeschafft." – Zur Aufhebung des sogenannten Triage-Gesetzes. Anaesthesiologie 2025; 74:793–796.

# Schatzkästchen oder Büchse der Pandora? – Klinische Ethik und Künstliche Intelligenz

16

Michael Beil, Uwe Janssens und Kristina Fuest

## Inhaltsverzeichnis



M. Beil (✉)
School of Computer Science and Engineering, The Hebrew University of Jerusalem, Jerusalem, Israel
E-Mail: michael.beil@mail.huji.ac.il

U. Janssens
Klinik für Innere Medizin und Internistische Intensivmedizin, St.-Antonius-Hospital, Eschweiler, Deutschland
E-Mail: uwe.janssens@sah-eschweiler.de

K. Fuest
TUM Universitätsklinikum rechts der Isar, Technische Universität München, Klinik für Anästhesiologie und Intensivmedizin, München, Deutschland
E-Mail: kristina.fuest@tum.de



A. Michalsen und U. Janssens (Hrsg.), *Klinische Ethik in der Intensivmedizin,*
https://doi.org/10.1007/978-3-662-72378-4_16

**Zusammenfassung**

Durch die Weiterentwicklung der Künstlichen Intelligenz (KI) können klinische Entscheidungsprozesse effizient unterstützt werden, z. B. in der Diagnostik oder bei der Optimierung komplexer Therapien. Insbesondere in der Intensivmedizin ist dieses Thema von besonderer Relevanz, denn dort führen der Umfang und die Vielschichtigkeit von Patientendaten zu einer erheblichen Belastung des medizinischen Personals, was in Stresssituationen zu fehlerhafter Diagnostik, Unterlassungen oder Fehlbehandlungen beitragen kann. Beim Einsatz KI-gestützter Entscheidungshilfen im klinischen Kontext müssen jedoch grundlegende ethische Prinzipien beachtet werden. Dies betrifft insbesondere die Entscheidungsautonomie der Patienten, die Benefizienz, Non-Malefizienz, Transparenz und Gerechtigkeit der KI-Systeme sowie die Wahrung der Menschenwürde in allen Entscheidungsprozessen. Die Integration von KI-Systemen in klinische Handlungsabläufe erfordert zudem eine detaillierte Analyse menschlicher Stärken und Schwächen, um die Dominanz oder das Fehlverhalten von KI-Systemen zu verhindern. Zusätzlich ermöglicht eine transparente Präsentation der Schwächen der KI-Systeme, z. B. in Form einer Quantifizierung der Unsicherheiten in den Modellaussagen, dem Nutzer eine frühzeitige Fehlererkennung. Es sollte jederzeit sichergestellt sein, dass das medizinische Personal über das notwendige Wissen über die verwendeten KI-Technologien verfügt und bei allen klinischen Entscheidungen die letztendliche Verantwortung trägt. In diesem Zusammenhang müssen rechtliche Normen sowie zuverlässige Zertifizierungs- und Überwachungssysteme entwickelt werden, die der Komplexität und Entwicklungsgeschwindigkeit moderner KI-Technologien Rechnung tragen.

## 16.1 Einleitung

Der Umfang und die steigende Komplexität von klinischen Daten in der modernen Intensivmedizin führen zu einer zunehmenden Belastung des medizinischen Personals, die in Stresssituationen zu fehlerhafter Diagnostik, Unterlassungen oder Fehlbehandlungen führen kann. Ungeachtet der Folgen für den einzelnen Patienten hat diese Situation auch das Potential für weitere Kostensteigerungen und, in Zeiten begrenzter Ressourcen, für eine Beschränkung essentieller Behandlungskapazitäten. Daher ist eine Unterstützung zur zeitgerechten Aufarbeitung von Patientendaten von grundsätzlicher Bedeutung für eine hohe Versorgungsqualität, vor allem in Zeiten schneller Innovationszyklen in der Intensivmedizin mit neuen Herausforderungen an die Entscheidungskompetenz des Fachpersonals. Eine standardisierte, nutzerfreundliche Präsentation von klinischen Daten und eine Vernetzung dieser Informationen mit validierten Risikomodellen und Leitlinien würden zur Verringerung von Unsicherheiten der Entscheidungsträger beitragen und könnten damit die ethisch problematische Variabilität klinischer Entscheidungen reduzieren [1]. In Kombination mit Informationen zu den

Wertevorstellungen und Präferenzen der Patienten besteht auch die Chance, wichtige Entscheidungsprozesse transparenter und patientenzentrierter zu gestalten, was dem Interesse der breiten Öffentlichkeit entgegenkommt, an Entscheidungen über das eigene Schicksal beteiligt zu werden [2].

Viele der genannten Schritte zur Unterstützung von Entscheidungen in der Therapieplanung können bereits mit Werkzeugen etablierter Informationssysteme umgesetzt werden. Ungelöst ist das Problem der Entscheidungsfindung in ambivalenten Situationen mit unvollständigen oder fragmentierten Informationen [3]. Obwohl ein routinierter Umgang mit diesen Problemen von erfahrenen Ärzten erwartet wird, sieht die Realität anders aus [1, 4], und eine bessere Unterstützung für eine rationale Entscheidungsfindung ist für diese Situationen dringend erforderlich. Dies betrifft z. B. Entscheidungen über eine interventionelle Therapie von hochbetagten Patienten mit fortgeschrittener Multimorbidität, die durch unterschiedliche Erwartungen bezüglich des Überlebens und der funktionellen Prognose weiter kompliziert werden [5]. Moderne Methoden der Künstlichen Intelligenz (KI) können Entscheidungs- und Planungsprozesse auf effiziente Weise unterstützen, indem die Schritte der Datenaufarbeitung durch eine modellbasierte Abwägung von Handlungsoptionen *(reasoning)* und darauf basierende Vorschläge für optimale Handlungswege ergänzt werden [5, 6]. Vor dem Hintergrund der existierenden Probleme in der klinischen Entscheidungsfindung und ihrer Folgen für die Patienten [7, 8] erscheint es unethisch, diese neuen Technologien nicht zur Optimierung der Patientenversorgung einzusetzen [9]. Problematisch können jedoch die zu treffenden Annahmen hinsichtlich der konkreten Problemstellung sein, z. B. bezüglich der Modellierung klinischer Entscheidungswege im Kontext der vorhandenen Infrastruktur. Zudem sind viele für klinische Entscheidungen relevante Informationen zu ethischen Wertesystemen und normativen Vorgaben nur implizit und unvollständig in Routinedatensätzen abgebildet [10]. Die auf diesen Daten basierenden KI-Modelle können diese essentiellen Informationen daher nur in unvollständiger und häufig verzerrter Form verarbeiten und in Entscheidungsvorschläge integrieren. Dieses Kapitel setzt sich mit diesen Themen auseinander und diskutiert Konzepte für die Zukunft, einschließlich der Gestaltung von Schnittstellen zwischen Mensch und Maschine zum Einsatz der KI im klinischen Alltag.

## 16.2 Begriffe und Technologien

Unter dem Begriff „Künstliche Intelligenz" (*artificial intelligence, AI*) werden computergestützte Methoden zusammengefasst, die das menschliche Lernen, Denken und Planen zur Bewertung und Beeinflussung virtueller oder realer Welten imitieren. Tab. 16.1 enthält eine Auflistung verschiedener Definitionen für KI und verwandter Begrifflichkeiten. Das Konzept des maschinellen Lernens spielt eine grundsätzliche Rolle für die KI und umfasst algorithmische Verfahren, die Informationen aus verfügbaren Daten (Trainingsdaten) für die Konstruktion von KI-Modellen extrahieren, z. B. für die diagnostische

**Tab. 16.1** Begriffsdefinitionen

| Begriff | Definitionen |
|---|---|
| Künstliche Intelligenz (KI) | • Fähigkeit einer Maschine, menschliche Fähigkeiten wie logisches Denken, Lernen, Planen und Kreativität zu imitieren [11]<br>• Maschinen-basierte Systeme, die Vorhersagen, Empfehlungen und Entscheidungen bezüglich von Menschen vorgegebener Zielstellungen generieren, um reale oder virtuelle Welten zu beeinflussen [12] |
| Generative KI | KI-Technologien zur Generierung neuer Datensätze, z. B. Texte oder Bilder, auf der Basis von Trainingsdaten [13] |
| KI-Modell | Mathematisches Konstrukt, z. B. neuronale Netzwerke, zur Generierung von Daten oder Aussagen auf der Basis von Trainingsdaten [14] |
| KI-System | Kombination von KI-Modellen mit weiteren technischen Komponenten, z. B. Dialogsysteme, zur Interaktion mit Nutzern [15] |
| KI-Agent | KI-System mit der Fähigkeit zu zielgerichteten Planungen und Handlungen [15], die man im direkten Vergleich zum Menschen betrachten kann |

Klassifikation von Symptomen mittels statistischer Mustererkennung oder die Vorhersage der Überlebenschancen einer kritischen Erkrankung durch Regressionsanalysen [11].

Das Spektrum der Methoden in der KI ist vielfältig. Obwohl klassische Verfahren aus der Statistik, insbesondere die logistische Regression, weiterhin eine wichtige Rolle für die Datenanalyse spielen, z. B. für die Erstellung von Prädiktionsmodellen, wird das Gebiet der KI immer mehr durch Methoden des *deep learnings* mit (künstlichen) neuronalen Netzwerken dominiert. Diese Entwicklung wurde vor allem durch die Flexibilität und Skalierbarkeit dieser Netzwerke für die Analyse großer und hochdimensionaler Datensätze vorangetrieben. Die Architektur der Netzwerke, d. h. die Art der Vernetzung der internen Strukturen, hat mehrere Evolutionszyklen durchlaufen. Die Klasse der sogenannten *transformers* ermöglicht eine hochaufgelöste Analyse von zeitlichen oder räumlichen Abhängigkeiten der Eingabedaten durch eine zusätzliche Differenzierung interner Komponenten der KI-Modelle. Das Ergebnis der Analyse kann dann für die Generierung weiterer Daten, z. B. als Fortsetzung von Gedankengängen *(chain of thought),* verwendet werden *(generative AI).* Neben der Anwendung der *Transformer*-Technologie für die Analyse und Generierung von sprachlichen *(large language models)* und bildlichen Daten besteht die Hoffnung, dass diese Technologie für die Erstellung von generalisierbaren Modellen *(foundation models)* zum Verständnis der realen Welt eingesetzt werden könnte. Multimodale KI-Modelle sollen dabei Zusammenhänge zwischen textuellen, audio-visuellen und anderweitigen Informationen erkennen und auf dieser Basis Aufgaben einschließlich der Planung komplexer Handlungsabläufe lösen.

## 16.3 Entwicklung von KI-Systemen für die klinische Medizin

Qualität und Quantität der für die Generierung der KI-Modelle verwendeten Daten (Trainingsdaten) sind entscheidend für den praktischen Wert dieser Modelle. Dies umfasst auch die Übertragbarkeit (Generalisierbarkeit) der Modellaussagen auf andere Umgebungen. Unterschiede in den statistischen Verteilungen von Patienteneigenschaften zwischen den Trainingsdaten und den Daten anderer Patientengruppen, z. B. bezüglich der Prävalenz von chronischen Komorbiditäten, können zu suboptimalem Verhalten und verzerrten Aussagen *(biases)* von Prognosemodellen führen [16]. Abweichende Prozesse und Standards der Erfassung von Patientendaten zwischen Studienzentren und Routineversorgern, z. B. bezüglich der Vollständigkeit und Detailliertheit der Dokumentation, sind eine wesentliche Quelle für diese Probleme. Aktuell existieren noch keine standardisierten Verfahren zur Bewertung klinischer Datensätze hinsichtlich ihrer Eignung zur Generierung von KI-Modellen. Die Entwicklung solcher Verfahren stellt insbesondere die Intensivmedizin aufgrund der Menge und Vielfalt zeitabhängiger Datenreihen vor große Herausforderungen. Das Verständnis der Mechanismen, wie neuronale Netzwerke Daten verarbeiten und Informationen generieren, konnte bislang mit der Geschwindigkeit, mit der neue und effizientere Varianten dieser Netzwerke entworfen werden, nicht Schritt halten. Die etablierten Verfahren zur Bewertung von statistischen Prognosemodellen können neuronale Netzwerke mit gleicher Zielstellung nur unvollständig bewerten. Trotz der großen Anzahl empirischer Arbeiten zur Anwendung von KI-Systemen in der klinischen Medizin [17] existiert noch keine einheitliche Theorie für die der Künstlichen „Intelligenz" zugrundeliegenden Mechanismen. Diese Lücke hat erhebliche Konsequenzen für die Abschätzung der Grenzen der Zuverlässigkeit und Sicherheit (Vertrauenswürdigkeit – *trustworthiness*) dieser Systeme. Die Entwicklung von Methoden zur Bewertung der Transparenz von KI-basierten Entscheidungsprozessen und zur Quantifizierung der Unsicherheit *(uncertainty quantification)* von Modellaussagen wird von grundsätzlicher Bedeutung für den Einsatz von KI-Systemen in der Patientenversorgung sein [18].

Ungeachtet der genannten Probleme nimmt die Anzahl der Zulassungen von Anwendungen der KI in der klinischen Medizin rasant zu [12]. Der Deutsche Ethikrat hat im Jahr 2023 die Vor- und Nachteile verschiedener Grade der Substitution menschlicher Handlungen in der Patientenversorgung durch KI-Systeme diskutiert [19]. Der Einsatz dieser Systeme für die Auswertung digitaler Bilder wird dabei als „enge Ersetzung" angesehen und dient vor allem der Qualitätssicherung und Beschleunigung von Prozessen in der Routinediagnostik. Der nächsthöhere Grad der Ersetzung beschreibt KI-Systeme zur situationsabhängigen Unterstützung klinischer Entscheidungen, die eine Reihe kontextueller Informationen zusätzlich zu diagnostischen Einzeldaten in Betracht ziehen müssen. Der Vorteil ist besonders im Bereich personalisierter Therapieentscheidungen zu sehen. Die Option einer weitreichenden Ersetzung ärztlicher Handlungen in interaktiven Situationen sieht der Ethikrat im Bereich der Psychotherapie, was jedoch aus ethischen Gründen (noch) als problematisch bewertet wird. Eine ähnlich kontroverse Einsatzmöglichkeit der

KI ist die Substitution der Patientenverfügung durch eine KI-vermittelte Abschätzung des mutmaßlichen Patientenwillens aus Stichproben älterer Meinungsbilder [20].

## 16.4 Ethische Grundlagen des Einsatzes der KI in der Intensivmedizin

Um KI-gestützte Entscheidungshilfen in der Klinik einzusetzen, sollten grundlegende ethische Prinzipien beachtet werden, die in dieser Hinsicht wie folgt angeführt werden (vgl. Kap. 2) [21–25]:

- Autonomie
- Benefizienz
- Non-Malefizienz
- Gerechtigkeit
- Transparenz
- Menschenwürde

Insbesondere in der Intensivmedizin sind diese Grundsätze von hoher Relevanz, da Entscheidungen zu Diagnostik und Therapieumfang häufig Unsicherheiten beinhalten und vulnerable Patientengruppen betreffen.

Das ***Prinzip der Autonomie*** verpflichtet dazu, die Wertvorstellungen von Patienten individuell zu erfragen, zu respektieren und in der Folge auch in Entscheidungsprozessen einzubeziehen. Systeme, die Künstliche Intelligenz implementieren, sollten derart gestaltet sein, dass auch aktive Beteiligung der Patienten an der Entscheidungsfindung möglich ist und keine Vormundschaft über das individuelle Patienteninteresse hinaus ausgeübt wird. KI darf Entscheidungen nicht vorwegnehmen, sondern sollte Ärzte unterstützen, „informierte Einwilligungen" *(informed consent)* zu ermöglichen [22, 23, 26]. ***Benefizienz*** bedeutet, dass neue Technologien nur dann eingesetzt werden dürfen, wenn sie dazu beitragen können, den Behandlungserfolg zu verbessern und einen Mehrwert bzw. erkennbaren Nutzen erbringen. Der klinische Vorteil in Bezug auf Patientensicherheit, Verbesserung der Funktionalität oder der Lebensqualität muss im Vordergrund stehen, insbesondere vor Sekundärparametern wie Effizienz oder Ökonomie [27]. Das ***Prinzip der Non-Malefizienz*** erfordert eine sorgfältige Abwägung von Risiken. Sind Unterstützungssysteme mit Künstlicher Intelligenz fehlerhaft oder intransparent, können Entscheidungen negative Auswirkungen haben. Dies gilt umso mehr bei unvollständigen oder insuffizienten Trainingsdatensätzen. Eine Implementierung von neuen Technologien in die Klinik sollte mit Überwachungskonzepten und strukturierter Evaluation verbunden sein, damit potentielle Schäden frühzeitig erkannt werden und Fehldiagnosen seltener auftreten als bei menschlichen Entscheidungen [26, 28, 29].

Das ***Prinzip der Gerechtigkeit*** verlangt, dass KI-Anwendungen keinen systematischen Ausschluss oder Nachteil für bestimmte Patientengruppen erzeugen. In der Praxis bedeutet dies auch, dass sichergestellt werden muss, dass neben Menschen aus anderen Kulturkreisen auch Patienten mit sprachlichen, kognitiven oder sozioökonomischen Barrieren Zugang zu KI-gestützten Entscheidungen haben [30]. Kulturelle Diversität muss dementsprechend auch in den Gremien gefordert werden, die Leitlinien erstellen, sowie in den Datensätzen, die die Algorithmen trainieren, um Bias aus Trainingsdaten zu vermeiden [23, 26, 31].

***Transparenz*** fordert, dass Entscheidungsprozesse, insbesondere wenn sie mittels KI erfolgt sind, nachvollziehbar bleiben. KI-Systeme, deren Arbeitsprozesse und Algorithmen nicht verständlich erklärt werden können, können nicht nur bei Patienten, sondern auch beim medizinischen Personal Vertrauen und Akzeptanz gefährden [30, 32]. Insbesondere im Kontext schwerwiegender medizinische Entscheidungen muss klar nachvollziehbar sein, auf welcher Datenbasis und nach welchen Kriterien die Empfehlung erstellt wurde. Transparenz muss zudem als Grundlage für autonome Entscheidungen durch den Patienten dienen, wie in der der aktuellen Leitlinie *"FUTURE-AI: International consensus guideline for trustworthy and deployable artificial intelligence in healthcare"* beschrieben (siehe Tab. 16.2) [31].

Die ***Wahrung der Menschenwürde*** im klinisch-ethischen Sinn bedeutet, dass Patienten individuell betrachtet werden müssen und nicht als Objekte rein standardisierter Entscheidungsprozesse erachtet werden dürfen. Auch bei technischer Unterstützung durch KI bleibt es Aufgabe des Behandlungsteams, die Verantwortung für die finale Entscheidung zu tragen und diese in der persönlichen Begegnung mit dem Patienten zu begründen [22]. Der Schutz der Menschenwürde beim Einsatz von KI in der Intensivmedizin bildet die ethische Kernherausforderung, da KI-Systeme direkt in lebensentscheidende Prozesse eingreifen. Zentrale Aspekte umfassen die Vermeidung von Entmündigung und die Wahrung der Letztverantwortung menschlicher Akteure. Der Deutsche Ethikrat fordert eine KI-Zertifizierungspflicht, die neben technischer Sicherheit explizit „Menschenwürde-Kriterien" prüft – etwa den Erhalt von Selbstbestimmungsmöglichkeiten bei kognitiv eingeschränkten Patienten [19]. Der Einsatz von KI in der

**Tab. 16.2** Anforderungen an vertrauenswürdige Künstliche Intelligenz (KI) und Auswahl der Leitprinzipien (adaptiert von [31])

| Anforderungs-Cluster | Kernprinzipien |
|---|---|
| 1. Fairness, Diversität, Inklusion, Nicht-Diskriminierung, Unparteiischkeit, Gerechtigkeit | Fairness |
| 2. Generalisierbarkeit, Anpassungsfähigkeit, Interoperabilität, Anwendbarkeit, | Universalität |
| 3. Rückverfolgbarkeit, Überwachung, Weiterentwicklung, Prüfung, Verantwortlichkeit | Rückverfolgbarkeit |
| 4. Nutzerzentrierung, Nutzerbeteiligung, Nutzerfreundlichkeit, Barrierefreiheit, Effizienz | Nutzerfreundlichkeit |
| 5. Robustheit, Zuverlässigkeit, Belastbarkeit, Sicherheit, Schutz | Robustheit |
| 6. Transparenz, Erklärbarkeit, Interpretierbarkeit, Verständlichkeit | Erklärbarkeit |

klinischen Entscheidungsfindung ist also nur dann vertretbar, wenn die Prinzipien von *Autonomie, Nutzen, Schadensvermeidung, Gerechtigkeit, Transparenz* und *Menschenwürde* eingehalten werden. Diese ethischen Leitlinien sollten als verbindliche Rahmenbedingungen bei der Entwicklung, Implementierung und Anwendung neuer Technologien im Gesundheitswesen verstanden werden.

## 16.5 Schnittstellen zwischen Künstlicher Intelligenz und menschlichen Entscheidungen in der Intensivmedizin

Um die zunehmenden Möglichkeiten KI-gestützte Entscheidungssysteme in die Klinik zu integrieren, wird die Frage aufgeworfen, wie sich Vorschläge von KI mit menschlichen Entscheidungsprozessen verbinden lassen. Dies wird als „erfolgreiches Alignment" bezeichnet, also eine sinnvolle Abstimmung zwischen menschlichem Urteil und der Handlungsempfehlung eines Algorithmus [33]. Dieses erfordert jedoch eine genaue Analyse der jeweiligen Stärken und Schwächen der einzelnen Stakeholder.

### 16.5.1 Schwächen menschlicher Entscheidungen

Menschliche Entscheidungen im klinischen Alltag sind anfällig für verschiedene Fehlerquellen. Unvollständiges Wissen, Unsicherheit bei der Interpretation komplexer Daten sowie die unvermeidliche Begrenztheit individueller Erfahrungen können die Qualität medizinischer Entscheidungen erheblich beeinträchtigen [27]. Insbesondere in der Intensivmedizin erschwert die Kombination aus unspezifischen Symptomen, hoher Krankheitsdynamik und komplexen Verläufen eine schnelle und präzise Diagnosestellung, und Entscheidungen können fehlerbehaftet sein [7]. Darüber hinaus spielen kognitive Verzerrungen *(biases),* wie beispielsweise Ankereffekte, Bestätigungsfehler oder Verfügbarkeitsheuristiken, eine entscheidende Rolle und können zu systematischen Fehlentscheidungen führen [34]. Diese Schwächen machen eine strukturierte Unterstützung durch standardisierte, evidenzbasierte Systeme einschließlich KI-basierter Entscheidungshilfen sinnvoll [27]. Voraussetzung muss jedoch sein, dass solche Systeme nicht nur Datenverarbeitung optimieren, sondern die Schwächen menschlicher Entscheidungen („Fehlermuster") kompensieren.

### 16.5.2 Stärken menschlicher Entscheidungen

Intuition und Kreativität sind Stärken menschlicher Entscheidungen und wichtige Fähigkeiten, die durch KI nicht problemlos ersetzt werden können. Insbesondere Intuition ermöglicht es Ärzten bzw. dem Behandlungsteam, auch bei unvollständigen oder ambivalenten Informationen handlungsfähige Entscheidungen zu treffen [35]. Diese intuitive

Urteilsfähigkeit basiert auf dem von Kahneman beschriebenen System 1 – ein Denksystem, das erfahrungsbasiert ohne bewusste Analyse arbeitet und in hochkomplexen oder dynamischen Situationen wie der Notfall- oder Intensivmedizin eine hohe Zuverlässigkeit („Treffsicherheit“) hat [23, 36]. Menschliche Kreativität wiederum führt dazu, dass neuartige Lösungswege gefunden werden können und müssen, wenn standardisiertes Vorgehen versagt bzw. nicht anwendbar ist. Diese menschlichen Fähigkeiten entstehen aus den Bausteinen von Erfahrung, Empathie und Kontextualität [37]. Ein gelingendes Zusammenwirken von KI und menschlicher Entscheidungsfindung muss daher nicht nur rationale Optimierung bezwecken, sondern auch Raum für intuitive und kreative Elemente lassen. Insbesondere in kritischen oder komplexen Situationen fehlt der KI noch das Verständnis für die normativen, emotionalen und reflexiven Dimensionen menschlicher Urteilsbildung, die über bloße Präferenzen hinausgehen und für verantwortungsvolle Entscheidungen essentiell sind [38].

### 16.5.3 Präferenzen der Patienten

Variable und irrationale Präferenzen der Patienten im Kontext der Patientenautonomie sind ein weiterer zentraler Aspekt. Dies betrifft die Einbindung individueller Wertvorstellungen der Patienten, die oft variabel, situationsabhängig und aus einer rein rationalen Perspektive heraus „irrational“ erscheinen können [23]. Patienten können Präferenzen äußern, die nicht mit statistisch optimierten Empfehlungen übereinstimmen, beispielsweise wenn Patienten trotz hoher Risiken eine invasive Therapie wünschen oder aber eine lebenserhaltende Maßnahme ablehnen, obwohl die Prognose günstig erscheint. Im Rahmen des Prinzips der Patientenautonomie sind solche Entscheidungen zu respektieren, selbst wenn sie aus klinischer oder algorithmischer Sicht nicht optimal erscheinen. KI-Systeme müssen deshalb so konzipiert werden, dass sie individuelle Präferenzen erkennen, berücksichtigen und die Entscheidungsfreiheit der Patienten nicht einschränken, sondern sinnvoll unterstützen (siehe ausführlich Kap. 2, 4 und 7) [39].

Ein erfolgreiches Alignment zwischen menschlichen Entscheidungen und KI-gestützter Entscheidungsunterstützung setzt also eine genaue Kenntnis der jeweiligen „Systemstärken und -schwächen“ voraus. Während KI-Systeme helfen können, Fehler durch Unwissenheit und Verzerrung zu reduzieren, bleibt der Mensch unverzichtbar für die Berücksichtigung komplexer ethischer, intuitiver und individueller Faktoren in der klinischen Entscheidungsfindung [33].

**Fallbeispiel**

Eine 81-jährige Patientin wurde am Freitagabend nach Hüftgelenksersatz aus dem OP auf die Intensivstation verlegt.

Vorgeschichte: Die Patientin wurde am frühen Morgen nach einem nächtlichen Sturz in ihrem Zimmer im Pflegeheim stationär aufgenommen. Trotz bislang erhaltener Mobilität mit Rollator hat sich ihr Gesamtzustand in den vorangegangenen 6 Monaten verschlechtert, zunehmende kognitive Einschränkungen haben vor 3 Wochen zum Entschluss geführt, in ein Pflegeheim umzuziehen. An Vorerkrankungen sind nur eine arterielle Hypertonie und vaskuläre Demenz dokumentiert. Nach einer hypotensiven Phase im OP zeigte die Echokardiographie eine mittelgradige Aortenstenose mit eingeschränkter linksventrikulärer Funktion. Eine Extubation war wegen eines fortgesetzten Sauerstoffbedarfs nicht möglich.

Auf der Intensivstation verschlechtert sich die Kreislaufsituation, die Patientin benötigt zunehmende Dosen an Vasopressoren und Inotropika. In Anbetracht der Anamnese diskutiert das Behandlungsteam eine Änderung der Therapieziele. Es liegt keine Patientenverfügung oder Vorsorgevollmacht vor. Die nächsten Verwandten sind im Urlaub und aktuell nicht erreichbar. Somit müssen Entscheidungen getroffen werden, ohne dass der mutmaßliche Wille der Patientin bekannt ist.

***Fragen***

Wie kann man auf der Basis der begrenzten Informationen eine Entscheidung zum Wohl und im Sinn der Patientin treffen?

Welche Methoden und Hilfsmittel stehen zur Verfügung, um mit der epistemologischen Unsicherheit umzugehen?

Welchen Spielraum hat das Behandlungsteam für Entscheidungen zur Therapiebegrenzung? ◀

**Entscheidungsfindung auf Basis begrenzter Informationen**

Insbesondere in klinischen Situationen, die wie in diesem Fallbeispiel von begrenzten Informationen geprägt sind oder bei denen eine unvollständige Anamnese vorliegt, können KI-gestützte Modelle dabei helfen, Prognosen zu erstellen und den zu erwartenden Verlauf besser einzuschätzen. Diese Modelle analysieren Patientendaten und berechnen Wahrscheinlichkeiten verschiedener Krankheitsverläufe, wie im Fallbeispiel die Blutgase, Kreislaufunterstützung und Beatmungsparameter in Zusammenschau mit dem Alter, Komorbiditäten und prämorbider Funktionalität. Diese KI-Modelle müssen jedoch vor jedem Einsatz an einem neuen Ort mit möglicherweise divergierenden Rahmenbedingungen (beispielsweise Infrastruktur oder Leitlinien) validiert werden. Die letztendliche Entscheidung über therapeutische Maßnahmen obliegt dem behandelnden Team unter Berücksichtigung ethischer Grundsätze, dem mutmaßlichen Patientenwillen sowie dem klinischen Verlauf [23, 40].

**Umgang mit Unsicherheiten**

Die Unsicherheit über die Prognose unserer Patientin kann mit KI-gestützten Modellen und „Szenarioanalysen" reduziert werden [37]. Hier können möglich Krankheitsverläufe simuliert und Risiken dargestellt werden. Dies kann als Baustein bzw. Grundlage für das Team genutzt werden und in der Folge um die klinische Situation, eventuelle Angehörigengespräche bzw. Informationen durch andere behandelnde Ärzte ergänzt werden. Ein sogenanntes *„time-limited trial"* kann bei differierender Einschätzung der KI und dem Team etabliert werden, um nach Ablauf einer vorher definierten Zeitspanne eine Entscheidung zu treffen (s. ausführlich Kap. 10) [41, 42]. Erste Ergebnisse zeigen, dass KI-basierte Systeme prinzipiell in der Lage sind, den mutmaßlichen Patientenwillen vorherzusagen *(patient personal preference predictor)*. Hier muss jedoch einschränkend betont werden, dass individuelle Wertvorstellungen, moralische Überzeugungen und Biographien nur unzureichend erfasst werden können [20, 23]. Ethische Implikationen umfassen hier Haftungsfragen bei Fehlempfehlungen und die Gefahr der Überbewertung algorithmischer Prognosen. Ein effektives *„uncertainty management"* ist entscheidend, um die Zuverlässigkeit und Akzeptanz von KI-Systemen in der Intensivmedizin zu erhöhen, wobei es auch erforderlich ist, Unsicherheiten transparent zu machen und Empfehlungen als Hilfestellungen mit Unsicherheitsgrad darzustellen.

**Gefahr der *Self-Fulfilling Prophecy***

Ein Problem bei der Verwendung von KI-Modellen ist die *„self-fulfilling prophecy":* Eine frühe, negative Prognose aufgrund der Vorgeschichte der Patienten könnte dazu führen, dass die Therapie voreilig beendet wird, obwohl es noch Chancen auf ein Erreichen des ursprünglichen Therapieziels gibt. Das Behandlungsteam muss sicherstellen, dass Prognosen kritisch hinterfragt werden und nicht automatisch zu einer Beendigung lebensverlängernder Therapiemaßnahmen führen. Entscheidungen sollten iterativ getroffen werden, wobei der Verlauf kontinuierlich überprüft wird, sobald neue Informationen vorliegen. Dabei sind zusätzliche klinische Kriterien und das direkte Feedback der Patientin, auch durch Pflegepersonal, wichtig [25].

**Allgemeine Integration technischer Kompetenzen und Governance**

Um KI-Modelle insbesondere zur Abschätzung von Langzeitergebnissen in den klinischen Alltag zu integrieren, ist es essentiell, dass das medizinische Personal in Bezug auf die Funktionsfähigkeit und Aussagekraft sowie auf die Stärken und Schwächen des Modells ausreichend geschult ist. Um Unsicherheiten und fehlendes Vertrauen zu minimieren, werden die Entwicklung nachvollziehbarer Algorithmen, die Entscheidungswege transparent machen [26], Robustheitstests [43] und Schulungen bezüglich ethischer Fragestellungen vorgeschlagen [26].

Empfehlungen müssen hinterfragt und in den aktuellen klinischen Kontext eingebettet werden. Die Basis bieten die Traininingsdatensätze, die an die Versorgungsstufe und Patientenkohorte des jeweiligen Hauses angepasst werden müssen. Die finalen Entscheidung zu Diagnostik und Therapie trifft letzten Endes das Behandlungsteam unter Berücksichtigung der Wünsche und Werte der Patienten, insbesondere bei ethischen Fragestellungen wie Therapiebegrenzung [23]. Die Verantwortlichkeit muss schließlich durch rechtliche Rahmenbedingungen festgelegt werden [32].

## 16.6 Zusammenfassung

Moderne Methoden der KI können diagnostische und therapeutische Prozesse in der Intensivmedizin unterstützen und damit das medizinische Personal entlasten. Die Einführung dieser Technologien in die intensivmedizinische Praxis setzt eine sorgfältige Analyse des klinischen Kontexts und die strikte Beachtung ethischer Prinzipien voraus. Der klinische Einsatz von KI-Systemen erfordert eine Zertifizierung und kontinuierliche Überwachung ihres Verhaltens hinsichtlich der Konformität mit ethischen Normen.

## Literatur


1. Bassford C, Griffiths F, Svantesson M et al. Developing an intervention around referral and admissions to intensive care: a mixed methods study. Southampton (UK), NIHR Journals Library, 2019.
2. Warner BE, Wells M, Vindrola C et al. Shared decision making with older people on treatment escalation planning for acute deterioration in the emergency medical setting: a UK-based qualitative study of patient perspectives (STREAMS-P). Lancet Healthy Longev 2025; 6:100689.
3. Beil M, Alberto L, Bourne RS et al. ESICM consensus-based recommendations for the management of very old patients in intensive care. Intensive Care Med 2025; 51:287–301.
4. Nordenskjöld Syrous A, Malmgren J, Odenstedt Hergès H et al. Reasons for physician-related variability in end-of-life decision-making in intensive care. Acta Anaesthesiol Scand 2021; 65:1102–1108.
5. Tu T, Schaekermann M, Palepu A et al. Towards conversational diagnostic artificial intelligence. Nature 2025; 642:442–450.
6. Cabral S, Restrepo D, Kanjee Z et al. Clinical Reasoning of a generative artificial intelligence model compared with physicians. JAMA Intern Med 2024; 184:581–583.
7. Bergl PA. Of diagnoses and doubts: Uncertainty in the ICU. Crit Care Med 2025; 53:e501–e503.
8. Sprung CL, Ricou B, Hartog CS et al. Changes in end-of-life practices in European intensive care units from 1999 to 2016. JAMA 2019; 322:1692–1704.
9. Spencer EJ, Economou-Zavlanos NJ, van Genderen ME. What if we do, but what if we don't? The opportunity cost of artificial intelligence hesitancy in the intensive care unit. Intensive Care Med 2025; 51:378–381.
10. Gallifant J, Bitterman DS, Celi LA et al. Ethical debates amidst flawed healthcare artificial intelligence metrics. NPJ Digit Med 2024; 7:243.
11. Bundesärztekammer. Künstliche Intelligenz in der Medizin. 14.01.2025. www.wbbaek.de/stellungnahmen/ki-in-der-medizin, zuletzt zugegriffen am 25.07.2025
12. Warraich HJ, Tazbaz T, Califf RM. FDA Perspective on the regulation of artificial intelligence in health care and biomedicine. JAMA 2025; 333:241–247.
13. World Health Organization. Ethics and governance of artificial intelligence for health: Guidance on large multi-modal models. Geneva, World Health Organization, 2024.
14. Grobelnik M, Perset K, Russell S. What is AI? Can you make a clear distinction between AI and non-AI systems? https://oecd.ai/wonk/definition, zuletzt zugegriffen am 28.07.2025
15. Bengio Y, Mindermann S, Privitera D. International AI safety report. www.gov.uk/government/publications/internaional-ai-safety-report-2025

16. Van Calster B, Steyerberg EW, Wynants L et al. There is no such thing as a validated prediction model. BMC Med 2023; 21:70.
17. Elkin PL, Mehta G, LeHouillier F et al. Semantic clinical artificial intelligence vs native large language model performance on the USMLE. JAMA Netw Open 2025; 8.
18. Begoli E, Bhattacharya T, Kusnezov D. The need for uncertainty quantification in machine-assisted medical decision making. Nat Mach Intell 2019; 1:3.
19. Deutscher Ethikrat. Mensch und Maschine – Herausforderungen durch Künstliche Intelligenz. Berlin, Deutscher Ethikrat, 2023.
20. Earp BD, Sebastian PM, Jemima A et al. A personalized patient preference predictor for substituted judgments in healthcare: Technically feasible and ethically desirable. Am J Bioeth 2024; 24:13–26.
21. Gillon R. Defending the four principles approach as a good basis for good medical practice and therefore for good medical ethics. J Med Ethics 2015; 41:111–116.
22. European Commission. Ethics guidelines for trustworthy AI. Brussels, European Union Publications Office, 2019.
23. Scherr BF, Buehler PK. Ethische Grenzentscheidungen in der Intensivmedizin. Inn Med 2024; 65:967–975.
24. Beauchamp TL, Childress JF. Principles of biomedical ethics (8$^{th}$ ed.). New York, Oxford University Press, 2019.
25. Beil M, Proft I, van Heerden D et al. Ethical considerations about artificial intelligence for prognostication in intensive care. Intensive Care Med Exp 2019; 7:70.
26. Baumgart A, Beck G, Ghezel-Ahmadi D. Künstliche Intelligenz in der Intensivmedizin. Med Klin Intensivmed Notfmed 2024; 119:189–198.
27. Aung YYM, Wong DCS, Ting DSW. The promise of artificial intelligence: a review of the opportunities and challenges of artificial intelligence in healthcare. Br Med Bull 2021; 139:4–15.
28. Festor P, Nagendran M, Gordon AC et al. Safety of human – AI cooperative decision-making within intensive care: A physical simulation study. PLOS Digit Health 2025; 4:e0000726.
29. Shaw JA, Sethi N, Block BL. Five things every clinician should know about AI ethics in intensive care. Intensive Care Med 2021; 47:157–159.
30. London AJ. Artificial intelligence and black-box medical decisions: Accuracy versus explainability. Hastings Cent Rep 2019; 49:15–21.
31. Lekadir K, Frangi AF, Porras AR et al. FUTURE-AI: International consensus guideline for trustworthy and deployable artificial intelligence in healthcare. BMJ 2025; 388:e081554.
32. Modise LM, Alborzi Avanaki M, Ameen S et al. Introducing the Team Card: Enhancing governance for medical artificial intelligence (AI) systems in the age of complexity. PLOS Digit Health 2025; 4:e0000495.
33. Gabriel I. Artificial intelligence, values, and alignment. Minds Mach 2020; 30:411–437.
34. Blumenthal-Barby JS, Krieger H. Cognitive biases and heuristics in medical decision- making: A critical review using a systematic search strategy. Med Decis Mak 2015; 35:539–557.
35. Beil M, Sviri S, Flaatten H et al. On predictions in critical care: The individual prognostication fallacy in elderly patients. J Crit Care 2021; 61:34–38.
36. Kahneman D. Thinking fast and slow. New York, Farrar, Straus and Giroux, 2011.
37. Wernly B, Guidet B, Beil M. The role of artificial intelligence in life-sustaining treatment decisions: current state and future considerations. Intensive Care Med 2025; 51:157–159.
38. Zhi-Xuan T, Carroll M, Franklin M et al. Beyond preferences in AI alignment. Philos Stud 2024; 182:1813–1863.
39. Adler-Milstein J, Redelmeier DA, Wachter RM. The limits of clinician vigilance as an AI safety bulwark. JAMA 2024; 331:1173–1174.

40. Laxar D, Eitenberger M, Maleczek M et al. The influence of explainable vs non-explainable clinical decision support systems on rapid triage decisions: a mixed methods study. BMC Med 2023; 21:359.
41. Beil M, Moreno R, Fronczek J et al. Prognosticating the outcome of intensive care in older patients – a narrative review. Ann Intensive Care 2024; 14:97.
42. Kruser JM, Ashana DC, Courtright KR et al. Defining the time-limited trial for patients with critical illness: An official American Thoracic Society workshop report. Annals Am Thorac Soc 2024; 21:187–199.
43. Chekroud AM, Hawrilenko M, Loho H et al. Illusory generalizability of clinical prediction models. Science 2024; 383:164–167.
44. Jung C, Marschall U, Hennig B, Giemsa M, Heramvand N, Parco C, Kelm M, Jacobs JM, Beil M. Five-year mortality and functional trajectories in older survivors of intensive care compared to the general population. Intensive Care Med 2025; 51:2329–2340.

# Warten wir immer noch auf Godot? – Künftige Herausforderungen für die Klinische Ethik

17

Andrej Michalsen, Michael Quintel und Uwe Janssens

## Inhaltsverzeichnis



**ESTRAGON: „Also, wir gehen?"**
**WLADIMIR: „Gehen wir!"**
**Sie gehen nicht von der Stelle.**
Samuel Beckett, *Warten auf Godot*

A. Michalsen (✉)
Klinik für Anästhesiologie, Intensivmedizin, Notfallmedizin und Schmerztherapie, Klinikum Konstanz, Konstanz, Deutschland
E-Mail: andrejmichalsen@hotmail.de

M. Quintel
Schriesheim, Deutschland
E-Mail: mquintel@med.uni-goettingen.de

U. Janssens
Klinik für Innere Medizin und Internistische Intensivmedizin, St.-Antonius-Hospital, Eschweiler, Deutschland
E-Mail: uwe.janssens@sah-eschweiler.de



A. Michalsen und U. Janssens (Hrsg.), *Klinische Ethik in der Intensivmedizin*,
https://doi.org/10.1007/978-3-662-72378-4_17

**Zusammenfassung**

Die Klinische Ethik agiert in einem Spannungsfeld von Möglichem, Gebotenem und Richtigem. Für jeden Patienten gilt es, auf Grundlage von Indikation und Prognose einerseits und Patientenwunsch andererseits ein angemessenes Therapieziel und damit den adäquaten Therapieumfang festzulegen. Beide müssen aber, insbesondere bei komplikativen oder protrahierten Verläufen, regelmäßig reevaluiert und, dem Krankheits- bzw. Genesungsverlauf entsprechend, gegebenenfalls geändert werden. Wichtige Themen in dieser Hinsicht hat die Klinische Ethik gerade in den letzten Jahren bereits umfänglich bearbeitet und dargelegt, beispielsweise Übertherapie, Therapielimitierungen und *time-limited trials.* Zukünftige Herausforderungen sind allerdings vielfältig; in diesem Kapitel behandelt werden davon eine vermeintliche Normierungsnot in der *end-of-life care,* eine frappante Entscheidungsträgheit der Kliniker im Angesicht prognostischer Unsicherheit und der drohende Verlust der ärztlichen Indikationshoheit.

## 17.1 Einleitung

In seinem genreprägenden Bühnenstück *„En attendant Godot"* (veröffentlicht 1952, deutsch *„Warten auf Godot"*) lässt Samuel Beckett die beiden Landstreicher Estragon und Wladimir in einer unwirtlichen Umgebung tagelang auf einen Herrn Godot warten. Die beiden vertreiben sich, ja, „verplempern" ihre Zeit, mutmaßend, jammernd, feixend, streitend. Mehrfach wollen sie die Szene verlassen, tun es aber nicht. Viel Bewegung, wenig Geländegewinn, sozusagen. Wer genau Godot ist, was sie von ihm wollen oder er von ihnen und ob es ihn überhaupt gibt, bleibt nebulös. Jeweils gegen Ende der beiden Akte überbringt ein Junge den beiden Protagonisten die (hier kurz formulierte) Nachricht: „Godot kommt heute nicht". Das Spannungsfeld des Dramas wird nicht aufgelöst.

Klinische Ethik befasst sich mit und agiert ebenfalls in einem Spannungsfeld, nämlich, um es knapp zu formulieren, in dem Spannungsfeld zwischen Möglichem, Gebotenem und Richtigem. Wo eine (diagnostische oder therapeutische) Maßnahme grundsätzlich oder *de facto* nicht verfügbar ist, ist die Grenze des Möglichen bereits erreicht: *ultra posse nemo obligatur.* Aber nicht alles medizinisch tatsächlich Mögliche ist im individuellen Fall auch geboten oder richtig. Zwar lässt sich nach Amelung Ethik beschreiben als eine (systematische) „Reflexion auf ‚das Gute' als Voraussetzung und Ziel des Handelns", dienend als Legitimation für die Festlegung von Handlungsprinzipien und Entscheidungen [1]. Was aber „das Gute" als Ziel des Behandelns sein soll, bleibt sowohl im Verlauf des je individuellen Lebensschicksals als auch in Bezug auf eine gesamte Bevölkerung variabel und ist jedenfalls nicht einheitlich vorausblickend bestimmbar. Vielmehr unterliegt das jeweils zu erreichende „Gute" wesentlich der Bewertung des Betrachters zu einem bestimmten Zeitpunkt, beispielsweise als Kliniker, Patient, An- und Zugehöriger, Wissenschaftler, Geschäftsführer einer Gesundheitseinrichtung, Aktionär, Jurist, Parlamentarier oder Steuerzahler. Dennoch sind auf staatlicher Ebene gewisse allgemeine Regelungen zu treffen, um allen Bedürftigen gleichermaßen eine faire und ausreichende Teilhabe an einer angemessenen und zweckmäßigen Gesundheitsversorgung zu ermöglichen; zudem ist einer intransparenten oder gar willkürlichen Ressourcenzuteilung vorzubeugen (vgl. §§ 2 Abs. 1 und 4 SGB V; BVerfGE 115, 25(45–47)) [2].

Um im genannten Spannungsfeld zu bestehen, ist ein zielloses Beckett'sches Verharren nicht hilfreich. Dieses Kapitel beschreibt anhand weniger Beispiele, für welche relevanten Fragestellungen die Klinische Ethik in den vergangenen Jahren durch kontinuierliches Tun bereits Antworten finden konnte und mit welchen Herausforderungen aus heutiger Sicht sie künftig besonders konfrontiert sein wird.

## 17.2 Der Stand der Dinge

Die sprichwörtlichen „Götter in Weiß" sind demissioniert oder haben jedenfalls weithin an Strahlkraft verloren. Paternalistische und hierarchische Strukturen bestehen zwar fort. Die grundsätzlich festgeschriebene Bindungswirkung von Patientenverfügungen und die gesetzlich zusammengefasste Verankerung der Patientenrechte haben aber erheblich zur Stärkung der Patientenautonomie beigetragen (sog. Patientenverfügungsgesetz, inzwischen §§ 1827–1829 BGB, und sog. Patientenrechtegesetz, §§ 630a-h BGB). Die Verbindlichkeit von Patientenverfügungen entbindet Kliniker weitgehend von der vermeintlichen Verpflichtung, lebensverlängernde Maßnahmen *ad infinitum* fortsetzen zu müssen, wenn dies nicht (mehr) dem Patientenwunsch entspricht (BGH in ständiger Rspr., grundlegend BGH NJW 2014, 3572 (3574)). Das Sterben auf Intensivstationen (ICUs) ist also auch nicht mehr als (gar schuldhaftes) Behandlungsversagen zu werten und anzukreiden. Vielmehr sind, wie die Bundesärztekammer bereits vor vielen Jahren formulierte, das Vermeiden unnötigen Leidens am Lebensende und die Begleitung Sterbender ebenfalls grundsätzliche ärztliche Aufgaben [3].

Um allerdings Patienten ein Sterben in Würde zu ermöglichen, muss der Wechsel vom kurativen zum palliativen Therapieziel, *„the transition from cure to comfort"* [4, 5], als Prozess verstanden und durchgeführt werden. Die (intensiv-)medizinische Behandlung am Lebensende, *„end-of-life care"*, ist als genuine Aufgabe des Behandlungsteams zu begreifen – damit auch zu lehren und vor allem in der klinischen Praxis anzuleiten und umzusetzen [6].

Die wissenschaftliche Bearbeitung ethischer Fragestellungen hat gerade in den letzten beiden Jahrzehnten an Bedeutung sowohl hinsichtlich der theoretischen Unterbauung medizinischen Handelns als auch in der intensivmedizinischen Praxis gewonnen. In ihren Anfängen wohl eher als „Selbstversicherungstopos bedenkentragender Kliniker" bewertet, hat die Klinische Ethik, wesentlich fußend auf den vier klassischen ethischen Prinzipien nach Beauchamp und Childress [7], weltweit entscheidende Forschungsergebnisse in Bezug auf relevante Handlungsfelder erbracht. Begründung, Epidemiologie und Umsetzung von Therapielimitierungen sind ausführlich untersucht und publiziert worden [8–11]. Dabei wurde mehrfach dargelegt, dass eine nicht oder nicht mehr gegebene medizinische Indikation Grund genug für eine Therapiebegrenzung und/oder eine Therapiezieländerung ist, unabhängig vom Patientenwunsch [10, 12, 13]. Über *time-limited trials* (TLTs) als Hilfe zur Prognoseabschätzung gerade bei protrahierten und komplexen Verläufen ist vielfach berichtet worden [10, 14, 15]. Darüber hinaus befassten sich Veröffentlichungen der Sektion Ethik der DIVI unter anderem mit Grenzen der Sinnhaftigkeit von Intensivmedizin – letztlich also der Festlegung des individuell angemessenen Behandlungsumfangs – und mit der Überversorgung – also auch der Ressourcenverschwendung im Zusammenhang mit *„excessive care"* [10, 16].

Weiterhin haben klinisch-ethische Studien gezeigt, dass gerade auf Intensivstationen ein gutes ethisches Arbeitsklima, das auf adäquate berufsgruppenübergreifende Kommunikation und Kooperation im Sinne des *„interprofessional shared decision-making"*, gegenseitigen Respekt und die Einbindung von Pflegekräften bei wesentlichen Entscheidungen setzt, die Behandlungsqualität verbessern kann [17–19]. Zugleich kann so auch der Entstehung von *moral distress* und Burnout sowie einer übermäßigen Personalfluktuation entgegengewirkt werden (ausführlich s. Kap. 8 und 10) [18, 20, 21].

Die Klinische Ethik ist also in den letzten Jahrzehnten nicht in Selbstbetrachtung stehengeblieben. Wohlmeinend ließe sich vielmehr schlussfolgern, dass inzwischen fächerübergreifend und „republikdeckend" eine Balance gefunden werden könne zwischen Behandlungsnotwendigkeit, -möglichkeit und -impetus hier und therapeutischer Angemessenheit da, sowohl für den je individuellen Patienten als auch für die Bevölkerung – als dem dualen ärztlichen Verantwortungsbereich – in einem solidarisch finanzierten Gesundheitssystem [§ 1 MBO-Ä]. Ob mithin allerdings aus dieser Position heraus ein Warten auf Godot eine irgendwohin orientierte und jedenfalls professionell patente Position darstellt, erscheint fraglich.

## 17.3 *The times they are a-changin':* Künftige Herausforderungen

Realistisch betrachtet, verbleiben der Klinischen Ethik ungelöste Problemfelder, die die intensivmedizinische Versorgung der Patienten bereits jetzt betreffen und auch weiterhin vor Herausforderungen stellen werden. Einige davon werden in diesem Buch ausführlich behandelt, beispielsweise der demographische Wandel, *cultural diversity,* Kommunikation und Kooperation, Priorisierungsentscheidungen und der Einfluss von *artificial intelligence* (s. Kap. 5, 6, 9, 15 und 16). Drei weitere zentrale Problemfelder werden im Folgenden in diesem Kapitel dargestellt, unter Hinweis darauf, auf welcher der drei Entscheidungs- und Umsetzungsebenen – Mikro-, Meso- und Makroebene – sich die Klinische Ethik ihnen widmen kann und muss.

### 17.3.1 Variabilität und Normierungsnot

Die unlängst veröffentlichten Leitlinien der European Society of Intensive Care Medicine zur *end-of-life care* und Palliativmedizin haben erneut auf die bekannte und fortbestehende Variabilität gerade der *end-of-life care* hingewiesen, wofür vermutlich die unterschiedliche Sozialisation der individuellen Kliniker eine entscheidende Rolle spielt [9, 11, 22–24]. Zugleich zeigte diese wegweisende Veröffentlichung die bislang erstaunlich geringe wissenschaftliche Evidenz für viele klinisch-ethische Best-Practice-Maßnahmen auf, die bislang lediglich auf Expertenmeinung beruhen. Daraus wird auch die Notwendigkeit für zukünftige Forschungsvorhaben ersichtlich [22].

Die Klinische Ethik wird helfen müssen zu klären, ob es weiteren Bedarf für eine Vereinheitlichung der Betreuung und Symptomkontrolle von Patienten am Lebensende gibt und geben muss. Gerade der Schwebezustand zwischen Leben und Tod kann alle Beteiligten sehr belasten. Einerseits ist eine gewisse Harmonisierung in Bezug auf den Therapiezielwechsel und die anschließende medikamentöse und nicht-medikamentöse Symptomkontrolle sicher hilfreich. Die Entschlussfassung zum Therapiezielwechsel bedarf in der Tat noch einer verbesserten Verständigung zwischen den klinischen Fachrichtungen und Berufsgruppen. Andererseits sollte diese sehr persönlich zu erlebende und bewältigende letzte Lebensphase nicht unnötig von Normierungen und Standardarbeitsanweisungen (SOPs) bestimmt und überlagert werden. Menschlicher Beistand und das Zulassen von Ritualen erscheinen auf der Mikroebene der Versorgung die entscheidende Rolle zu spielen – eine Not zu einer weiteren Vereinheitlichung ist nicht erkennbar [10, 25] (s. Kap. 10 und 11).

Auf Meso- und Makroebene ist hingegen entscheidend, dass *end-of-life care* – besonders im Sinne der Implementierung von Therapielimitierungen – überhaupt juristisch und standesrechtlich zugelassen bleibt oder wird. Dazu beizutragen, sollten alle Kliniker, vor allem aber alle verantwortlichen Entscheidungsträger in Verbänden, Fachgesellschaften und gesundheitspolitischen Gremien anstreben [17, 22]. Godot jedenfalls wird es nicht richten.

### 17.3.2 Rollenverständnis und Entscheidungsträgheit

In die ärztliche Rolle hineinzuwachsen und diese auszufüllen, bedeutet auch im klinischen Handeln, Entscheidungen zu treffen (lernen) und dafür die Verantwortung zu übernehmen. Kliniker müssen Handlungsmöglichkeiten voneinander scheiden und eine Rangfolge der Optionen bilden. Wohlabgewogen, basierend auf Evidenz und Eminenz, unter Berücksichtigung ihrer eigenen Kompetenz und zugleich der Wünsche und Werte der Patienten. Möglichst auch im Konsens innerhalb des Teams und zwischen Team und Patient bzw. den Zugehörigen (s. ausführlich Kap. 4, 8 und 9). Im Behandlungsverlauf sind aber schließlich Entscheidungen erforderlich. Schon jede Indikationsstellung ist ein notwendiger Entscheidungsprozess [13, 26] (s. ausführlich Kap. 3). Behandlungsteams in klinisch-ethischer Hinsicht – bei allem Verständnis für den grundsätzlichen Wert eines dialogischen Diskurses – also lediglich als Beratungsinstanzen zu verstehen und zu propagieren, geht jedenfalls am Behandlungs- und Entscheidungsauftrag gerade in der Intensivmedizin deutlich vorbei [13, 16, 27].

Besonders der Notwendigkeit zur Entscheidungsfindung hinsichtlich der Limitierung lebensverlängernder Maßnahmen stehen häufig Beharrungskräfte gegenüber, namentlich die prognostische Unsicherheit, eine missverstandene Vorrangigkeit des Patientenwillens und die ‚Furcht vor den Advokaten' [6, 12, 13, 28, 29]. Diese „Trägheitstrias" lässt sich anschaulich unter dem *„Goldilocks Complex"* subsumieren, *"being super picky about something and finding it so difficult to get what's 'just right'"* [30].

Eine prognostische (Rest-)Unsicherheit und damit auch das Risiko für Fehlentscheidungen sind medizinischem Handeln inhärent. Sie lassen sich nicht perfektionistisch „wegdiagnostizieren" oder „ausbehandeln" – bestenfalls durch TLTs (etwas) verringern [14, 15]. Das notwendige *decision-making in uncertainty* ist also nicht Ausdruck von Gedankenlosigkeit oder gar Fahrlässigkeit, sondern Ausdruck von Einsicht in die begrenzte menschliche Vorhersagefähigkeit trotz fortbestehender Entscheidungsnotwendigkeit [31].

Oft sind ausführliche strukturierte Gespräche mit den Patienten und/oder ihren Zugehörigen erforderlich, um den medizinischen Status und das mögliche Procedere zu erläutern sowie Willen und Wünsche der Patienten zu eruieren. Wie forsch und fordernd auch immer vorgetragen, können solche Wünsche die begrenzte Möglichkeit zur Prognoseabschätzung nicht verbessern. Im adäquaten Rollenverständnis als Kliniker muss es immer aufs patientenindividuell Neue um den Versuch gehen, das sinnvoll medizinisch Mögliche in Einklang zu bringen mit den Wünschen des Patienten – und nicht, die medizinische Bewertung dem Patientenwunsch nachzuordnen [13]. Dies gilt insbesondere bei anhaltendem Ressourcenmangel, beispielsweise bei Pandemien, Naturkatastrophen oder zwischenstaatlichen militärischen Auseinandersetzungen, wenn also vom deontologischen zum utilitaristischen Versorgungsmodell gewechselt werden muss (s. ausführlich Kap. 15). Das Richtige zu finden, also den individuell angemessenen Behandlungsumfang, heißt eben gerade nicht, es allen recht zu machen.

Die Tatsache, dass gerade in Deutschland nicht-angemessene Behandlungen in großem Umfang eingefordert und durchgeführt werden, ist wesentlich auch Ergebnis eines mangelnden politischen Willens zur ehrlichen Begrenzung auf zweckmäßige, also indizierte medizinische Maßnahmen [2]. Dabei stellt die Überalterung der Gesellschaft eine der größten Herausforderungen für die Intensivmedizin dar, da sie tiefgreifende Auswirkungen auf die Versorgungsbedarfe haben wird – ohne dass bislang ernstzunehmend geklärt wäre, wie gesellschafts- und gesundheitspolitisch damit umgegangen werden soll. Ohne strukturelle, personelle und inhaltliche Anpassungen drohen Versorgungsengpässe im Gesundheitssystem insgesamt. Bedauerlicherweise bleibt trotz aller bisheriger gesundheitspolitischer Maßnahmen die Notwendigkeit einer adäquaten Indikationsstellung auf der gesundheitspolitischen Makroebene weitgehend unberücksichtigt [2, 13].

Selbstredend unterliegt das Bestreben, das individuell Richtige zu tun, nicht nur soziologischen Normen und gesundheitspolitischen Setzungen, sondern auch juristischen Vorgaben und Bestimmungen (s. ausführlich Kap. 6 und 7). Juristisch kann – ggf. durch Beauftragung von Gutachten – geprüft werden, ob im Behandlungsverlauf Verfahrensregeln eingehalten werden oder ob der allgemein anerkannte Stand der wissenschaftlichen Erkenntnisse zugrunde gelegt wird (§ 2 SGB V). „Die Advokaten“ haben sich aber bislang kaum berufen gefühlt, die Entscheidungsfindung zu medizinischen Indikationen oder zum Therapieumfang im Einzelfall zu bewerten (vgl. Abschn. 17.3.3) [28]. Bedauerlicherweise hat das Schicksal als Grund für komplikative und tödliche Verläufe weitgehend ausgedient. In der heutigen, scheinbar technologisch beherrschbaren Welt erschrecken unerwartete Vorkommnisse und nicht-absicherbare Risiken, so dass bei ihrem Eintreten nach Schuld und vor allem nach Schuldigen gesucht wird [32]. Der Eindruck, dass die Klagebereitschaft patientenseitig deutlich zugenommen habe, lässt sich allerdings statistisch nicht bestätigen.

Zusammengefasst ist es einerseits auf Meso- und vor allem Mikroebene erforderlich, das professionelle Rollenverständnis und -bewusstsein der Kliniker zu schärfen. Andererseits ist es auf Meso- und Makroebene dringend notwendig, die Professionalität der Kliniker trotz der grundsätzlichen Begrenzungen ihrer Wirkungsmacht und ihrer prognostischen Möglichkeiten anzuerkennen. Sowohl das Behandlungsteam als auch die Patienten und ihre Zugehörigen streben bezüglich intensivmedizinischer (lebensverlängernder) Maßnahmen eine redliche Risiko-Nutzen-Einschätzung und Maßnahmenumsetzung an. Aber endgültige prognostische Gewissheit, uneingeschränkte Patientenautonomie und juristische Unangreifbarkeit sind nicht erhältlich. Auch Godot wird ein *„Goldilocks just right“* nicht beibringen können.

### 17.3.3 Anmaßung und Übergriffigkeit

Die bisherige Achtung des Indikationsvorbehalts kann nicht darüber hinwegtäuschen, dass mehrere Entwicklungen den Stellenwert der ärztlichen Indikation in jüngster Vergangenheit geschwächt haben: der medizin-technologische Fortschritt – der die therapeutischen (Wahl-)Möglichkeiten patientenseits erweitert und den Indikationsbegriff von einer klinischen Notwendigkeit zu einem probabilistischen Wahlangebot zu transformieren droht –, die Ökonomisierung der Gesundheitsversorgung, eine anmaßende Überbetonung der Patientenautonomie und im Einzelfall auch eine bemerkenswerte parlamentarische Übergriffigkeit.

Technischer Fortschritt und Ökonomisierung sind als Treiber des Ressourcenverbrauchs sowie als Korsett ärztlichen Handlungsspielraums bereits ausführlich beschrieben [2, 33, 34]. Dabei verkennen oder negieren politische Entscheidungsträger geflissentlich, dass schon allein die demographische Entwicklung einem ökonomisch betriebenen Ressourcenverbrauch „natürliche Grenzen“ aufzeigen wird. Parlamentarisch hatte die SARS-CoV-2-Pandemie zu einer Erweiterung des Infektionsschutzgesetzes (§ 5 IfSG) geführt, die für eine bestimmte Patientensubpopulation die professionelle ärztliche Prognoseeinschätzung verunmöglicht hätte, indem das (biologische) Alter, eventuelle Komorbiditäten und die Gebrechlichkeit *(frailty)* dazu, obschon notwendig, nicht hätten herangezogen werden dürfen. Außerdem kriminalisierte das Verbot der reevaluierenden Priorisierung, der sogenannten Ex-post-Triage, die Festlegung eines medizinisch angemessenen Behandlungsumfangs im Einzelfall [35, 36]. Es sollte nicht überraschen, dass gegen dieses Gesetz Verfassungsbeschwerde eingereicht wurde. Mit Beschluss des Bundesverfassungsgerichts vom 23.09.2025 wurde dieses Gesetz für verfassungswidrig und nichtig erklärt (1 BvR 2284/23 und 1 BvR 2285/23) [37] (s. ausführlich Kap. 15).

Inzwischen wird seitens bestimmter Juristen die Patientenautonomie als wegweisendes Entscheidungskriterium für oder gegen die Durchführung medizinischer Maßnahmen propagiert – und zwar vorrangig gegenüber medizinischen Indikationen [13, 38]. Die Indikationsstellung aber ist eine essentielle intellektuelle ärztliche Leistung und ein unverzichtbarer Teil der medizinischen Versorgung der Bevölkerung, deren geforderte Wirksamkeit eben nur vermittels ärztlichen Wissens und ärztlicher Erfahrung sichergestellt werden kann [12, 26] (s. ausführlich Kap. 2). Und, angelsächsisch prägnant: *"What is indicated is a medical judgement call"*.

Der juristische Vorstoß untergräbt die ärztliche Treuhänderrolle für alle Patienten und entzieht dem Berufsstand durch regulatorische Dirigismen wesentliche Kernkompetenzen: die eigenverantwortliche Abwägung medizinischer Indikationen und die professionsethisch fundierte Therapieentscheidung. Vorgezeichnet wäre der unumkehrbare Weg in die „Dienstleistungsmedizin", für deren Ausübung es im Grunde keiner ärztlichen Approbation mehr bedürfte. Für deren Ergebnis allerdings dann auch niemand mehr die Verantwortung übernehmen würde.

Würden Priester sich das Spenden der Sakramente aus der Hand nehmen lassen oder Richter ihre Befugnis, Urteile zu sprechen? Auf der Mikroebene der Kliniker bedarf es auch in dieser Hinsicht einer Schärfung des professionellen und persönlichen Selbstverständnisses. Kliniker sollten von Dritten herangetragene patientenferne Verpflichtungen stets mit kritischer Distanz prüfen und, figurativ gesprochen, bei ihren Leisten bleiben, die nur sie schustern können, also insbesondere der verantwortlichen ärztlichen Sorge um die ihnen anvertrauten Patienten und die indikationsbasierte Heilung oder Linderung ihrer Leiden. Dieses Aufgabenfeld ist in seiner Komplexität und Tiefe ausschließlich ihrer fachlichen Expertise und ethischen Verantwortung vorbehalten.

Der gerade von einigen Juristen propagierte Vorrang des subjektiven patienteneigenen Dafürhaltens [38, 39] und die bisherige professionelle Arglosigkeit gegenüber dem Ansinnen, dadurch die Indikationshoheit zu kippen, überraschen. Kliniker und patientenferne Entscheider auf allen drei Ebenen im Gesundheitssystem sollten dieser Entwicklung entschieden und mit Nachdruck entgegenwirken. Godot jedenfalls wird ihnen nicht auf die Sprünge helfen: Er kommt heute nicht.

## 17.4 Zusammenfassung

Die klinische Ethik (in Bezug auf die Intensivmedizin) bewegt sich im Spannungsfeld zwischen medizinisch Machbarem, ethisch Gebotenem und individuell Richtigem. Sie hat in den letzten Jahren zentrale Beiträge zur Reflexion und Umsetzung von Therapielimitierungen,

Übertherapie und zeitlich begrenzten Therapieversuchen geleistet. Künftige Herausforderungen bestehen in der großen Variabilität der *end-of-life-care,* der Notwendigkeit, zwischen sinnvoller Normierung und individueller Begleitung am Lebensende abzuwägen, und einer häufigen Entscheidungsträgheit der Behandlungsteams angesichts prognostischer Unsicherheit. Hinzu kommt eine schleichende Schwächung der ärztlichen Indikationshoheit durch den medizinisch-technologischen Fortschritt, die Ökonomisierung im Gesundheitswesen, eine Überbetonung der Patientenautonomie und zunehmende politische sowie juristische Eingriffe in originär ärztliches Handeln. Die klinische Ethik muss helfen, professionelle Rollenbilder zu schärfen, patientenferne und von außen auferlegte Verpflichtungen kritisch zu hinterfragen und den Fokus auf die indikationsbasierte, patientenzentrierte und verantwortliche Entscheidungsfindung zu legen. Absolute prognostische Sicherheit, vollständige Patientenautonomie und juristische Unangreifbarkeit sind in der Intensivmedizin allerdings nicht erreichbar; notwendig ist vielmehr eine reflektierte, interprofessionell getragene und ethisch fundierte Praxis, die sowohl individuelle Patienteninteressen als auch die Grenzen eines solidarisch finanzierten Gesundheitssystems berücksichtigt.

## Literatur


1. Amelung E (Hrsg.). Ethisches Denken in der Medizin. Berlin, Springer, 1992.
2. Michalsen A, Neitzke G, Dutzmann J et al. Überversorgung in der Intensivmedizin: erkennen, benennen, vermeiden. Positionspapier der Sektion Ethik der DIVI und der Sektion Ethik der DGIIN. Med Klin Intensivmed Notfmed 2021; 116:281–294.
3. Bundesärztekammer. Grundsätze der Bundesärztekammer zur ärztlichen Sterbebegleitung. Dtsch Ärztebl 2011; 108:A346–A348.
4. Cook D, Rocker G. Dying with dignity in the intensive care unit. N Engl J Med 2014; 370:2506–2514.
5. Curtis JR, Rubenfeld GD. Managing death in the intensive care unit. New York, Oxford University Press, 2001.
6. Michalsen A, Mer M, Hoff R et al. Choices in uncertainty. In: Michalsen A, Sadovnikoff N, Kesecioglu J (eds.). Ethics in intensive care medicine. Berlin, Springer, 2021, 157–167.
7. Beauchamp TL, Childress JF. Principles of biomedical ethics (8th ed.). New York, Oxford University Press, 2019.
8. Tanaka Gutiez M, Efstathiou N, Innes R et al. End-of-life care in the intensive care unit. Anaesthesia 2023; 78:636–643.
9. Avidan A, Sprung CL, Schefold J et al. Variations in end-of-life practices in intensive care units worldwide (Ethicus-2): a prospective observational study. Lancet Respir Med 2021; 9:1101–1110.
10. Michalsen A, Bakker J, Sprung CL et al. Principles and practice of limiting life-sustaining therapies. In: Michalsen A, Sadovnikoff N, Kesecioglu J (eds.). Ethics in intensive care medicine. Berlin, Springer, 2021, 81–94.
11. Sprung CL, Cohen SL, Sjokvist P et al. End-of-life practices in European intensive care units: the Ethicus Study. JAMA 2003; 290:790–797.
12. Friesenecker B, Halmich M, Potura E. Mythen moderner Medizin: beste medizinische Versorgung, Übertherapie und rechtzeitige Therapieentscheidung. Anästhesie Nachr 2025; 20. Mai. https://doi.org/10.1007/s44179-025-00300-7

13. Dutzmann J, Duttge G, Michalsen A et al. Indikation als unverzichtbare Grundlage ärztlichen Handelns. MedR 2025; 43:253–257.
14. Rußwurm M. Befristete Therapieversuche in der Intensivmedizin. Dtsch Arztebl Int 2025; 122:180–185.
15. Jöbges S, Seidlein AH, Knochel K et al. Zeitlich begrenzter Therapieversuch („time-limited trial", TLT) auf der Intensivstation. Med Klin Intensivmed Notfmed 2024; 119:291–295.
16. Neitzke G, Burchardi H, Duttge G et al. Grenzen der Sinnhaftigkeit von Intensivmedizin. Positionspapier der Sektion Ethik der DIVI. Med Klin Intensivmed Notfmed 2016; 111:486–492.
17. Mentzelopoulos S, Chen S, Nates JL et al. Derivation and performance of an end-of-life practice score aimed at interpreting worldwide treatment-limiting decisions in the critically ill. Crit Care 2022; 26:106.
18. Van den Bulcke B, Metaxa V, Reyners AK et al. Ethical climate and intention to leave among critical care clinicians: an observational study in 68 intensive care units across Europe and the United States. Intensive Care Med 2020; 46:46–56.
19. Michalsen A, Long AC, DeKeyser-Ganz F et al. Interprofessional shared decision-making in the ICU: a systematic review and recommendations from an expert panel. Crit Care Med 2019; 47:1258–1266.
20. Hillert A. Burnout: Hintergründe, Konzepte, Perspektiven. PSYCH up2date 2023; 17:277–294.
21. Moss M, Good VS, Gozal D et al. An official critical care societies collaborative statement: burnout syndrome in critical care healthcare professionals: a call for action. Crit Care Med 2016; 44:1414–1421.
22. Kesecioglu J, Rusinová K, Alampi D et al. European Society of Intensive Care Medicine guidelines on end of life and palliative care in the intensive care unit. Intensive Care Med 2024; 50:1740–1766.
23. Long AC, Brumback LC, Curtis JR et al. Agreement with consensus statements on end-of-life care: a description of variability at the level of the provider, hospital, and country. Crit Care Med 2019; 47:1396–1401.
24. Sprung CL, Truog RD, Curtis JR et al. Seeking worldwide professional consensus on the principles of end-of-life care for the critically ill. The Consensus for Worldwide End-of-Life Practice for Patients in Intensive Care Units (WELPICUS) Study. Am J Respir Crit Care Med 2014; 190:855–866.
25. Scherr BF, Buehler PK. Ethische Grenzentscheidungen in der Intensivmedizin. Inn Med 2024; 65:967–975.
26. Neitzke G. Indikation: fachliche und ethische Basis ärztlichen Handelns. Med Klin Intensivmed Notfmed 2014; 109:8–12.
27. Jox R, Porz R. „Wenn es ernst wird". Lebensentscheidungen von Kinderwunsch bis Sterbehilfe. München, C.H. Beck, 2025.
28. Michalsen A. Horror justitiae – Die Angst des Doktors vor den Advokaten. In: Duttge G, Steuer M, Tadaki M (Hrsg.). Menschenwürde und Selbstbestimmung in der medizinischen Versorgung am Lebensende. Tübingen, Mohr Siebeck, 2022, 229–234.
29. Marckmann G. Wirksamkeit und Nutzen als alternative Konzepte zur medizinischen Indikation. In: Dörries A, Lipp V (Hrsg.). Medizinische Indikation. Ärztliche, ethische und rechtliche Perspektiven. Stuttgart, Kohlhammer, 2015; 113–124.
30. www.urbandictionary.com, zuletzt zugegriffen 16.02.2026.
31. Ilgen JS, Dhaliwal G. Educational strategies to prepare trainees for clinical uncertainty. N Engl J Med 2025; 393:1624–1632.
32. Safranski R. Zeit (4. Aufl.). Frankfurt, Fischer, 2018.

33. Bundesärztekammer. Stellungnahme der Bundesärztekammer: Medizinische Indikationsstellung und Ökonomisierung. Berlin, Bundesärztekammer, 19.08.2022.
34. Maio G. Die verlorene Kunst des Seinlassens. Dtsch Med Wochenschr 2015; 140:1014–1018.
35. Bartenschlager CC, Brunner JO, Kubiciel M et al. Evaluation of score-based tertiary triage policies during the COVID-19 pandemic: simulation study with real-world intensive care data. Med Klin Intensivmed Notfmed 2025; 120:307–315.
36. Zwissler B. „Gut gedacht – schlecht gemacht" – das „Triage"-Gesetz, seine Defizite und die Folgen. Anaesthesiologie 2023; 72:381–384.
37. Zwißler B, Heller AR, Duttge G, Michalsen A. „Gut gedacht, schlecht gemacht – abgeschafft." Zur Aufhebung des sogenannten Triage-Gesetzes. Anaesthesiologie 2025; 74:793–796.
38. Huber F. Die medizinische Indikation als Grundrechtsproblem. Zum Informed Consent als Indikationsäquivalent. Baden-Baden, Nomos, 2020.
39. Duttge G. Die medizinische Indikation als Grundrechtsproblem. Zum Informed Consent als Indikationsäquivalent (Rezension). Zeitschr Med Ethik 2023; 69:317.3242.

# Stichwortverzeichnis




A. Michalsen und U. Janssens (Hrsg.), *Klinische Ethik in der Intensivmedizin*,
https://doi.org/10.1007/978-3-662-72378-4

MIX
Papier aus verantwortungsvollen Quellen
Paper from responsible sources
FSC® C105338

If you have any concerns about our products,
you can contact us on
**ProductSafety@springernature.com**

In case Publisher is established outside the EU,
the EU authorized representative is:
**Springer Nature Customer Service Center GmbH**
**Europaplatz 3, 69115 Heidelberg, Germany**

Printed by Libri Plureos GmbH
in Hamburg, Germany